化学有害因素风险评价与控制技术

刘宝龙　主编

煤　炭　工　业　出　版　社

·北　京·

图书在版编目（CIP）数据

化学有害因素风险评价与控制技术/刘宝龙主编．--北京：煤炭工业出版社，2018

ISBN 978-7-5020-6540-9

Ⅰ．①化…　Ⅱ．①刘…　Ⅲ．①化学性损伤—职业安全卫生—安全评价　②化学性损伤—职业安全卫生—卫生措施

Ⅳ．①R136.3

中国版本图书馆 CIP 数据核字（2018）第 045630 号

化学有害因素风险评价与控制技术

主　　编	刘宝龙
责任编辑	曲光宇
编　　辑	王　晨
责任校对	邢蕾严
封面设计	于春颖

出版发行　煤炭工业出版社（北京市朝阳区芍药居 35 号　100029）

电　　话　010-84657898（总编室）

　　　　　　010-64018321（发行部）　010-84657880（读者服务部）

电子信箱　cciph612@126.com

网　　址　www.cciph.com.cn

印　　刷　北京玥实印刷有限公司

经　　销　全国新华书店

开　　本　787mm×1092mm $\frac{1}{16}$　印张　19　字数　444 千字

版　　次　2018 年 6 月第 1 版　2018 年 6 月第 1 次印刷

社内编号　9420　　　　　　定价　85.00 元

编　委　会

前　　言

当前，我国职业病危害防治形势依然严峻，职业病发病率居高不下，每年新报告的职业病人数近 3 万例，而且，化学有害因素所致尘肺病和职业中毒占到所有新报告职业病人数的 90% 以上。因此，采取有效措施预防化学有害因素职业病危害，已成为我国职业病防治工作的重中之重。

化学物质不仅种类繁多，而且，应用于工业企业的数量巨大，保守估计 5 万~10 万种。为了有效管理化学物质带来的职业病危害，早期的工业发达国家均采取了法规遵守型的管理方法。例如，美国针对约 70 种产生严重职业病危害的化学物质制定了《铅》《苯》等 50 余项标准，日本针对 116 种产生严重职业病危害的化学物质制定了《预防粉尘危害规则》《预防有机溶剂中毒规则》等十余项法规。但是，随着新的化学物质的不断出现以及化学物质数量的不断庞大，这一传统的管理方法已不能适应企业保护劳动者健康的工作需求，需要采取更加系统化管理措施予以应对，而这一系统化管理措施的核心概念便是"风险评价"和"风险管理"。例如，原欧共体于 1989 年率先出台了《关于促进改善工作场所劳动者安全健康措施的理事会指令》（俗称框架指令），国际劳工组织（ILO）于 1990 年发布了《工作场所安全使用化学物质条约》，日本于 2006 年重新修订了《职业安全卫生法》，并出台了《化学物质所致危险有害性评估指南》等。因此，对于化学物质实施综合性的风险评价、风险管理措施，已成为当今世界各国预防化学有害因素职业病危害的通用性国际标准。

我国高度重视尘肺病与职业中毒的防治工作，于 1987 年颁布了《中华人民共和国尘肺病防治条例》，并于 2002 年分别颁布了《中华人民共和国职业病防治法》和《使用有毒物品作业场所劳动保护条例》。这些法规均从主体责任和义务的角度，规定了用人单位预防职业病的原则性要求，但由于目前尚缺乏针对预防具体职业病危害（或职业病危害因素）的配套法规标准，导致用人单位难以采用法规遵守型管理方法，只能依照相关法规的原则性要求来有效落实防护设施、个体防护、职业接触监测以及职业健康监护等职业病防治措施。同时，虽然这些法规规定了建设项目职业病危害预评价、建设项目职业病危害控制效果评价以及用人单位职业病危害现状评价等义务要求，但由于其相应配套导则均采用了法规符合性评价方法，而如上述我国目前尚缺乏针对具体职业病危害来明确防护措施要求的法规，故导致这些评价难以科学判定法规符合性，也难以为企业完善职业卫生管理来提出有效、实用的措施建议。因此，为了更加科学、有效地预防化学有害因素的职业病危害，提高企业职业卫生管理以及职业卫生技术服务机构评价的技术水平与工作效率，急需在我国引入并推广国际通行的系统化风险评价与管理。

本书立足编写小组多年的研究与工作成果，并充分借鉴国外成功的风险评价与管理经验，系统地总结了职业毒理学、风险评价、职业接触检测、通风设施以及应急救援设施等有关化学有害因素风险评价与管理的知识与信息，可广泛适用于职业卫生专业技术人员、企业职业卫生管理人员、职业卫生监管人员以及其他相关人员的学习参考与实际工作应用。

衷心希望本书的出版与应用，能够促进我国风险评价与管理的工作实践，并推动我国预防化学有害因素职业病危害事业的进一步发展。

本书在编写过程中，部分内容应用了国家重点研发计划项目（项目编号：2016YFC0801700）的劳动密集型作业场所职业病危害风险评估与控制理论研究（2016YFC0801701）课题和中国安全生产科学研究院基本科研业务费专项资金项目（项目编号：2016JBKY01）的研究成果，并得到了两课题的出版资助，同时得到了李珏、李信鸾、姜向阳、陈永青、闫慧芳等专家的指导和帮助，在此一并表示衷心感谢。

由于编写时间仓促，作者水平有限，书中难免存在疏漏或不妥之处，敬请广大读者批评指正。

刘宝龙

2018 年 5 月

目　　次

上篇　风　险　评　价

中篇　化学有害因素检测

下篇　通风与应急救援设施

上 篇

风 险 评 价

第一章　职业病危害评价概述

　　职业病危害评价，亦称职业病危害评价与管理，是指对用人单位的职业病危害因素接触水平、职业病防护设施与效果、其他相关职业病防护措施与效果以及职业病危害因素对劳动者的健康影响情况等进行综合评价，并提出补充措施和建议，以控制和降低职业病危害程度的全过程。因此，职业病危害评价是用人单位科学实施职业卫生管理的重要手段，也是用人单位有效落实职业病防治主体责任的主要方法，评价的根本目的是发现问题、提出措施、解决问题。

　　《中华人民共和国职业病防治法》（简称《职业病防治法》）和国家安全监管总局《工作场所职业卫生监督管理规定》（总局令第47号）根据用人单位实施职业病危害评价的时机与目的的不同，将职业病危害评价分为了建设项目职业病危害预评价、建设项目职业病危害控制效果评价以及用人单位职业病危害现状评价。

第一节　职业病危害评价目的与内容

一、职业病危害预评价

　　国家安全监管总局《建设项目职业病防护设施"三同时"监督管理办法》（总局令第90号）明确规定，对可能产生职业病危害的新建、扩建、改建建设项目和技术改造、技术引进项目，建设单位应当在建设项目可行性论证阶段进行职业病危害预评价，编制预评价报告。可能产生职业病危害的建设项目，是指存在或者产生职业病危害因素分类目录所列职业病危害因素的建设项目。

　　职业病危害预评价是职业病防治前期预防的一个重要环节，其主要过程与内容包括：一是对建设项目可能产生的职业病危害因素、劳动者的职业接触及其可能造成的健康影响以及劳动者的职业健康风险（危害程度）进行预测性卫生学分析与评价；二是针对不可接受的职业健康风险，提出初步设计时应当采取的旨在降低职业健康风险并且符合相关法规要求的工程防护技术措施以及其他有效的职业病危害预防措施；三是明确建设项目的职业病危害风险类别及拟采取的职业病防护设施和防护措施是否符合职业病防治有关法规等要求。其主要目的是评价建设项目预期存在的职业健康风险，为职业病防护设施的设计、职业病危害分类监管以及建设项目试运行期间的职业卫生管理提供基础依据，从而确保用人单位设立后的工作场所符合法律、行政法规规定的条件以及其他有关职业卫生要求。对于实施职业病危害预评价的具体时机，考虑到我国《职业病防治法》已经取消了对评价报告的行政许可以及上述职业病危害预评价的目的，理论上只要在建设项目初步设计之前即可。

因此，国家安全监管总局《建设项目职业病防护设施"三同时"监督管理办法》（总局令第 90 号）的规定，建设项目职业病危害预评价应当符合职业病防治有关法律、法规、规章和标准的要求，并包括下列主要内容：

（1）建设项目概况，主要包括项目名称、建设地点、建设内容、工作制度、岗位设置及人员数量等。

（2）建设项目可能产生的职业病危害因素及其对工作场所、劳动者健康影响与危害程度的分析与评价。

（3）对建设项目拟采取的职业病防护设施和防护措施进行分析、评价，并提出对策与建议。

（4）评价结论，明确建设项目的职业病危害风险类别及拟采取的职业病防护设施和防护措施是否符合职业病防治有关法律、法规、规章和标准的要求。

二、职业病危害控制效果评价

国家安全监管总局《建设项目职业病防护设施"三同时"监督管理办法》（总局令第 90 号）明确规定，对可能产生职业病危害的新建、扩建、改建建设项目和技术改造、技术引进项目，建设项目在竣工验收前或者试运行期间，建设单位应当进行职业病危害控制效果评价，编制评价报告。

职业病危害控制效果评价同属于职业病防治前期预防的重要工作内容，其主要过程与内容包括：一是对建设项目职业病防护设施设计执行情况及其防护效果的分析与评价；二是评价建设项目现有的劳动者职业健康风险；三是对建设项目的不可接受职业健康风险以及残留职业健康风险提出有效的补充控制措施建议；四是预测落实补充控制措施后的建设项目职业健康风险；五是明确建设项目的职业病危害风险类别以及建设项目职业病防护设施和防护措施是否符合职业病防治有关法规的要求。其主要目的是确认建设项目对职业健康风险的控制效果，评价防护设施的符合性与有效性，为职业病防护设施的验收以及建设项目运行后的职业卫生管理提供基础依据，从而确保建设项目运行后用人单位能够采取有效措施保障劳动者获得职业卫生保护。所说有效措施一般包括职业接触监测、职业病防护设施与应急救援设施管理、个体防护、控制区域管理、职业健康监护以及职业卫生教育培训等。

因此，国家安全监管总局《建设项目职业病防护设施"三同时"监督管理办法》（总局令第 90 号）的规定，建设项目职业病危害控制效果评价应当符合职业病防治有关法律、法规、规章和标准的要求，并包括下列主要内容：

（1）建设项目概况。

（2）职业病防护设施设计执行情况分析、评价。

（3）职业病防护设施检测和运行情况分析、评价。

（4）工作场所职业病危害因素检测分析、评价。

（5）工作场所职业病危害因素日常监测情况分析、评价。

（6）职业病危害因素对劳动者健康危害程度分析、评价。

（7）职业病危害防治管理措施分析、评价。

（8）职业健康监护状况分析、评价。

（9）职业病危害事故应急救援和控制措施分析、评价。

（10）正常生产后建设项目职业病防治效果预期分析、评价。

（11）职业病危害防护补充措施及建议。

（12）评价结论，明确建设项目的职业病危害风险类别，以及采取控制效果评价报告所提对策建议后，职业病防护设施和防护措施是否符合职业病防治有关法律、法规、规章和标准的要求。

三、职业病危害现状评价

国家安全监管总局《工作场所职业卫生监督管理规定》（总局令第 47 号）规定，职业病危害严重的用人单位，应当每三年至少进行一次职业病危害现状评价。所谓职业病危害严重的用人单位，通常是指国家安全生产监督管理总局制定并公布的建设项目职业病危害分类管理目录中分类为职业病危害严重的建设项目运行单位。

职业病危害现状评价是用人单位生产经营过程中职业卫生管理的重要方法，其主要过程与内容包括：一是调查和分析用人单位职业病危害现状；二是评价用人单位现有的劳动者职业健康风险；三是对用人单位的不可接受职业健康风险以及残留职业健康风险提出有效的补充控制措施建议；四是明确用人单位的职业病危害风险类别以及用人单位职业病防护设施和防护措施是否符合职业病防治有关法规的要求。其主要目的是评价用人单位的劳动者职业健康风险，并针对不可接受的职业健康风险，策划和实施旨在降低职业健康风险并且符合相关法规要求的综合防护措施，从而为用人单位落实法律法规相关主体责任、提升职业卫生管理水平以及持续地保护劳动者职业健康提供基础依据。

因此，职业病危害现状评价技术导则规定，用人单位职业病危害现状评价应当符合职业病防治有关法律、法规、规章和标准的要求，并包括下列主要内容：

（1）职业卫生调查。

（2）职业卫生检测。

（3）总体布局、设备布局以及建筑卫生学评价。

（4）职业病危害因素评价。

（5）职业病防护设施与应急救援设施评价。

（6）职业健康监护状况评价。

（7）个人防护用品评价。

（8）辅助用室评价。

（9）职业卫生管理评价。

（10）给出法规符合性以及职业病危害风险分类的评价结论。

（11）提出职业病危害防护措施建议。

第二节 职业病危害评价方法

职业病危害评价依据关注目的的不同，一般可采用两种评价方法，一种是职业健康风险评价，另一种是职业健康法规符合性评价。

一、职业健康风险评价

所谓风险评价，一般是指对危险源导致的风险进行评估，对风险是否可接受予以确定，并依据风险对现有控制措施的充分性加以考虑进而策划和实施降低风险措施的过程。其中，危险源是指可能导致人身伤害和健康损害的根源、状态或其组合，即工作场所可能产生的职业病危害因素。风险是指发生危险事件或有害暴露的可能性，与随之引发的人身伤害或健康损害的严重性的组合，亦即劳动者接触职业病危害因素的有害性与职业接触水平的组合构成了劳动者的职业健康风险。

因此，职业健康风险评价的方法，是基于职业病危害因素的有害性与职业接触水平，来系统地、富于逻辑性地识别与评估劳动者面临的各类职业健康风险，并针对不可接受的职业健康风险，研究提出应当优先采取的控制措施，并通过实施控制措施，将各类职业病危害因素可能导致接触人员职业健康损害的风险控制在可容许的范围，从而持续提高其职业卫生管理水平。亦即，风险评价方法是以风险为主线，重点关注所有劳动者是否存在不可接受的职业安全健康风险，并通过积极采取法律法规要求的预防措施以及其他有效控制措施，从而最大限度地降低劳动者的职业健康风险水平。

二、职业健康法规符合性评价

所谓法规符合性评价，是指用人单位基于自身存在的职业病危害状况以及所采取的预防措施情况，针对性地评价其对各项职业卫生法律法规事项要求的符合性，并对存在的不符合研究和提出补充措施与建议，从而确保用人单位的职业卫生管理满足法律法规要求。其中，法律法规事项一般包括劳动者的职业接触水平、职业病防护设施与应急救援设施、个体防护、工艺与设备布局、职业健康监护以及职业卫生管理等。不符合是指用人单位实际的职业病预防措施与法律法规要求的偏离，一般也称隐患。

因此，职业健康法规符合性评价方法，是基于法律法规对职业接触、职业病防护设施等各类事项的基本规定以及用人单位对这些事项的防护措施落实情况，逐一地检查和评价两者的符合性情况，并针对所存在的不符合，研究提出补充措施与建议，从而实现用人单位自身工作对相关法律法规要求的持续遵守。亦即，法规符合性评价是以法律法规规定的事项为主线，重点关注是否存在不满足法律法规要求的状况，并针对存在的不符合通过积极采取法律法规要求的预防措施以及其他有效控制措施，从而最大限度地遵守法律法规要求并保护劳动者的职业健康。

三、风险评价与法规符合性评价的对比

职业病危害评价的目的，是通过评价来完善用人单位的职业卫生管理，保护劳动者的职业健康。因此，采用何种评价方法，取决于希望通过评价来实施何种管理方法或思想。

（一）企业职业卫生管理的发展阶段

结合国内外职业卫生工作的发展历史，企业职业健康管理主要经历了法规遵守型管理、风险评价与管理以及职业安全健康管理体系三个发展阶段。

1. 法规遵守型管理

法规遵守型管理又称危害因素（hazard）管理，是指行政监管部门根据国家各类职业病危害的实际状况，针对重点职业病危害因素制定和颁布预防其职业危害的法律法规，用人单位则主要依据法律法规要求落实预防职业病危害的主体责任，其管理的主要目的是遵守法律法规。

18 世纪欧洲工业革命之后，工业发达国家职业病危害严重，为此，各国针对有害性较高的职业病危害因素，以其为主体制定了强制性职业卫生法规，明确规定了企业预防这些有害因素危害所必须履行的措施义务和要求，以及存在相应违法行为时的罚则，企业职业卫生管理的重点则是落实这些法规规定的职业危害预防措施。而之所以以具体职业病危害因素为主体制定强制性法规，是因为职业接触监测、防护设施管理、职业健康监护等各类职业病预防措施，均是由于职业病危害因素的不同而不同。例如，美国在《职业安全卫生法》的基础上，针对苯等约 50 种有害性较高的化学性危害因素以及噪声等重点物理性危害因素，分别制定了应如何采取职业病预防措施的法规标准。日本针对有害性较高的化学性有害因素与电离辐射等 116 种有害因素，在《劳动安全卫生法》的基础上，分别制定了《预防粉尘危害规则》《预防有机溶剂中毒规则》等明确规定了具体职业病预防措施的十余部法规。

通过强制性职业卫生法规的制定与实施，有效地推动了企业职业病危害预防措施的落实，但同时也出现了若干问题：

（1）为满足企业法规遵守型管理的需求，需要法律体系不断庞大、分化，而由于政府资源有限，这种方法难以持续发展。

（2）由于法规体系规定的防护措施以及涉及的职业病危害因素范围有限，制约了企业自身主动管理效果的发挥。

（3）这种管理方法难于应对由于新技术、新物质等技术革新所带来的新危害。

2. 风险评价与管理

针对上述法规遵守型管理存在的问题，1989 年，原欧共体制定了《关于推动落实保护劳动者安全健康改善措施的理事会指令》（89/391/EEC），俗称《框架指令》。以该指令为契机，欧盟各国率先通过制定自身法规，开始实施风险评价与管理。所谓风险评价与管理，是指行政监管部门基于政府资源有限等原因，重点是制定和颁布相关法律法规来明确预防各类职业病危害的基本要求，用人单位则根据自身存在的职业健康风险，科学地实施旨在降低风险水平的综合性预防措施，从而依靠降低风险这条主线实现满足政府法律法规基本要求的目的，并最大限度地保护劳动者的职业健康。

因此，风险评价与管理，不仅可以弥补法规规定范围有限的不足，而且，能够应对新技术、新物质不断出现所带来的预防职业病危害的挑战，并能够实现最大限度地提高企业保护劳动者健康的自主管理水平。正因为如此，国外工业发达国家在职业卫生法规体系建设上，目前形成了以下建设理念：

（1）制定综合的"职业安全与健康法"，原则性规定责任、权限、义务和基本要求等。

（2）对于经过国家评估为职业病危害风险高的职业病危害因素，制定强制性的法规、标准，规定具体的防治管理实施细则。

（3）对于经过国家评估为具有一定职业病危害风险的职业病危害因素，制定行政指南及推荐性标准（规范）等，指导具体防治管理的实施。

（4）对于以上职业病危害因素之外的大多数危害因素，由企业实施风险评价的自主职业卫生管理。

例如，基于上述法规体系建设理念，日本针对化学性有害因素采取了图1-1所示的管理策略。

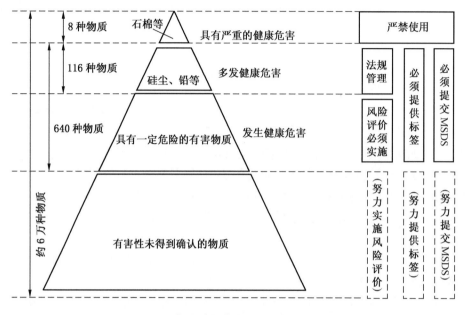

图1-1 日本针对化学性有害因素的管理策略

3. 职业安全健康管理体系

由于企业不断面临原有安全卫生管理人员逐渐退休带来的管理能力薄弱，以及新技术、新物质不断出现的带来的职业病预防工作的挑战，1996年，以英国职业安全健康管理体系标准（BS8800）为契机，发达国家开始逐步推广职业安全健康管理体系。国际劳工组织也于2001年颁布了《职业安全健康管理体系导则》。职业安全健康管理体系的核心仍为风险评价与管理，其目的是通过建立一套与企业管理人员力量、管理组织形式、企业规模等无关的系统化管理方法，从而实现更加精细的、系统的、与企业整体管理有机融合为一体的预防性管理。

表1-1给出了法规遵守型管理、风险评价与管理以及职业安全健康管理体系三种管理方法的各自优点和缺点。

表1-1 三种职业卫生管理方法的优点与缺点

管理方法	优 点	缺 点
法规遵守型管理（危险源或危害因素管理）	（1）针对重点危害因素制定与实施强制性法规标准 （2）有效地推动了企业法规标准措施的落实	（1）法规体系过于庞大、政府资源有限，难以持续发展 （2）制约了企业自主管理效果的发挥 （3）难于应对技术革新所带来的新危害

表1-1（续）

管理方法	优　点	缺　点
风险评价与管理	（1）弥补法规规定范围有限的不足 （2）能够应对技术革新所带来的挑战 （3）提高企业自主管理水平	（1）受企业管理人员能力与水平影响 （2）难于实现标准化、程序化的系统管理
职业安全健康管理体系	（1）具有风险评价的所有优点 （2）实现与企业管理人员力量、组织形式、企业规模等无关的系统化管理 （3）实现企业整体管理有机融合为一体的预防性管理	受审核与认证机构水平影响

（二）风险评价与法规符合性评价的比较

法规符合性评价主要遵循了法规遵守型管理的思想，目的是为了通过评价来有效实施法规遵守型管理。其评价的内容主要是法律法规规定的各种预防职业病危害的主要事项，包括职业接触水平、职业病防护设施的设置与管理等，评价方法主要是利用检查表来对比分析用人单位各项职业病危害预防措施与法律法规要求的符合性，评价结果则是针对各项评价内容的不符合提出并实施旨在满足法律法规要求的补充措施和建议（图1-2）。

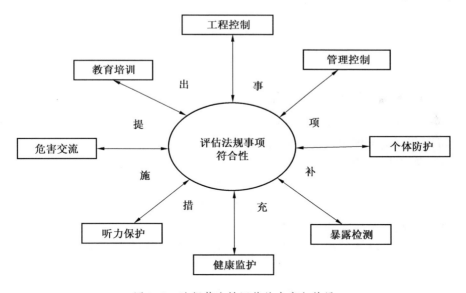

图1-2　法规符合性评价的内容与结果

但是，采用法规符合性评价方法实施法规符合性管理的一个重要前提，是国家建立了相对完善的职业卫生法律法规体系，并明确规定了针对各类职业病危害因素的防护措施规定或要求，否则评价过程将失去符合性判断的基本依据，评价结果也很难提出切合法规符合性的补充措施和建议，从而偏离对主要风险的控制而成为形式化、空洞化。我国目前在《职业病防治法》之下的法规体系，绝大多数是针对某一事项或某一行业来制定，很难达到像国外发达国家以职业病危害因素为对象制定法规那样，规定出具体的职业病预防措施要求，因此，大大制约了法规符合性评价方法的有效运用。

风险评价主要遵循了风险管理的思想，目的是通过评价风险程度来有效实施以风险为主线的职业卫生管理。其评价的内容主要是劳动者的职业健康风险，评价方法是基于职业病危害因素有害性与职业接触程度的定量或定性分级，评价结果则是针对不可接受风险提出并实施旨在降低风险水平且满足法律法规基本要求的职业病危害控制措施（图1-3）。

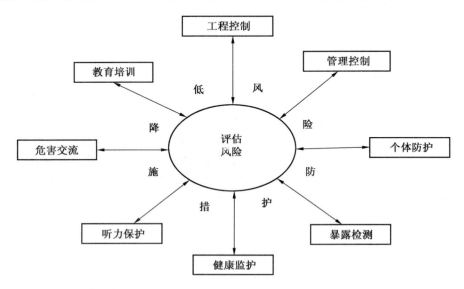

图1-3 风险评价的内容与结果

因此，与法规符合性评价相比，风险评价具有以下良好效果：

（1）可以更好地共享对风险的认识。

（2）可以合理确定控制风险的优先顺序。

（3）可以采取以消除或控制职业病危害风险为着眼点的技术措施。

（4）可以对比成本与效果，采取更加合理的措施。

（5）可以促进满足法规要求，并取得比其更好的效果。

（6）可以提高残余风险的控制效果。

（7）不仅可以弥补法规规定范围有限的不足，而且，能够应对新技术、新物质不断出现所带来的预防职业病危害的挑战。

基于风险评价的上述优点，目前，国外工业发达国家均采用了风险评价与管理的方法，故本书将主要围绕风险评价的方法介绍职业病危害评价相关内容。

第三节　化学有害因素职业病危害评价程序

为了确保规范、科学地实施职业病危害评价，化学有害因素的职业病危害评价一般遵循以下工作程序：

步骤 1：划分评价单元

步骤 2：职业病危害因素识别与职业接触分析

步骤 3：有害性评价

步骤 4：职业接触评价

步骤 5：评估和确定风险级别

步骤 6：研究与实施风险控制措施

步骤 7：编制并保存评价报告与记录

一、划分评价单元

为了便于有效地开展职业病危害因素的识别与分析以及评估各工种或岗位人群的职业健康风险，首先应针对评价的建设项目对象或用人单位对象，按照下述原则将其划分为若干评价单元：

（1）单元的划分应当覆盖评价对象的所有工作场所与所有从事职业病危害作业的人员。

（2）每一评价单元的划分应能包括其从事职业病危害作业人员的全部职业接触过程。

（3）应当以具体生产场所或工艺过程为单位进行评价单元的划分，以方便该单元的风险评价以及策划和实施控制措施。

（4）划分的评价单元之间不能互相交叉。

二、职业病危害因素识别与职业接触分析

根据实施的职业病危害评价种类（建设项目职业病危害预评价、建设项目职业病危害控制效果评价、用人单位现状评价），采取适宜的方法，按照评价单元分别收集其工作场所、作业人员以及作业环境有害因素等信息，识别该单元可能产生以及应当实施检测评价的职业病危害因素及其危害特点，分析劳动者的职业接触状况并推测职业接触水平，为实施有害性评价和职业接触评价提供基础信息。

三、有害性评价

针对所识别的职业病危害因素，按照评价单元分别收集和查阅其化学品安全数据说明书（MSDS）以及文献资料等相关信息，识别其全球化学品统一分类和标签制度（GHS）规定有害性的种类与程度，选择或制定适宜的职业接触限值，必要时按照预先确定的评价原则综合评估其有害性程度分级。

四、职业接触评价

针对所分析确定的各类从事职业病危害作业的相似接触人群，按照评价单元分别推测或检测其化学有害因素职业接触情况，统计和分析与职业接触风险相对应的职业接触水平值，必要时按照预先确定的评价原则评价其职业接触分级。

五、评估和确定风险级别

依照评价所得的不同职业病危害因素的有害性以及各类从事职业病危害作业的相似接触人群的职业接触水平，按照划分的单元以及预先确定的风险评估原则，评价和确定不同相似接触人群的职业健康风险级别。

六、研究与实施风险控制措施

按照划分的评价单元，针对评价发现的不可接受的职业健康风险，研究和实施旨在降低职业健康风险水平的并能满足相关法律法规要求的控制措施。

七、编制并保存评价报告与记录

依照相关法律法规要求，根据职业病危害的评价结果，编制相应的建设项目职业病危害预评价报告、建设项目职业病危害控制效果评价报告以及用人单位职业病危害现状评价报告，并按照评价单元制定和保存职业病危害因素有害性、相似接触人群职业接触水平、风险评价分级以及相关实施的控制措施等记录。

第二章　化学有害因素识别与
职业接触分析

为了有效地评价工作场所职业病危害因素的有害性与劳动者的职业接触程度，必须收集必要的相关信息，事先了解工作场所存在哪些职业病危害因素、哪些作业人员在从事何种作业时接触职业病危害因素，然后在充分分析相关信息的基础上，识别应当予以评价的职业病危害因素及其有害性，推测各类作业人员的职业接触情况，从而为进一步评价风险以及策划有效的控制措施提供基础依据。我们把这一过程一般称之为职业病危害因素识别与职业接触分析，主要包括前期调查、职业病危害因素识别和职业接触分析三个过程。

第一节　前　期　调　查

所谓前期调查，是指评价人员采用适宜的方法，收集职业病危害评价所必需的相关信息，从而为实施职业病危害因素识别与职业接触分析提供基础依据，包括：

（1）工作场所可能产生哪些职业病危害因素。

（2）职业病危害因素有哪些健康效应。

（3）职业病危害因素的职业接触限值。

（4）岗位工种的设置、作业任务的分配及其作业地点、作业方式与作业频次等。

（5）职业病危害因素的来源是什么，哪些岗位工种、作业任务、作业地点等可能接触职业病危害因素。

（6）这些职业病危害因素有无控制措施，效果如何。

一、前期调查的内容

无论是职业病危害预评价，还是职业病危害控制效果评价或职业病危害现状评价，其前期调查的内容大体相同，主要包括各个评价单元的工作场所、作业人员以及作业环境有害因素等信息。

1. 工作场所信息

工作场所信息一般包括工艺流程、生产过程、设备设施以及其他影响劳动者职业接触的潜在因素的信息。

工作场所信息可以通过各种来源进行收集。例如，通过收集生产过程示意图或书面说明，可以提供生产活动和化学工艺的细节信息；收集工艺流程图可以提供潜在发生源以及导致作业人员接触的工作设备和任务等信息；收集用人单位的采购管理程序可以获得关于化学品、原材料和成品、设备设施等信息。

使用工作场所配制图时，应标示出该场所存在的各项工作以及负责此项工作的人员、作业内容、应用原料等数据。现场可能造成人员暴露的设备及单元操作程序（如反应槽、泵，滤网 QC 采样点，储槽进料）必须详细记录，同时每一个区域原料输入量、反应方程式、产品输出量等亦应加以调查。

当进行现场观察时，维修区及保养区必须特别注意，因为该区的作业特性会形成许多非预期的暴露或危害。对于工作场所中的作业区域，还应关注导致皮肤吸收的主要来源。造成皮肤吸收的主要来源有：

（1）直接操作危害物质（如粒末进料）。

（2）直接碰触污染物（如包装危害物）。

（3）间接碰触污染物（接触受污染的物质）。

（4）可能造成皮肤吸收的二次污染源。未完全除污的个人防护用品也是皮肤吸收的潜在原因之一。

2. 作业人员信息

调查作业人员信息的目的是了解劳动者的岗位工种设置及其具体作业任务情况，包括常规作业、非常规作业以及紧急情况作业等。

作业人员信息一般包括：

（1）岗位（工种）或任务。

（2）作业类型（常规作业、非常规作业、紧急情况作业）。

（3）作业班制。

（4）作业时间（小时/天、天数/周、每周/月/年大约工作小时数、加班频率与次数等）。

（5）作业内容、地点与方式。

（6）作业人员数量等。

作业人员信息可以通过岗位工种描述、车间花名册、员工访谈、现场观察等多种途径获得。应注意，每个工作班组的工作职责和任务分工应仔细审查，某些情况时任务分工应向下细分，以确保任务分工的差异能够与特定个人的职业暴露相关联，并按照时间分布形式对作业活动进行描述，以展现每个工作场所和每个可能暴露于职业病危害因素作业任务所耗费的时间；针对每一个作业任务的主要作业方式及作业内容应予以记录，其中对某些暴露程度较低的潜在暴露危害（如仪表，控制室监控人员），可以不用详细的研究其工作类别或工作形态，只需记录人员在工作区域内的时间，然而对大多数有暴露可能的工作类别而言，则须详细的判断及记录各种工作步骤，如此可以判断工作人员最可能遭受大量暴露的时间，并针对该时间进行短时间接触容许浓度（STEL）暴露评估；应通过收集工作日程表相关信息，确定劳动者每天工作小时数、每周工作天数、轮班情况、加班的频率和次数，或者平均每周、每月或每年大概的工作小时数。现场作业任务的观察应包括潜在的皮肤接触和经皮吸收所致的暴露，因为皮肤接触是某些化学因素的主要接触途径（如亚甲基二苯胺），而且，经皮接触途径对劳动者全身负荷所做贡献的重要性也显著增加，如轮胎制造业劳动者的苯的皮肤吸收对其日接触剂量的贡献大概从 4% 增加至 30% 也可以表示为吸入接触的限值从 10 ppm（1 ppm = 10^{-6}）下降到 1 ppm。

3. 作业环境有害因素信息

作业环境有害因素信息应对每一个工作场所的化学、物理和生物因素加以鉴别，重点针对潜在的职业病危害因素收集下列信息：①有害因素（化学物质）名称；②成分及含量；③理化性质；④使用（储存）量；⑤使用场所（储存场所）；⑥用途与使用方式；⑦接触人员与接触途径和时机；⑧潜在健康影响与职业接触限值；⑨现有或拟定防护措施等。

作业环境有害因素信息可通过现场化学物质清单及其化学品安全数据说明书以及设备设施清单等进行收集。

化学品安全数据说明书（MSDS）是界定潜在危害物的有用资料，除了原物料之外，需注意收集产品、次产物、添加物、溶剂、耐火材、绝缘材、润滑涂装、树脂、焊接及高压气体等物质的物质安全数据，各种工作场所中可能拥有潜在危害的物质分类整理见表2-1。

表2-1　工作场所中可能拥有潜在危害的物质分类整理

分类	说　　明
原料	支持主要生产工艺的物质
中间产物	生产工艺过程中生成的反应中间物质
产品	工艺设计反应生产所得的物质
次产物	工艺过程中所生产的次生物质，通常产量较低且常由废物流中精炼而得
添加物	支持反应，增加反应效率及产量的物质（如抑制剂、触媒、涂料）
维护保养及结构物	耐火材料、溶剂、绝缘材料、焊接熏烟，润滑剂、黏着剂等，保养维修人员可能接触的物质
实验室用化学品	实验室因样品前处理及分析所用的化学物质
有害废弃物	混合物中的某些成分或全体具有危害性的工艺废弃物
物理因素	放射性物质、噪声、振动、电离辐射、非电离辐射等
生物因素	生物制剂、基因、病毒等

化学物质调查的结果可用来确认工作场所内的化学品安全数据说明书是否齐备，不仅有助于化学品的安全储放，而且有助于建立或提升工作人员正确使用化学品的意识，并使员工了解各种化学危害物的潜在风险，减少或消除不必要、已废弃的或具危险性的化学品，并作为工作场所内化学品管理工作的背景资料。职业卫生专业技术人员应当与用人单位的职业卫生管理人员合作，将企业内的化学用品逐一清查并列表，此份化学品列表将是未来判断评估工作人员可能遭受何种化学品暴露的基本数据，因此，化学品清查应尽可能详细并需要包含工艺反应所产生的次产物、中间产物及废弃物内之成分。

对于收集的每一种作业环境有害因素，必须与一个或多个作业任务相对应并链接，以用于分析劳动者可能的接触途径与时机等。在界定潜在危害物并与作业任务相链接后，对于化学性有害因素，尚需调查了解制造过程中各项危害物的大致用量、使用频次及理化特性，原料采购清单及产能报告是获得原料及产品用量的有效数据，有害物质的大致用量（g、kg、t）可用以分析潜在暴露的程度，而理化特性（如沸点、蒸气压、悬浮微粒粒径分布等数据）则是分析每一种有害物质可能暴露量的基本数据，如有害物质的蒸气压配合工艺操作温度，可用来判断有害物质是以蒸气、气溶胶或两者兼有的形式存在。

此外，对所有有害因素均应关注其有何健康效应及其职业接触限值，详见本书其他章节。

二、前期调查的方法

依据职业病危害评价的类别的不同，前期调查应采用不同的调查方法。建设项目职业病危害预评价一般采用工程分析（engineering analysis）的方法，建设项目职业病危害控制效果评价和用人单位职业病危害现状评价以及类比对象（企业）调查等一般采用职业卫生调查（occupational health investigation）的方法。

工程分析方法是指运用工程分析的思路和方法，通过查阅资料（建设项目可行性研究报告等）以及与建设项目负责人和技术人员沟通等方法，在全面、系统分析建设工程概况、建设项目所在地自然环境、总体布局、生产工艺、生产设备及布局、生产过程中使用的原辅材料、产品与副产品、车间建筑设计卫生学、职业病危害工程防护技术措施、岗位工种设置与劳动定员等工程特征和卫生特征的基础上，收集并确定建设项目各个评价单元的工作场所、作业人员以及作业环境有害因素等相关信息，为识别生产工艺过程、劳动过程、生产环境中可能产生的职业病危害因素及其来源、发生（散）方式等，以及分析职业病危害因素的接触与影响人员等提供依据。

职业卫生调查方法是指运用现场观察、文件资料收集与分析、人员沟通等方法，通过对建设项目或用人单位的（试）运行情况、总体布局、生产工艺、生产设备及布局、生产过程中的物料及产品、建筑卫生学、职业病防护设施、个人使用的职业病防护用品、辅助用室、应急救援、职业卫生管理等职业卫生基本情况和生产过程、劳动过程及工作环境的卫生学调查，收集其各个评价单元的工作场所、作业人员以及作业环境有害因素等相关信息，从而识别生产工艺过程、劳动过程、生产环境中产生的职业病危害因素以及分析职业病危害因素的接触与影响人员等提供依据。

无论是工程分析方法，还是职业卫生调查方法，其调查时主要通过以下三种具体的方法实施：

（1）收集相关资料。例如，收集建设项目的可行性研究报告、建设项目的生产工艺、涉及的主要化学物质及其 MSDS、以往职业病危害评价和管理的记录等。

（2）人员访谈、沟通。例如，与建设项目的管理人员、技术负责人以及现场作业人员等了解典型的作业任务及其程序、非常规作业、岗位工种设置等。

（3）现场观察。例如，到现场实际查看工艺和作业的全过程、发生源状况、作业方法等。

表 2-2 给出了具体调查的不同方法及其调查内容的参考性事例。

表 2-2 前期调查的具体调查方法与内容事例

具体调查方法	调查内容事例
收集资料	建设项目与工作场所的组织结构 生产工艺 处理的主要化学物质及其 MSDS 以往评价与管理的记录 以往检测和健康检查的结果等

表 2-2（续）

具体调查方法	调查内容事例
人员访谈	评价的对象危害因素 工作场所作业任务的划分与分担 典型的常规作业程序（内容、方法、频次、时间）及非常规作业 有无职业接触和担心的作业等
现场观察	工艺及作业任务的全过程 发生源状况及有害因素的扩散状况 作业方法以及导致职业接触的主要原因 职业接触的时间、频次以及现有防护措施等

依据职业病危害预评价的目的以及上述前期调查的基本要求，工程分析通常主要调查和分析以下内容：

（1）工程概况：包括项目名称、性质、规模、拟建地点、自然环境概况、项目组成及主要工程内容、生产制度、岗位设置、主要技术经济指标等。

①项目名称：应与委托单位提供的建设项目可行性论证文件所用名称一致。

②项目性质：一般分为新建、改建、扩建、技术引进和技术改造等。

③自然环境概况：包括拟建项目所在地区的气象条件（风向、风速、气温、相对湿度），以及是否位于自然疫源地、地方病区等与职业病危害相关的情况。

④建设地点：项目建设地点应按行政区划说明地理位置（经纬度）并附项目所在区域位置图。

⑤生产规模：根据项目性质分别列出产品方案和生产规模。

⑥生产制度：轮班制，全年生产作业时间以 h/a 为单位，同时说明作业天数。

⑦岗位设置：包括生产作业岗位名称及生产作业人数，辅助岗位及人数，管理人员等。

⑧项目组成及主要工程内容：包括整个建设项目范围内各子项目名称和主要工艺装置、设备设施等内容。其中：

生产装置：包括装置名称、生产规模及主要工程内容。

辅助装置：包括为生产配套的各辅助装置名称、生产规模及主要工程内容。

公用工程：包括给水、排水、供热、供电、供燃气工程等。

总图运输：包括原料及辅料形态、燃料仓库、储罐、堆场以及码头工程、运输工程等。

⑨主要技术经济指标：主要是建设项目总的技术经济指标，包括工程总投资、工程用地面积、建筑面积、职业病防护设施投资概算等。

（2）生产过程拟使用原料、辅料的名称及用量，产品、联产品、副产品、中间品的名称和产量，健康危害说明书（中文）。

（3）总平面布置及竖向布置：从建筑卫生学和相关的勘察规划设计等方面概述布置原则，并附总平面布置和竖向布置图。

（4）生产工艺流程和设备布局：

①生产工艺流程：包括工艺技术及其来源、生产装置的生产过程概述、辅助装置的工艺过程概述、生产装置的化学原理及主要化学反应，生产工艺及设备的先进性（机械化、密闭化、自动化及智能化程度）等。

②生产设备及布局：包括主要生产设备及其产生职业病危害设备的健康危害说明书（中文）以及设备布局情况。

（5）建筑卫生学：主要包括建筑物的间距、朝向、采光与照明、采暖与通风及主要建筑物（单元）的内部布局等。

依据职业病危害控制效果评价和现状评价的目的以及上述前期调查的基本要求，职业卫生调查通常主要调查和分析以下内容：

（1）项目概况与试运行情况。主要调查工程性质、规模、地点、建设施工阶段工作场所职业病危害因素检测、职业健康监护等职业卫生管理情况、"三同时"执行情况及工程试运行情况等。

（2）总体布局和设备布局。调查项目的总体布局和设备布局情况。

（3）原辅材料及生产和辅助设备装置。调查生产过程拟使用原料、辅料的名称及用量，产品、联产品、副产品、中间品的名称和产量等，及其健康危害说明书（中文）。设备装置名称、生产规模及主要工程内容。

（4）作业人员设置。包括生产制度、生产作业岗位名称及生产作业人数，辅助岗位及人数，管理人员，以及相关作业人员的作业内容、作业地点、作业方式、作业频次等。

（5）职业病防护设施与应急救援设施。调查生产工艺过程、生产环境和劳动过程中存在的职业病危害因素发生（散）源或生产过程及其产生职业病危害因素的理化性质和发生（散）特点等，以及所设置各类职业病防护设施的种类、地点及运行维护状况等；调查生产工艺过程、生产环境和劳动过程中存在的可导致急性职业损伤的职业病危害因素及其理化性质和危害特点、可能发生泄漏（逸出）或聚积的工作场所等，以及所设置各类应急救援设施的种类、地点及运行维护状况等。

（6）个人使用的职业病防护用品。调查各类职业病危害作业工种（岗位）及其相关工作地点的环境状况、所接触职业病危害因素的理化性质、作业人员实际接触职业病危害因素状况等，以及各类职业病危害作业工种（岗位）所配备防护用品的种类、数量、性能参数、适用条件以及防护用品使用管理制度等。

（7）建筑卫生学。调查建筑结构、采暖、通风、空气调节、采光照明、微小气候等建筑卫生学情况。

（8）辅助用室。调查工作场所办公室、生产卫生室（浴室、存衣室、盥洗室、洗衣房）、生活室（休息室、食堂、厕所）、妇女卫生室、医务室等辅助用室情况。

（9）职业卫生管理情况。调查职业卫生管理组织机构及人员设置情况、职业病防治计划与实施方案及其执行情况、职业卫生管理制度与操作规程及执行情况、职业病危害因素定期检测制度、职业病危害的告知情况、职业卫生培训情况、职业健康监护制度、职业病危害事故应急救援预案及其演练情况、职业病危害警示标识及中文警示说明的设置状况、职业病危害申报情况、职业卫生档案管理、职业病危害防治经费等。

（10）职业健康监护情况。调查职业健康检查的实施范围与种类、健康监护档案管理以及职业禁忌证和职业病病人的处置情况。

三、前期调查的步骤

前期调查的过程基本包括以下三个步骤：

（1）准备阶段。开展前期调查前，应做好准备工作，首先要初步了解被调查建设项目或企业的基本情况，准备调查时使用的记录表格，并确定调查内容、调查人员、调查时间和进度安排等调查计划。

（2）实施调查。调查人员按照调查计划的各项要求逐一进行调查，调查的内容应全面，以满足评价工作的需要，并经被调查单位相关人员确认、签字。做好现场记录，现场记录应详细、清晰，按要求进行修改和存档。

（3）调查总结。调查工作结束后，要及时地整理调查结果，结果的描述和记录必须客观、真实。

第二节　职业病危害因素识别

职业病危害因素识别（危险源识别），是指识别职业病危害因素的存在并确定其特性的过程。因此，职业病危害因素识别是按照划分的评价单元，在前期调查的基础上，通过分析所收集的工作场所信息、作业人员信息以及作业环境有害因素信息，识别和确定与职业病危害因素有关的下列事项：

（1）工作场所产生哪些职业病危害因素。

（2）职业病危害因素的来源与特性。

（3）职业病危害因素有何健康效应及职业接触限值。

（4）工作场所现有或拟定的防护措施如何。

一、职业病危害因素的分类

职业病危害因素识别，首先应确定所产生的是何种具体的职业病危害因素，应对其按照职业病危害因素的分类加以具体的描述。

职业病危害因素按照其基本性质一般分为化学性因素、物理因素、生物因素三类。我国《职业病危害因素分类目录》将其分成了粉尘、化学因素、物理因素、放射性因素、生物因素、其他因素六类。

1. 粉尘

粉尘包括矽尘（游离 SiO_2 含量≥10%）、煤尘、石墨粉尘、炭黑粉尘、石棉粉尘、滑石粉尘、水泥粉尘、云母粉尘、陶土粉尘、铝尘、电焊烟尘、铸造粉尘、白炭黑粉尘、白云石粉尘、玻璃钢粉尘、玻璃棉粉尘等共计 52 种。

2. 化学因素

化学因素包括铅及其化合物（不包括四乙基铅）、汞及其化合物、锰及其化合物、镉及其化合物、铍及其化合物、铊及其化合物、钡及其化合物、钒及其化合物、磷及其化合物（磷化氢、磷化锌、磷化铝、有机磷单列）、砷及其化合物（砷化氢单列）、铀及其化合物、砷化氢、氯气、二氧化硫、光气（碳酰氯）、氨、偏二甲基肼（1，1-二甲基肼）、氮氧化合物、一氧化碳、二硫化碳、硫化氢、磷化氢、磷化锌、磷化铝、氟及其无机化合物、氰及其腈类化合物、四乙基铅等共计 375 种。

3. 物理因素

物理因素包括噪声、高温、低气压、高气压、高原低氧、振动、激光、低温、微波、紫外线、红外线、工频电磁场、高频电磁场、超高频电磁场及以上未提及的可导致职业病的其他物理因素共计 15 种。

4. 放射性因素

放射性因素包括密封放射源产生的电离辐射、非密封放射性物质、X 射线装置（含 CT 机）产生的电离辐射、加速器产生的电离辐射、中子发生器产生的电离辐射、氡及其短寿命子体、铀及其化合物及以上未提及的可导致职业病的其他放射性因素共计 8 种。

5. 生物因素

生物因素包括艾滋病病毒、布鲁氏菌、伯氏疏螺旋体、森林脑炎病毒、炭疽芽孢杆菌及以上未提及的可导致职业病的其他生物因素共计 6 种。

6. 其他因素

其他因素包括金属烟、井下不良作业条件、刮研作业 3 种。

二、职业病危害因素的来源与特性

针对所识别的职业病危害因素，应通过对所收集信息的分析，确定其具体的来源与存在状态等特性。

（一）职业病危害因素的来源

1. 粉尘

粉尘的来源非常广泛，依照粉尘种类的不同，其主要来源于下列行业的生产过程中：

（1）矽尘。通常把游离二氧化硅含量超过 10% 的无机性粉尘称为矽尘，长期吸入矽尘所引起的职业病叫矽肺病。其主要来源于煤炭开采业的岩巷掘进，金属矿山开矿与选矿，耐火材料、建筑材料及其他非金属矿开采破碎与研磨，工艺美术品制造业的石质工艺品雕刻，化学肥料制造业的电炉制磷，砖瓦和轻质建材制造业的砂石筛选与板材切割，玻璃及玻璃制品业的玻璃备料与喷砂，陶瓷制品业的粉碎，耐火材料制品业的材料破碎与筛分，机械工业的铸造型砂与石英砂打磨，交通水利基本建设业的隧道掘进与碎石装运等。

（2）煤尘。含煤炭为主的粉尘称为煤尘。长期吸入煤尘所引起的职业病叫煤肺病。其主要来源于煤矿和用煤单位。如煤炭采选业的采煤、装载、运输、筛煤，热电厂的上煤、磨煤、司炉，炼焦、煤气及煤制品业的原煤输送、备煤、洗煤、选煤、配煤、煤块破碎，水泥制造业的煤粉制备与输送。石墨及碳素制品业的碳素粉碎、筛分、配料，炼铁业的煤粉操作等。

（3）石墨尘。石墨是一种由碳元素为主组成的矿物质。工业上使用的有天然石墨和人工合成石墨两大类，其中天然石墨含游离二氧化硅较高，对工人的职业病危害较大。含石墨为主的粉尘称为石墨尘。主要来源于石墨的开采和材料制造业。如石墨矿采选，催化剂及各种化学助剂制造业的石墨催化剂干燥，石墨及碳素制品业的碳素制品制造等。

（4）炭黑尘。炭黑在橡胶、文化用品制造业有广泛的用途。含炭黑为主的粉尘称为炭黑尘。长期吸入炭黑所引起的职业病叫炭黑尘肺。其行业与工种分布主要集中在炭黑的制造和应用行业。如化学原料制造业的炭黑制备、造粒，碳素制品业的碳素粉碎、配料，橡胶制品业的橡胶配料、混炼，稀有金属冶炼业的碳化钨制备等。

（5）石棉尘。石棉是一种天然硅酸盐类矿物质，在建筑、汽车与保温隔热材料制造业等方面有广泛用途。含石棉纤维为主的粉尘叫石棉尘。长期吸入石棉纤维粉尘可导致石棉肺。石棉可分为温石棉和角闪石石棉两大类。其中温石棉对人体危害相对较小，角闪石石棉已被确认为有致癌作用，较常见的是导致肺癌和胸膜间皮瘤。其主要来源于石棉的开采和应用行业。如石棉矿开采业的采运，石棉制品业的石棉梳棉、拼线、编织，建筑材料制造业的配料、成型、打磨、电力、蒸气、热水生产和供应业的管道保温、锅炉检修，以及汽车刹车片制造、铁路车辆制动件制造等。

（6）滑石尘。滑石是造纸、医药、橡胶等行业常用的原料。含滑石为主的粉尘叫滑石尘。长期吸入滑石粉尘可导致滑石尘肺。其主要来源于滑石的开采和应用行业。如建筑材料及其他非金属矿采选业的滑石采矿、装载、运输、破碎、筛选、研磨、重选，滑石粉加工等。

（7）水泥尘。含水泥为主的粉尘叫水泥尘。长期吸入水泥粉尘可导致水泥尘肺。其主要来源于水泥的烧制和应用行业。如水泥制造业的熟料冷却、熟料粉磨、水泥包装、水泥均化、水泥输送，矿石开采业的喷浆砌碹、巷道加固，水泥制品和石棉水泥制品业的称量配料、混合搅拌、紧实成型、制浆均和，建筑业的水泥运输、投料、拌和、浇捣等。

（8）云母尘。云母在电器设备制造方面有广泛的用途。含云母为主的粉尘叫云母尘。长期吸入云母粉尘可能导致云母尘肺。其主要来源于云母的开采和应用行业。如云母采矿、装载、运输、破碎、筛选、研磨、重选，云母制品业的云母制粉、煅烧等。

（9）陶瓷尘。含陶瓷尘为主的粉尘叫陶瓷尘。长期吸入陶瓷粉尘可能导致陶工尘肺。其主要来源于陶瓷制造业。如陶土开采、粉碎、研磨、筛分、包装和运输，陶瓷制品业的原料粉碎、筛分、配料、搅拌、炼泥、成型、干燥、上釉、烧成、装出窑等。

（10）铝尘。人类制造和使用铝制品的历史不过几百年，铝制品的良好导热性、易加工性和装饰性使其得到了广泛应用。含铝、铝合金、氧化铝为主的粉尘叫铝尘，长期吸入铝尘可能导致铝尘肺。其主要来源于电解铝、氧化铝开采、耐火材料制造、铝制品制造业。如氧化铝烧结、电解铝、铝合金熔铸、铝合金氧化，铝制品业的粉末冶金压制、铸造、打磨等。

（11）电焊烟尘。电焊是工业生产中最常见的工序。含电焊烟尘为主的粉尘叫电焊烟尘。长期吸入电焊烟尘可能导致电焊工尘肺。其主要来源于焊接加工业。如手工电弧焊、气体保护焊、氩弧焊、碳弧气刨、气焊等。

（12）铸造粉尘。含铸造型砂为主的粉尘叫铸造粉尘。长期吸入铸造粉尘可能导致铸工尘肺。其主要来源于铸造加工业。如机械工业的铸造浇铸、型砂制备、造型、铸件清理等。

2. 化学毒物

化学因素主要来源于生产过程相关的原料、辅助原料、中间产品（中间体）、成品、副产品、夹杂物或废弃物，有时也可来自热分解产物及反应产物，例如聚氯乙烯塑料加热至160~170℃时可分解产生氯化氢、磷化铝遇湿分解生成磷化氢等。化学毒物通常可根据其化学性质分为金属与类金属、刺激性气体、窒息性气体、有机化合物、农药等几类，其主要来源如下所述。

（1）金属与类金属。炼铅、铅盐制取、蓄电池制造、油漆配料、树脂制备、铅铬黄制取、铅铬绿制取、搪瓷色素备料、搪瓷色素煅烧、玻璃色素熔制等可能接触到铅尘、铅烟和铅化合物，有可能发生急慢性铅中毒。

炼汞、汞洗涤、汞电解、汞蒸馏、氯化汞合成、压汞试验、盐水汞电解、汞制剂制取、温度计制造、血压计制造与修理等可能接触到汞，有可能发生急慢性汞中毒。

硒焙烧、硒氧化、铋制取等可能接触到无机砷及其化合物，有可能发生急慢性砷中毒。

锰铁烧结、锰铁高炉冶炼、焊条烘焙、锰矿筛分、高锰酸钾制取、硫酸锰制取、锰电解、电弧焊、气体保护焊等工种可能接触到锰烟、锰尘、锰化合物，有可能发生急慢性锰中毒。

锌镉熔炼、镉烟冷凝、镉造渣、镉铸型、镉化物制取、荧光粉制取、镉红煅烧、镉红制取、玻璃上色、镍镉电池装配、镀镉等工种可能接触到镉及其化合物，有可能发生急慢性镉及其化合物中毒。

金属铍冶炼、氧化铍冶炼、铍真空熔铸、氧化铍烧结、铍粉制取等工种可能接触到铍及其化合物，有可能发生职业性铍病。

铊冶炼、玻璃纸制取等接触铊的工种有可能发生铊及其化合物中毒。

锌钡白制造、涂料配制、射线检查的造影剂制造、镀件纯化、钢材淬火等接触钡及其化合物的工种可能发生钡及其化合物中毒。

钒及其化合物制取、钒铁冶炼与催化剂制备等接触钒及其化合物的工种可能发生钒及其化合物中毒。

有机砷杀菌剂合成、稀有金属冶炼等接触砷及其化合物的工种有可能发生砷及其化合物中毒、皮肤癌和肺癌等。

电镀、钢铁、制革、染料、油漆、照相材料、火柴制造等接触铬酸盐及其化合物的工种有可能发生急性铬酸盐中毒、接触性皮炎、过敏性皮炎、肺癌等。

锌钡白制取、有色金属冶炼、氯化物制取、锌盐制取等接触砷化氢气体的工种有可能发生急性砷化氢中毒。

铀矿开采、铀矿加水冶、铀浓缩和转化、核电厂、核武器生产等接触铀的工种有可能发生铀中毒。

（2）刺激性气体。刺激性气体是指对人体呼吸道、皮肤、黏膜产生强烈刺激作用的有毒气体，常见的有氯气、氨气、光气、氮氧化物、二氧化硫等。

卤水净化、自来水消毒、纸浆漂白、盐水电解、液氯灌装等接触氯气的工种有可能发生氯气中毒。

酸性气燃烧、硫黄捕集转化、脱硫、脱硫醇、硫化物焙烧、二氧化硫净化、二氧化硫转化、橡胶硫化等接触二氧化硫的工种有可能发生急性二氧化硫中毒。

氨基类杀虫剂合成、多菌灵合成、聚碳酸酯合成、甲基异氰酸酯合成、一氧化碳氯化、光气纯化、合成药酰化等接触光气的工种有可能发生急性光气中毒。

合成氨、制冷、发酵、氨基酸制取、炼焦等接触氨的工种有可能发生急性氨气中毒。

浓硝酸合成、氨氧化、氧化氮氧化、硝酸吸收、岩巷爆破、金银提纯等工种可能接触氮氧化合物，有可能发生急性氮氧化合物中毒。

（3）窒息性气体。吸入体内能导致机体窒息的气体叫窒息性气体，常见的有一氧化碳、硫化氢、氰化物等。

岩巷爆破、井下通风、炼焦、煤气制造、石灰砖瓦炉窑、高炉吹炼、气体保护焊等接触高浓度一氧化碳气体的工种有可能发生急性一氧化碳中毒。

皮革鞣制、化学制浆、黑液蒸发、硫化氢燃烧、硫氢化钠制取、石油炼制、焦化工业、二硫化碳电炉制取、腌槽坑清理等接触硫化氢气体的工种有可能发生急性硫化氢中毒。

氰化钠制取、氰化亚铜制取、炼焦、煤气制造、氢氰酸盐制取、氰化镀锌、氰化镀镉、氰化镀银、氰化镀铜等接触氰化氢气体的工种有可能发生急性氰化氢中毒。

（4）有机化合物。随着人类石油化工业和高分子化合业的兴起，人们制造和使用有机化合物的种类和机会越来越多，由此带来的职业危害问题也越来越复杂和多见。

芳烃抽提、苯（甲苯）分离、苯烃化、环己烷合成、刷胶、油漆等接触苯的工种有可能发生急慢性苯中毒，严重者可导致再生障碍性贫血、白血病。

偶氮染料、显色剂制造、化学分析检验等接触联苯胺的工种有可能发生急性联苯胺中毒，严重者可导致膀胱癌。

使用氯甲基化原料的化工行业可能接触氯甲甲醚，有可能发生急性氯甲甲醚中毒，严重者可导致肺癌。

二硫化碳电炉制取、二硫化碳甲烷制取、二硫化碳液化、精馏、有色矿浮选、选矿药剂制取、黏纤磺化等接触二硫化碳的工种有可能发生急慢性二硫化碳中毒。

丙烯腈精制、己二胺制备、分散染料合成、脂肪胺合成、丙烯酰胺合成、丁腈橡胶聚合、丁腈橡胶回收等接触丙烯腈的工种有可能发生丙烯腈中毒。

四乙基铅合成、燃料油调和、航空汽油使用等接触四乙基铅的工种有可能发生四乙基铅中毒。

热稳定剂合成、塑料备料、塑料筛分研磨、塑料捏和、塑化等接触有机锡的工种有可能发生有机锡中毒。

二甲苯精制、油漆调配、油漆稀料、油漆熬炼、树脂溶解、油漆包装、树脂制备、油墨调配、农药制造、甲苯硝化、刷胶等接触甲苯或二甲苯的工种有可能发生甲苯或二甲苯中毒。

胶黏剂制造、使用与食品粗油浸出等接触正己烷的工种有可能发生正己烷中毒。

石油加工业的汽油精制、分离、汽提，机械行业的金属表面处理、热处理、溶剂除油、外部清洗、机车零件清洗等工种可能接触到汽油，有可能发生汽油中毒。

乐果胺化、久效磷合成、叶蝉散合成、橡胶硫化促进剂合成等接触一甲胺的工种有可能发生一甲胺中毒。

氯乙烯精制、氯乙烯合成、氯乙烯聚合、氯乙烯汽提、聚氯乙烯发泡、壁纸发泡、合成革发泡、电缆电线挤塑等接触氯乙烯的工种有可能发生氯乙烯中毒，严重者可能发生肝血管肉瘤。

环氧氯丙烷合成、丙烯氯化、卤代烃合成、杀虫剂合成等接触氯丙烯的工种有可能发生氯丙烯中毒。

有机氯杀菌剂合成、硝基苯氢化、苯胺精制、染料制造、有机染料合成、胺类中间体合成、硝基中间体合成、酚类中间体合成、酮类中间体合成等工种可能接触到苯胺、甲苯胺、二甲苯胺、二苯胺、硝基苯、硝基甲苯、对硝基苯胺、二硝基苯、二硝基甲苯等苯的氨基和硝基化合物，可能导致的职业病为苯的氨基及硝基化合物中毒。

硝铵炸药备料、TNT 制取、硝铵炸药装药、炮弹装配等接触三硝基甲苯的工种有可能发生三硝基甲苯中毒。

固体酒精制取、玻璃纸制取、脂肪烃合成、甲醇加氢氯化、一氯甲烷氯化、溴甲烷合成、卤代烃合成、甲醇气相氨化、脂肪胺合成、甲醇合成、甲醇分离、酯类合成、丙烯酸甲酯制取、甲醇羰基化、甲醇醚化、醚类合成、甲醇氧化、醛类合成等接触甲醇的工种有可能发生甲醇中毒。

（5）农药。农药是指用于消灭、控制危害农作物的害虫、病菌、鼠类、杂草及其他有害动物、植物和调节植物生长的各种药物，常见的农药有有机磷农药、氨基甲酸酯类农药、拟除虫菊酯类杀虫剂等。

有机磷农药合成、包装、喷洒等接触有机磷农药的工种有可能发生有机磷农药中毒。

速灭威合成、西维因合成、氨基类杀虫剂合成与包装、喷洒农药等接触氨基甲酸酯类农药的工种有可能发生氨基甲酸酯类农药中毒。

拟除虫菊酯类农药合成、包装、喷洒等接触拟除虫菊酯类农药的工种有可能发生拟除虫菊酯类农药中毒。

3. 物理因素类

在生产环境中通常存在一些与劳动者健康密切相关的物理因素，如气温、气湿、气流、气压、噪声、振动、可见光、紫外线、红外线、激光、微波和工频电场等。多数物理因素是生产环境中必需的条件，但其强度超出一定的范围后就会对人体产生职业危害。如气温过高、过低都会对劳动者产生不适、中暑或冻伤等。常见的物理因素来源及其所致职业病如下：

（1）高温。石油和天然气开采、金属与非金属矿干燥、司炉、汽机发电、炼焦干馏、熄焦、陶瓷成型、干燥、烧成、装出窑、冶炼等作业均可接触高温，并有可能发生职业性中暑。

（2）异常气压。海底救助、打捞、潜水与沉箱作业等工种可能出现大气压力减压过快等不良影响，有可能导致职业性减压病；高原作业、航空、航天作业等工种可能因低气压环境的不良影响导致高原病或航空病。

（3）振动。手部振动主要来源于凿岩、岩巷装载、岩巷掘进、钻井、运输、破碎、筛选等作业，手部接触到局部振动的工种有可能发生手臂振动病。

4. 生物因素类

职业性生物危害因素是指劳动者在生产过程中容易导致接触感染的生物病菌类因素。如牲畜检疫、拣毛、毛皮及其制品加工、饲养员、兽医等接触牲畜的工种有可能直接接触被炭疽杆菌感染的动物而发生职业性炭疽；护林、栲胶备料、松脂采割、松明采集、野生果品采摘、原木采伐、原木运输等出入森林作业人员有可能发生森林脑炎；牲畜检疫、拣毛、毛皮及其制品加工、饲养员、兽医等接触牲畜的工种有可能直接接触被布氏杆菌感染的动物而发生布氏杆菌病等。

5. 导致职业性皮肤病的危害因素

在生产过程中劳动者直接接触某些化学物质，或者操作不当、个人防护措施不好导致化学物质污染皮肤与黏膜，均有可能导致职业性皮肤病。常见的导致职业性皮肤病的危害因素的来源及其可能导致的职业性皮肤病如下：

（1）电镀铬、铅铬黄化合、锌铬黄制取、铅铬绿制取、火柴制浆、器皿清洗等接触六价铬离子的工种有可能导致接触性皮炎和皮肤铬疮形成。

（2）硫酸、硝酸、盐酸、氢氧化钠等强酸、强碱物质可能导致化学性皮肤灼伤。

（3）甲烷氯化、一氯甲烷氯化与有机试剂配料、提纯、溶解、精制等接触三氯甲烷的工种有可能导致职业性接触性皮炎。

（4）炼焦、煤气净化、煤焦油制取、氧化沥青、丙烷脱沥青、筑路等工种可能发生光敏性皮炎。

（5）手工电弧焊、气体保护焊、氩弧焊、电渣焊、碳弧气刨、气割、等离子喷涂、电喷涂等接触紫外线的工种有可能发生电光性皮炎。

（6）炼焦、煤气净化、煤焦油制取、氧化沥青、丙烷脱沥青、油漆熬炼、树脂溶解、碳素配料、碳素成型、碳素焙烧、碳素浸沥青、筑路等工种可能发生皮肤黑变病或痤疮。

（7）演员可能导致油彩皮炎或痤疮。

（8）煮茧、腌咸菜、家禽宰杀、农业生产等高温作业工种有可能导致职业性浸渍、糜烂。

（9）棉、毛、麻原料仓储运输，纺织，饲料及粮食加工，生皮、原毛及羽毛仓储运输等工种有可能导致职业性痒疹。

（10）柠檬酸制取、坯皮浸酸、皮革鞣制、金属家具清洗等接触有机溶剂的工种有可能发生职业性角化过度、皲裂。

6. 导致职业性眼病的危害因素

在生产环境中很多化学物理因素过量作用于眼部后可导致职业性眼病。如硫酸、硝酸、盐酸、氢氧化钠等强酸、强碱以及多种刺激性化合物可能导致化学性眼部灼伤；手工电弧焊、气体保护焊、氩弧焊、电渣焊、碳弧气刨、气割、等离子喷涂、电喷涂等接触紫外线的工种有可能发生电光性眼炎；长期接触放射性物质、三硝基甲苯、高温、激光等可能导致职业性白内障等。

7. 导致职业性耳鼻喉口腔疾病的危害因素

导致职业性耳鼻喉口腔疾病的危害因素主要是噪声和腐蚀性气体。如凿岩、爆破、装载、研磨、破碎，机械加工的锯切、铣面、热轧、冷轧、挤压、穿孔、矫直、焊管、卷取、剪切等接触高强度噪声的工种，可能发生职业性听力损伤或职业性噪声聋；电镀铬、铬酸盐制造、皮革鞣制、制革配料、皮革铲磨、皮毛熟制、皮毛硝染等接触铬酸盐的工种可能发生铬鼻病；氟硼酸合成、氢氟酸合成、磷酸合成、磷矿粉制备、磷矿酸解、过磷酸钙合成、钙镁磷肥合成、磷酸二钙合成、磷肥脱氟、玻璃酸处理、玻璃酸抛光、玻璃腐蚀、有色冶炼等接触各类酸雾的工种有可能发生职业性牙酸蚀病等。

8. 职业性肿瘤的职业病危害因素

职业性危害因素导致肿瘤发生一直是医学工作者研究的热门课题，目前提出来的可疑致癌物多达上百种，但公认的确切致癌物仅几十种，我国目前职业病名单上规定的法定职业性肿瘤为 8 种，其主要来源分布如下：

（1）接触角闪石石棉的工种可能发生职业性肺癌、间皮瘤。

（2）酸性染料合成、硫化染料合成、胺类中间体合成等可能接触联苯胺的工种有可能发生职业性膀胱癌。

（3）使用氯甲基化原料的化工行业中可能接触氯甲甲醚的工种有可能发生肺癌。

（4）造漆、喷漆、胶黏剂生产与使用等接触苯的工种可能发生职业性白血病。

（5）砷矿的开采、砷化合物的制造与应用等接触砷化物的工种可能发生职业性肺癌和职业性皮肤癌。

（6）氯乙烯生产、聚氯乙烯合成等接触氯乙烯的工种可能导致肝血管肉瘤。

（7）焦炉炼焦、熄焦、煤气净化等接触焦炉烟气的工种可能发生焦炉工人肺癌。

（8）铬酸盐制造、铅铬黄化合、锌铬黄制取、铅铬绿制取等工种可能发生肺癌。

9. 放射性同位素与放射线类

（1）放射性同位素。所谓同位素就是指原子核内具有相同数目的质子（即原子序数相同）但中子数不同的一类原子，它们的化学性质相同，在元素周期表中占有同一位置，故称同位素。例如，自然界中的氢就存在三种同位素。

同位素又可分为稳定同位素与不稳定同位素两类。稳定同位素原子核内质子数、中子数以及核结构都是不变的，自然界中多数原子核属于此类。原子核不稳定，能自发地放出射线而变成另一种核素的同位素或者发生能量状态改变的不稳定同位素称为放射性同位素。放射性同位素包括天然的和人工的两类。自然界天然存在的放射性同位素称为天然放射性同位素，人工制造的放射性同位素称为人工放射性同位素。目前，工业、农业、科研、医学等领域使用的放射源大都是人工制造出来的。

凡放射性同位素都能不受外界环境温度、湿度、气压及物理化学状态影响，自发地释放出 α 射线、β 射线、γ 射线而变成其他核素。当然，释放出来的射线可能是其中一种或几种。一般而言，质量较轻的同位素只放出 β 射线、γ 射线，质量较重的放射性同位素大多还能放出 α 射线。

（2）放射线。广义来说，辐射包括两大类：一类为非电离辐射，另一类为电离辐射（放射线）。所谓非电离辐射即不能使物质发生电离的辐射（如无线电波、微波、红外线、可见光、紫外线、超声波等），而电离辐射是能够引起物质电离的带电粒子（如 α 粒子，正、负电子，质子或其他重粒子）或不带电粒子（如 X 射线、γ 射线、中子）构成的辐射。非电离辐射与 X 射线、γ 射线辐射同属于电磁波，电离辐射的能量一般要远高于非电离辐射。

放射线的来源分两种：天然辐射和人工辐射。天然辐射是由宇宙射线和地表辐射组成的。宇宙射线主要来自银河系和太阳系。地表辐射来自地球形成时就存在的镭、钍、铀系放射性核素。

放射线都有一定的穿透性。α 射线的粒子质量最大，每个粒子带两个单位正电荷，所以穿透能力差，在空气中一般仅能辐射几厘米的距离，甚至一张纸便可将其挡住。正因为 α 粒子质量大，穿透能力弱，故能在短距离内引起物质较多电离，即能量容易传递给物质，对人体的内照射危害是相当严重的，故要特别注意防止 α 发射体进入体内。

β 射线实际上就是高速运动的电子流。每个 β 粒子带一个单位负电荷，静止时其质量与普通电子相同。β 粒子的运动速度通常比 α 粒子大，最大可接近光速。由于它的质量小，所带电荷量少，故 β 射线穿透能力比 α 射线要强，而电离本领却远不如 α 射线，用不太厚的塑料、铝片或有机玻璃等材料便可将其挡住。

γ 射线是能量很高的电磁波，其性质与医院用的 "X 射线" 类似，通常称它们为 "光子"。但两者来源完全不同：γ 射线来自原子核内，而 X 射线产生于原子核外的物理过程。X 射线、γ 射线穿透能力比 α 射线、β 射线要强得多，但电离能力却比 α 射线、β 射线要弱得多。由于 X 射线、γ 射线具有穿墙破壁的本领，故一般采用密度大的材料如铁、铅、混凝土等来进行屏蔽。

（二）职业病危害因素特性

化学有害因素具有多种物理化学性质，例如，物理状态和形态、pH、熔点、沸点、比重（密度）、溶解度、分解温度、蒸发速度、黏度等。其中，对于决定化学有害因素存在形态的重要因素，主要是熔点、沸点、常温蒸气压和蒸发速度等。而常温下化学有害因素的存在形态（固体、液体、气体），则直接影响着作业人员的职业接触形态以及导致职业暴露的难易度。例如，最容易引起职业暴露的，是常温下为气体的物质，其次是常温下蒸气压大、沸点低的液体。对于固体，当其以块状存在时则很难引起暴露，而当其被粉碎成细小粒子状态飞散到空气中时，则可能由于人体呼吸导致暴露。

1. 粉尘

粉尘的理化特性中，与其职业病危害相关的，重点是识别粉尘的化学成分、职业接触浓度以及分散度。

作业场所空气中粉尘化学成分的不同，则对人体可有致纤维化、刺激、中毒和致敏作用。同一种粉尘，其职业接触浓度越高，对人体危害越严重。

分散度是指物质被粉碎的程度，以粉尘粒径大小的数量或质量组成百分比来表示。前者称为粒子分散度，粒径较小的颗粒越多，分散度越高；后者称为质量分散度，粒径较小的颗粒占总质量的百分比越大，质量分散度越高。粉尘粒子分散度越高，其在空气中飘浮的时间越长，沉降速度越慢，被人体吸收的机会就越多，而且，分散度越高，比表面积越大，越容易参与理化反应，对人体危害越大。当粉尘粒子密度相同时，分散度越高，粒子沉降速度越慢，而当粉尘粒子大小相同时，比重越大的粉尘粒子沉降越快。因此，在设计通风设施时，必须根据不同的密度采取不同的风速。

粉尘分散度与粉尘在呼吸道中的阻留有关。粉尘粒子的直径、密度、形状不同，粉尘在呼吸道各区域的阻留沉积率不同。为便于测量和比较，采用空气动力学直径来表示。所谓空气动力学直径，是指某颗粒物（任何形状和密度）与相对密度为1的球体在静止或层流空气中若沉降速率相等，则球体的直径视作该颗粒物的空气动力学直径。一般认为，空气动力学直径小于 15 μm 的粉尘粒子可进入呼吸道，因此把其成为可吸入性粉尘，但其中 10 ~ 15 μm 的粉尘粒子主要沉积在上呼吸道，只有 5 μm 以下的粉尘粒子才可达到呼吸道深部和肺泡区。因此，把按照呼吸性粉尘标准测定方法所采集的可进入肺泡的粉尘粒子，其空气动力学直径均在 7 μm 以下，空气动力学直径 5 μm 粉尘粒子的采样效率为 50% 的粉尘，称为呼吸性粉尘。

2. 化学毒物

化学毒物可以固态、液态、气态或气溶胶的形式存在于生产环境，工作场所产生的作业环境空气中的化学毒物则主要以气体、雾、粉尘和烟的形态存在。

气体包括气态和蒸气。气态是指常温常压下为气体，如刺激性和窒息性气体。多数产生于化学设备、气体容器等的泄漏，有时也可能产生于意外的化学反应。蒸气是指常温常压下为液体或固体的物质，随蒸气压而蒸发、挥发或升华形成的气体，如碘经升华、苯经蒸发而呈气态。雾是指悬浮于空气中的液体微粒，主要产生于液体的喷洒、蒸气冷凝等。如镀铬作业时产生铬酸雾、喷漆作业时产生漆雾等。粉尘是指固体由于研磨、切割、破碎等机械作用而产生的较长时间悬浮在空气中、粒子直径 0.1 ~ 10 μm 的固体微粒，主要产生于固体物质的机械加工和粉碎、粉状物质的混合、筛分、包装等。烟是指金属与金属氧化物等固体物质因溶解而生成的蒸气在空气中凝固、化学反应所产生的悬浮于空气中直径小于 0.1 μm 微小固体粒子，主要产生于金属熔融时产生的蒸气在空气中冷凝、氧化形成烟。飘浮在空气中的粉尘、烟和雾统称为气溶胶。

化学毒物的识别，除了关注其自身毒性、浓度以及联合作用等直接决定其健康损害程度的因素之外，对于其特性的识别，应根据其存在形态的不同而重点关注以下事项：

（1）对于气态化学毒物的理化特性，应重点关注其比重，并以此来采取措施防止中毒和窒息。例如，当产生的气态化学毒物的比重较空气比重大时，则其主要分布在地面，比空气比重小时，则其主要分布在房顶附近。但是，如果发生泄漏的气态化学毒物的温度与周围空气温度不同时，则应注意其分布动态将与标准状态时不同。

（2）对于蒸气化学毒物的理化特性，应重点关注其沸点和蒸气压。凡沸点低、蒸气压大的液体都易产生蒸气，从而容易引起呼吸道吸收并容易导致中毒。例如，放在未密闭的容器或设备中的或者泄漏溢出的沸点低、蒸气压大的液体或固体，以及在喷涂、印刷、擦洗等工艺使用沸点低、蒸气压大的有机溶剂时，均可蒸发或升华形成蒸气。

（3）对于气溶胶化学毒物的理化特性，应重点关注其分散度。分散度高的化学毒物容易经呼吸道进入人体，化学活性也大，如锰的烟尘毒性大于锰的粉尘。

（4）对于液态的化学毒物的理化特性，应重点关注其 pH，因为值的大小决定了液态化学毒物是否具有对皮肤和黏膜具有腐蚀性和刺激性。人的皮肤一般为弱酸性（pH 为 5.5 ~ 7.0），而且具有一定的缓冲能力。所以，pH 为 4.0 ~ 8.0 的化学物质，一般短时间皮肤接触也是比较安全的，但是若超过此范围则在接触时必须引起注意。所以，GHS 一般将

pH 在 2 以下（强酸）或 pH 在 11.5 以上（强碱）的化学物质分类为腐蚀性物质。

3. "二次扬尘"

除了化学设备的气体溢出以及打磨作业粉尘飞散之外，粉尘和化学因素很少有因自身惯性从发生源向周围散发，绝大多数是与空气一边混合、稀释一边随空气运动而散发。在作业环境领域把这一过程称为"扩散"。气体一旦与空气混合、稀释后，将随着远离发生源其浓度逐渐降低。气溶胶则随空气运动过程中因重力而沉降，其沉降速度与粒子的密度和粒径平方成正比。沉降后堆积在地面的粉尘、烟，有时随着人和物体的运动而再次扩散到空气中，这称为"二次扬尘"。

4. 放射性因素及物理因素

与粉尘和化学因素相比，放射性因素及物理因素的特性具有以下特点：

（1）除了激光是由人工产生之外，其他的放射性因素及物理因素在自然界中具有存在，而且，有些因素不但对人体无害，反而是人体生理活动或从事生产劳动所必需的，如气温、可见光等。

（2）每一种放射性因素及物理因素都具有一定的参数，如表示气温的温度、振动的频率和速度、电磁辐射的能量或强度等。放射性因素及物理因素对人体是否造成危害以及危害程度的大小，与这些参数密切相关。

（3）作业场所空气中放射性因素及物理因素的强度一般不是均匀的，多以发生装置为中心向四周传播。如果没有阻挡，则随距离的增加呈指数关系衰减。

（4）有些物理因素如噪声、微波等，可有连续波和脉冲波两种传播形式，不同的传播形式使得这些因素对人体的危害程度有较大差异。

（5）在许多情况下，放射性因素及物理因素对人体的损害效应与物理参数之间不呈直线的相关关系。而是常表现为在某一强度范围内对人体无害，高于或低于这一范围才对人体产生不良影响，并且表现的部位和表现形式可能完全不同。例如，正常气温对人体生理功能是必需的，而高温可引起中暑，低温可引起冻伤，高气压可引起减压病，低气压可引起高山病等。

三、职业病危害因素的健康效应与职业接触限值

针对所识别的职业病危害因素，应通过对所收集 MSDS 等信息的分析，确定其对健康的影响及其已有的职业接触限值。

例如，粉尘对机体影响最大的是呼吸系统损害，包括尘肺、粉尘沉着症、上呼吸道炎症、游离二氧化硅肺炎、肺肉芽肿和肺癌等肺部疾病。有些粉尘对机体的影响可能主要是局部作用，粉尘作用于呼吸道黏膜，早期引起其功能亢进、黏膜下毛细血管扩张、充血，黏液腺分泌增加，以阻留更多的粉尘，长期则形成黏膜肥大性病变，然后由于黏膜上皮细胞营养不足，造成萎缩性病变，呼吸道抵御功能下降。皮肤长期接触粉尘可导致阻塞性皮脂炎、粉刺、毛囊炎、脓皮病。金属粉尘还可引起角膜损伤、浑浊。沥青粉尘可引起光感性皮炎等。有些粉尘可能具有中毒作用，如含有可溶性有毒物质的粉尘如含铅、砷等，可在呼吸道黏膜很快溶解吸收，导致中毒，呈现出相应毒物的急性中毒症状。

化学因素除了局部刺激和腐蚀作用外，主要是引起职业中毒，包括急性中毒、慢性中

毒、亚急性中毒，有些化学因素还具有致癌性。

职业接触限值是评价职业接触程度的重要依据，一般可包括以下几种分类：

（1）法定职业接触限值：如我国的 GBZ 2.1 和 GBZ 2.2，美国 OHSA 发布的"容许接触限值（PEL）"。

（2）权威性职业接触限值：如美国政府工业卫生师联盟（ACGIH）、美国工业卫生协会（AIHA）等机构提出的阈限值等。

（3）内部职业接触限值：一些私人机构为缺少法定或权威性职业接触限值的化学物质制定的内部试行的解除限值。

（4）工作职业接触限值：技术服务机构或专家，在风险评价与管理服务过程中，对缺少法定的、权威性的或内部的职业接触限值，所确定的非正式限值。

识别职业病危害因素时，应尽可能地查找法定或权威性的职业接触限值标准。

四、职业病危害因素是否需要进一步的检测评价

职业病危害因素识别的根本目的，是识别出需要作为风险评价对象的化学有害因素。但是，作业场所中一般会存在数量较多的职业病危害因素，例如，在一个 10 人作业的场所可能存在数十种化学物质。因此，在收集和分析前期调查获得的信息基础上，首先找出识别对象单元中存在的所有化学有害因素，然后再考虑化学有害因素的有害性，以及是否导致出现有害性的职业暴露等，来确定需要进一步检测与评价的职业病危害因素，从而针对这些因素分别收集其有害性信息以及职业接触的情况。

一般情况下，下列情况应作为职业病危害因素对象予以识别：

（1）依据 MSDS 等判断为有害的职业病危害因素以及法律法规规定需要检测评价的因素。

（2）推测接触水平大于职业接触限值 10% 的职业病危害因素。

（3）接触水平难于推测的职业病危害因素。

下列情况可不作为实施检测与评价的职业病危害因素予以识别：

（1）明确没有人员接触的职业病危害因素。

（2）明确有害性很低以及认为接触不能发生有害性的危害因素。例如，有害性很低的水溶液、沸点很高的油类、不能产生粉尘的固体、使用量极少的物质、仅在密闭系统内处理的物质以及推测接触水平小于接触限值 10% 的危害因素。

表 2-3 给出了确定职业病危害因素是否需要检测评价时的参考性资料。

表 2-3　推测接触水平与需否检测评价的参考案例

情况分类	推测接触水平	需否检测的判断示例
A	超过接触限值	需要检测（优先度高）；或不需检测（立即实施改善措施）
B	接触限值的 50%～100% 或无法推测	需要检测（优先度高）；或不需检测（立即实施改善措施）
C	接触限值的 10%～50%	需要检测（优先度低）
D	小于暴露限值 10%	不需检测（优先度极低）

五、工作场所现有或拟定的防护措施

应详细分析前期调查获得的信息，确定每一评价单元针对所产生职业病危害因素的现

有或拟定的工程控制措施、管理措施、作业标准以及个体防护措施等。

第三节　职业接触分析

职业接触分析是指按照划分的评价单元，依据前期调查所收集的工作场所信息、作业人员信息以及作业环境有害因素信息，来分析和确定劳动者如何以及何时、何地接触什么职业病危害因素，从而确定职业接触的检测对象。国外一般将职业接触称之为职业暴露，是指作业人员介于眼睛、皮肤等接触化学有害因素，或者化学有害因素经由呼吸系统或消化系统进入到人体内部。因此，没有化学有害因素的职业接触（暴露），就没有其对人体职业健康的风险。

一、职业接触分析的方法

工作日写实是实施职业接触分析的重要方法，是指在生产劳动现场，对从事职业病危害作业人员的整个工作日内的各种活动及其时间消耗，按时间先后的顺序连续观察、如实记录，并进行整理和分析。

为了确保掌握劳动者职业接触过程中的主要接触信息，工作日写实的内容一般包括以下四方面内容（表2-4）：

（1）写实对象所在岗位及其作业人员数量等基本情况。

（2）写实对象工作日内从事的各种作业活动的名称、内容、地点和作业时间。

（3）各种作业活动可能接触的职业病危害因素及其接触时间、接触频次。

（4）接触有害因素作业时的防护措施情况。

表2-4　工作日写实调查表示例

工种/岗位	作业场所/工作地点	作业任务名称	作业时间范围	作业频次	接触的主要危害因素	职业病防护设施、个体防护用品的使用情况及其他需要说明的事项

写实对象和人数的确定，一般是选择各主要生产岗位有代表性的1~2人作为写实对象；对多条生产状况相同生产线上的同类岗位，选择有代表性的1~2条生产线；对工作随意性大的岗位，全员写实。

对生产连续、稳定的作业岗位，或每个工作日生产状况相同的岗位，连续写实三个工作日；对周期性生产作业的岗位，按生产周期写实；对生产随意性大，每个工作日工作量和工作内容很不稳定的岗位，对该岗位在长时间内写实；在生产正常情况下写实；对生产状况不同的岗位，分别写实。

二、确定职业接触检测对象的方法

依据职业接触分析的结果，按照检测、评价目的的不同，一般包括两种确定职业接触检测对象的方法，一种称为相似暴露组法，另一种称为最大值法。

（一）相似暴露组法

从风险评价的角度，有必要掌握主要人群的职业接触状况。但是，对每一个劳动者均进行职业接触的检测是非常困难的，如果从整体暴露人群随机抽取确定检测对象的话，从统计学观点则需要足够大的样本数量，而且往往存在遗漏高暴露小组的风险。因此，解决这一问题的方法，便是将确信具有相似暴露的劳动者聚集成一个组，以这个组中一个人或几个人的职业接触情况来代表整个组的接触水平，而这一相似暴露组内的接触水平变异将大大小于整体暴露人群的整体变异程度。

所谓相似暴露组（similar exposure group，SEG），是指一组对某一职业病危害因素有相同暴露特征的作业人员，他们具有相似的工作任务与频率、工作流程、使用物料以及作业方式。所谓利用相似暴露组来确定检测、评价对象的方法，是指依据企业组织结构，把职业暴露几乎相同的人群分成若干相似暴露组（SEG）进行检测，并评价各个 SEG 的整体暴露状况（职业暴露平均值及分布），亦即捕捉"SEG 小组职业暴露"，从而便于依据评价结果划分不同 SEG 的职业接触风险级别以及采取必要的控制与管理措施。这一方法的特点是，不是通过检测、评价结果来把握构成相似暴露组的每一构成人员的接触水平与暴露风险，而是捕捉"整个暴露小组"的接触水平与暴露风险。例如，当相似暴露组中的某一人的职业暴露超过职业接触限值时，首先应确认这一检测结果是否属于"异常值（检测上的问题）"以及"该作业人员是否进行了与小组其他人员不同的特殊作业"。如果确认没有这两种问题，则将其判断为该高水平职业暴露属于正常的变异范围，但不是以该高水平暴露值，而是以相似暴露组的整体暴露状况（平均值与分布，亦即算数平均值和95%置信区间的上限值）来与职业接触限值进行比较，判断该相似暴露组的职业接触是否可容许。因此，这一方法又称为综合评价方法（comprehensive assessment），并成为近年来欧美国家个人暴露浓度检测与评价理论与指南中的标准方法，在工业企业中被广泛使用。

但是，即便是暴露量相同的相似暴露组，也会存在暴露形态的偶发性变异以及系统性变异，因此，必须关注所划分相似暴露组的职业暴露是否真的相似。作为一种经验，当相似暴露组中某一人的职业暴露结果高于相似暴露组的算数平均值的 2 倍，或者低于 1/2 时，则有必要再次详细调查该小组的作业要素，进一步判断是否属于真的职业暴露相似。

1. 确定相似暴露组的方法

相似暴露组所关注的是岗位工种划分、作业任务与职业病危害因素的相似性，因此，确定相似暴露组的基本方法，是对于这些内容信息进行综合性分析的基础上加以确定。

尽管组建相似暴露组的方法应当根据职业接触评估的目的和解决的问题来确定，但是，一般情况下，建设项目职业病危害预评价以及职业病危害控制效果评价是基于前期调查的定性分析，按照岗位工种划分、作业任务以及接触危害因素的相似性来进行组建，用人单位职业病危害现状评价则主要以定量检测的方法来组建相似暴露组。而且，相似暴露组的划分是动态的、灵活的，劳动者可以分到一个或多个相似暴露组中，当工艺流程或原定的工作内容有改变时，应当对相似暴露组进行修改或重新划分。例如，有一个需要两个岗位工种的化学生产过程，分别是操作工和助手，该化学生产过程的生产工艺是完全封闭的，故职业接触化学危害因素的过程只是在样品采样时，且该两个岗位工种都是在相同情况下采集相同的样本量，同时，由于该生产过程使用各种泵装置，故劳动者在作业时还能接触噪声，但操作工大部分的工作时间是在控制室，而助手的大部分工作时间是在具体生产工艺流程的工作现场。因此，助手具有较高的噪声职业接触，操作工和助手具有相似的化学因素职业接触，对于职业接触化学因素，两个岗位工种可划分为一个相似暴露组，对于职业接触噪声，两个岗位工种应划分为两个相似暴露组。

（1）利用定性分析划分相似暴露组。采用基于前期调查的定性分析来划分相似暴露组时，可依据下列内容的调查结果进行分析和划分：

①是否属于相同生产工艺过程的同一工作场所。在最单纯的工作场所，若同一生产工艺过程的所有工作人员具有相同的工作任务，此时仅需将工作场所内的有害物质（原料、产品、中间产物）列一清单，经由工艺过程及有害物质的对应关系即可有效的划分相似暴露组。

②是否属于相同的岗位工种。但此时要注意，虽然用人单位人事部门的岗位工种分类表对于划分相似暴露组是一个重要的可用信息，但是，必须充分考虑其具体作业任务的相似性或差异性，在许多用人单位，其岗位工种的分类是按照劳动者的工资进行划分的，这些岗位工种则不能代表相似暴露组，有些情况下同一岗位工种的白班与晚班或夜班的劳动者会存在不同的职业接触。因此，应通过前期调查详细收集其劳动者的工作日写实信息，充分分析其作业内容、时间、地点、方式、频次等的相似性。

③是否具有相似的作业任务。利用前期调查的定性分析来划分相似暴露组往往需要在岗位工种的基础上进一步分析其作业任务。所谓作业任务一般是指构成某岗位工种的单一工作单元或多个工作单元组合而成的工作序列，作业任务分析多数采用工作日写实的方法予以实施。

④是否接触相同的职业病危害因素。多数情况下，在生产工艺、岗位工种以及作业任务相似的基础上，相似暴露组的划分还必须关注所接触职业病危害因素的相似性。例如，某制造工厂检维修部门，虽然可区分为电器维护工程师及机械维护工程师，但机械维护部门中焊接工作是一特殊的工作项目，此工作项目中可能接触到的其他检维修人员所不能接触的电焊烟尘等职业病危害因素，因此，需要针对所接触的危害物进行调查。

（2）利用定量检测的方法来组建相似暴露组。利用历年累积监测数据加以统计分析，亦可提供划分相似暴露组的依据。理论上职业接触形态及职业接触量相类似的工作人员可划分为同一个相似暴露组，但相对的职业接触量有明显差异的人员必须划分为两个不同的暴露组，分别进行其职业接触的评估。但是，当历年数据显示作业人员的职业接触平均浓度远小于职业接触限值（例如：丙酮暴露平均测量结果为 7 ppm，为容许暴露浓度 750 ppm 的 1/100）时，即使统计结果显示有某些人员的职业接触量较大，亦可不必再将其划分为不同的相似暴露组。

在利用定量检测来划分相似暴露组时最可能遇到的问题是数据量不足，不够用来进行各项统计分析，此时，也可考虑使用直读式仪器、扩散式检知管等简易（但准确性较低）的测定方法，来先行获得较多的数据。

因此，利用定量检测方法来划分相似暴露组，其优点是若能收集完整的数据，该方法比单纯使用定性分析法更精准的界定各个暴露组，尤其在个别工作人员的工作步骤或其工作内容不相似的作业场所中能够避免错误的发生。然而，当某一用人单位仅初次执行现状检测评价，尚未累积历年检测数据时，则可能面临数据量不足或可信度不足的问题。

2. 相似暴露组检测对象人数的确定

关于相似暴露组检测对象人数的确定，对于 8 h 检测或短时间检测来说，存在各种各样的说法。从追求统计正确性的角度，则需要相当多的对象人数。按照 AIHA 的职业暴露检测法，如果某一相似暴露组的对象人数为 10 人的话，则可以获得相当良好统计精确度。按照美国国家职业安全卫生研究所（NIOSH）方法，则相对需要选择较多的对象人数，例如，如果相似暴露组为 10 人则需要选择 9 人，如果为 20 人则需要选择 13 人，但这一选择方法缺少一定的统计学根据，而且数量过多难于实际做到。所以，从推荐的最小对象人数来看，国际上建议为 5~6 人的指南较多，我国《工作场所空气中有害物质监测的采样规范》（GBZ 159—2004）也基本上遵循了这一观点。

（二）最大值法

所谓最大值法，是指当能够推断工作场所内最大暴露人员的话，则只对该一名人员进行检测，当难以明确最大暴露人员时，则选择暴露水平最高的 SEG，并对该组人员进行随机采样检测，用其中最高值进行评价判断。这种方法又称为法规符合评价法（compliance assessment），如美国《职业安全卫生法》要求企业必须"确保劳动者的职业暴露低于职业接触限值"，故这一最大值法便是满足上述法律要求的一种直接、简便的检测、评价手段（英国、澳大利亚也相同）。

最大值法的特点是实施简单且能满足法律要求，故在美国等工业发达国家的中小型企业被广泛应用，其主要理由是"虽然希望企业尽量利用相似暴露组法或更多数量的随机检测来更加正确地评价并保护劳动者的职业健康，但是，即便企业只是进行少量的检测，可毕竟相比企业什么也不做还是要好"。

最大值法的缺点，是企业负责人缺少通过增加检测数量来实施更加充分的评价的动力和意愿。因为越是增加检测数量，就越是增加检测样品中的最大值超过职业接触限值的概率。因此，相对于这一古老的方法，近年来提出了相似暴露组法，而且，相似暴露组法逐渐被大多数国家普遍使用。

表 2-5 整理了相似暴露组法与最大值法的对比结果，两种选择检测与评价对象方法的根本差异，在于其目的是为了自主性风险评价与管理，还是为了对法规的符合性。

表 2-5　两种选择检测与评价对象方法的对比

比较内容	相似暴露组法	最 大 值 法
检测评价目的	控制劳动者职业暴露（自主的风险评价与管理）	符合法规要求
检测费用	比较高	一般较小
欧美使用情况	大中型企业应用多	中小型企业应用多
增加采样数量的动力	有（提高检测与评价的精度）	无（增加最大值超过职业接触限值的可能性）
提案方法指南的机构	AIHA；EU；其他	NIOSH

第三章　化学有害因素的有害性评价

化学物质，是指由单一或多个元素形成的分子所构成，其自身具有的危险有害性取决于该分子的固有性质。由不同分子构成的化学物质称为混合物，其自身具有的危险有害性取决于不同构成分子的性质。基于化学物质所具有的性质，其潜在的危险性和有害性多种多样，而系统、综合地把握化学物质的危险有害性，是实施化学有害因素风险评价与管理的重要基础，这一过程包括识别化学物质的有害性种类及其毒性分级（区）、确定剂量-反应关系、选择和制定职业接触限值以及综合评估化学物质的有害性程度等。评估化学物质有害性的最大优点是有助于推动企业着眼于采取无毒代有毒、低毒代高毒的根本性降低风险措施。

第一节　化学物质的有害性与 GHS

一、GHS 制度的发展历史

目前，由美国化学学会 CAS 号登记的有机和无机化学物质约 5000 万种，欧盟 2001 年 2 月发布的《未来化学物质政策的战略》（欧盟委员会白皮书）的统计结果，其每年上市（包括国外进口和本区域范围生产销售）在 10 t 以上的化学物质约 10000 种，每年上市在 1~10 t 的化学物质约 20000 种。虽然涉及职业性劳动环境的化学物质的数量会相对少一些，但如果考虑到造成局部场所劳动者高浓度接触的可能性，保守估计会有 5 万~10 万种的化学物质应该纳入保护劳动者健康风险管理的对象。

对于如此众多的化学物质，在 2003 年之前，各个国家以及国际机构均采取了不同的危险有害性评价方法。例如，关于化学物质致突变性的有害性评价，经济协作开发机构（OECD）的方法是原则上用哺乳类动物的细胞进行评价，而日本《劳动安全卫生法则》规定利用细菌试验进行评价。因此，这一现象产生了以下问题：

（1）如何在国际上形成各国共识的危险有害性评价的信息交流体系。

（2）如何回避化学物质的重复性试验和评价。

（3）如何推动实施了危险有害性评价的化学物质的国际贸易。

为此，1992 年联合国环境和发展大会通过了《21 世纪议程》，建议："如果可行，到 2000 年应当提供全球化学品统一分类和配套的标签制度，包括化学品安全数据说明书和易理解的图形符号"，并于 2003 年 7 月，联合国经济和社会理事会正式审议通过了 GHS 文书，并授权将其翻译成联合国 5 种正式语言文字，在全世界发布，之后每 2 年发布修订版，2005 年发布了第一次修订版，2015 年发布了第六次修订版。

这一全球化学品统一分类和标签制度一般称之为 GHS（globally harmonized system of

classification and labeling of chemicals），是由联合国出版的指导各国控制化学品危害和保护人类健康与环境的规范性文件，包括对化学物质的危险有害性评价以及基于评价结果的危险有害性信息的交流，其目的是统一各国化学品统一分类和标签制度，消除各国分类标准、方法学和术语学上存在的差异，建立全球化学品统一分类和标签制度，从而促进全球关于化学物质的管理和贸易。引入 GHS 制度的国家，所有化学物质的生产和供应商，均应按照这一判定标准对化学物质危险有害性的种类与分级（严重性）进行分类，并将其结果反映在化学物质安全数据说明书以及产品的安全标签。

我国从 2005 年起多次派专家代表团参加联合国有关机构召开的 GHS 标准制定和修订的国际会议，并于 2006 年制定了标准 GB 20576～20602—2006（2013 年修订为 GB 30000 系列），并规定这些标准自 2008 年 1 月 1 日起在生产领域实施，自 2008 年 12 月 31 日起在流通领域实施，自 2011 年 5 月 1 日起强制实行 GHS 制度。

二、化学物质的有害性种类与分级（区）

所谓有害性，是指化学物质自身具有的导致健康损害的潜在能力，是一种潜在状态。例如，某致癌物具有致癌性这一严重有害性时，说明该物质自身固有致癌性的种类（引起某一脏器的某种癌症）和致癌性的强度（在多大程度上以多大发生率引起癌症），但是，并不是存在这一物质即可引起癌症，只有在人员实际接触之后，其致癌性才逐步显现。

所谓有害性种类，是指当人员暴露于该化学物质时可能表现出有害性的类别，依照 GHS 的规定，化学物质有害性的种类分为 10 大类，包括急性毒性、皮肤腐蚀/刺激性、严重眼损伤/眼刺激性、呼吸或皮肤致敏性、生殖细胞致突变性、生殖毒性、致癌性、特定靶器官系统毒性（单次接触）、特定靶器官系统毒性（反复接触）以及吸入危害性。值得注意的是，基于化学物质所具有毒性的不同，其毒性发生机制、对人体健康影响的大小、症状表现方法、危害加重的过程、早期发现中毒的方法等均有较大差异。例如，GHS 的"特定靶器官系统毒性（反复接触）"中包括很多种毒性，但其特定靶器官，一般是指在最低暴露阶段即能受到影响的器官。此外，对于所有化学物质，如果暴露量足够多的话，都能产生一定的毒性，而且，每一化学物质都不是具有单一的毒性。几乎绝大多数的情况是，在职业暴露量相对较少时，化学物质仅是表现为 1 种或 2 种毒性，但随着职业暴露量的增加，进而也表现出其他种类的毒性。同时，不仅是表现出直接毒性，有时还表现出因受损靶器官功能的变化，从而二次性地导致其他靶器官的异常。因此，如果考虑大量暴露和长期暴露的情况，某一种化学物质常常表现出多数的毒性，且这些多数毒性的组合方式因化学物质的不同而不同。但是，像上述这样考虑每一化学物质的所有毒性来评价其有害性是不现实的，因此，GHS 从可行性的角度选择了对多数人表现出严重毒性（如致癌性、生殖毒性）或靶器官毒性等主要毒性来进行分类分级并考虑其预防的方法（从预防的角度，通常对靶器官的毒性更为重要）。所以说，GHS 分类结果归根结底是从便于管理的角度出发所得，如果从医学、生物学、毒理学的角度，化学物质的毒性可以包括更多的种类。对于 GHS 而言，有害性与毒性具有相同的意义，只不过毒性是毒理学（toxicology）学科的名词，而有害性是更加大众化的通俗名称。

所谓有害性分级（区），是指当人员暴露于该化学物质产生某种有害性影响时的强度，主要依据该化学物质的急性毒性的半数致死量、国际癌症研究机构（IARC）的证据可信度分类等来进行划分。GHS 具体的有害性种类划分与有害性分级（区）见表 3-1。

表 3-1　GHS 规定的化学物质有害性种类与有害性分级（区）

毒 性 种 类	有害性分级（类）	毒 性 种 类	有害性分级（类）
急性毒性	6 类×5 级	致癌性	3 级
皮肤腐蚀/刺激性	5 级	生殖毒性	4 级
严重眼损伤/眼刺激性	3 级	特定靶器官系统毒性（单次接触）	3 级
呼吸或皮肤致敏性	1 级	特定靶器官系统毒性（反复接触）	2 级
生殖细胞致突变性	3 级	吸入危害性	2 级

1. 急性毒性

急性毒性是指物质经口或经皮单次投药，或者 24 h 内多次投药，或者 4 h 呼吸道暴露所引起的有害影响。其毒性程度的判定依据是半数致死剂量/浓度（LD_{50}/LC_{50}）或估计值。

经口、经皮或吸入途径的急性毒性各分为 6 个类别，每个类别又分为 5 个分级（区），故共计 30 个分级（区）。

2. 皮肤腐蚀/刺激性

皮肤腐蚀是对皮肤造成不可逆损伤，即施用试验物质最多 4 h 后，可观察到表皮和真皮坏死。腐蚀反应的特征是溃疡、出血、有血的结痂，而且，在观察期 14 d 结束时，皮肤、完全脱发区域和结痂处由于漂白而褪色。应考虑通过组织病理学来评估可疑的病变。

皮肤刺激是施用试验物质最多 4 h 后对皮肤造成可逆损伤的情况。

根据对皮肤腐蚀、刺激的严重程度，分为 5 个分级。皮肤腐蚀为 1 类，下分 1A、1B、1C 三个子级别，皮肤刺激分为 2 个级别，即 2 类和 3 类。

3. 严重眼损伤/眼刺激性

严重眼损伤是在眼球前部表面施加试验物质后，造成眼组织损伤，或严重的生理视觉衰退，这种损伤和衰退在施用 21 d 内非完全可逆。

眼刺激是在眼球前部表面施加试验物质之后，产生眼部变化，但在施用 21 d 内完全可逆。

根据对眼损伤、眼刺激性严重程度，分为 3 个级别。眼损伤为 1 类，眼刺激性为 2 类，下分为 2A、2B 两个子级别。

4. 呼吸或皮肤致敏性

呼吸致敏物，是吸入后会引起气道过敏反应的物质。皮肤致敏物，是皮肤接触后会引起过敏反应的物质。

根据对呼吸、皮肤的致敏性，均为 1 个级别，下分为 1A、1B 两个子级别。

5. 生殖细胞致突变性

"突变"是指细胞中遗传物质的数量或结构发生永久性改变。

根据对生殖细胞致突变性证据的证据可信度，生殖细胞致突变性分为包括 1A（已知引起人类生殖细胞可遗传突变的物质）、1B（应认为可能引起人类生殖细胞可遗传突变的物质）的1级以及2级（由于可能导致人类生殖细胞可遗传突变的物质而引起人们关注的物质），共计3个级别。

6. 致癌性

致癌物是指可导致癌症或增加癌症发病率的物质或混合物。在正确实施的动物试验性研究中诱发良性和恶性肿瘤的物质和混合物，也被认为是假定或可疑的人类致癌物，除非有确凿证据显示肿瘤形成机制与人类无关。

根据对致癌性证据的证据可信度，将致癌性分为包括1A（已知对人类有致癌可能，对物质的分类主要根据人类证据）、1B（假定对人类有致癌可能，对物质的分类主要根据动物证据）的1级以及2级（可疑的人类致癌物），共计3个级别。

7. 生殖毒性

生殖毒性包括对成年雄性和雌性性功能和生育能力的有害影响，也包括前述的生殖细胞致突变性中对后代的发育毒性。

根据对生殖毒性证据的证据可信度，将致癌性分为包括1A（已知人类生殖毒物）、1B（假定人类生殖毒物）的1级、2级（可疑的人类生殖毒物）以及影响哺乳或通过哺乳产生影响，共计4个级别。

8. 特定靶器官系统毒性（单次接触）

特定靶器官系统毒性（单次接触），是指一次接触物质和混合物引起的特异性、非致死性的靶器官毒性作用，包括所有明显的健康效应，可逆的和不可逆的、即时的和迟发的功能损害。

根据特异性靶器官毒性（单次接触）的性质和严重程度，其毒性分级分为3级。

9. 特定靶器官系统毒性（反复接触）

特定靶器官系统毒性（反复接触），是指反复接触物质和混合物引起的特异性、非致死性的靶器官毒性作用，包括所有明显的健康效应，可逆的和不可逆的、即时的和迟发的功能损害。

根据特异性靶器官毒性（反复接触）的性质和严重程度，其毒性分级分为2级。

10. 吸入危害性

"吸入"是指液态或固态化学品通过口腔或鼻腔直接进入或者间接进入气管和下呼吸系统。吸入毒性包括各种严重急性效应，如化学性肺炎、不同程度的肺损伤和吸入致死等。

根据吸入危害的性质和严重程度，将吸入毒性分为2级。

第二节　化学有害因素剂量-反应关系的确定

一、化学有害因素的接触与吸收

劳动者的职业暴露是通过机体表面来接触化学有害因素，而由于接触方式的不同，有些毒性是在其接触的位置产生毒性作用，有些毒性则不能在其接触的位置产生毒性作用。

而且，接触是化学有害因素吸收的前提。

所谓机体表面，既包括皮肤，也包括眼睛黏膜（结膜），鼻腔、咽喉部、气管、支气管以及肺泡等呼吸系统黏膜，以及食道、胃、十二指肠、小肠、大肠等消化系统的黏膜。气体则几乎不能引起从食道以下的呼吸系统接触，而液体、固体则可以从所有的机体表面接触，而且，液体既可以以液体状态也可以以液体粒子状态接触，固体则主要以粒子形式接触。在职业工作场所，最多的接触形式是针对浮游在空气中的液体或固体粒子，或者在空气中混合存在的气体，通过呼吸经过呼吸系统黏膜来接触。

所谓吸收，是指化学有害因素通过上述所有机体表面进入到人体的过程。在工作环境中的职业接触时，最多的是通过呼吸系统的吸收量，有些化学物质也可以通过皮肤来吸收。

（1）气体或蒸气，是同氧气一样通过肺泡来有效吸收。通常，吸入量的百分之几十被机体吸收，剩余的则大多数随呼气排出。但是，对于具有强刺激性和臭味的气体或蒸气，则由于人体采取防御性反应，实际上有时也不能被过多的吸收。特别是像水溶性高且刺激性强的氨气那样的气体，由于其溶于鼻腔和咽喉部等上呼吸道黏膜的水分并迅速产生刺激性，因此人类会避免将其吸入到更深的部位，结果其很难从肺泡吸收。但是，也有一些像二氧化氮和光气那样的化学物质，其水溶性低且没有迅速让人感知那么强的刺激性，会达到肺泡并被吸收，经过短时间后产生刺激性，结果因肺水肿而导致死亡事故。此时，与吸收相比，更重要的是由于肺部接触导致刺激。

气体从人体表面的皮肤直接吸收的量很少，只是部分有机溶剂或农药，需要注意其气态或蒸气经皮吸收的量。

（2）粒子状化学物质（气溶胶）主要是经呼吸道吸收，其吸收效率主要取决于粒子状物质的分散度，吸收率最高的是呼吸性粉尘。

粒子状物质经皮吸收的情况非常少见，但是，必须注意也有一些粒子状物质被汗液溶解之后可以经皮吸收。例如，有报告提到固体丙烯酰胺导致末梢神经损害，此时丙烯酰胺的吸收路径主要是经皮吸收。

（3）附着在皮肤的液体状化学物质，主要是经过毛根或汗腺吸收。一般来说其吸收速度较慢，但是，对于有些有机溶剂、有机金属类、农药中的化学物质，则应关注其经皮吸收。

有时具有腐蚀性的物质附着在皮肤导致溃疡，由此导致高效率的吸收。例如，低浓度的氢氟酸因其附着在皮肤上并不马上引起疼痛，附着时间长后导致溃疡，经溃疡面吸收后与血液中的钙结合，有时因低钙血症引起中毒。

二、化学有害因素的体内分布与代谢

吸收后的化学物质主要经血流分布到全身各个脏器，各脏器中该化学物质的浓度则因血流量以及该脏器主要构成细胞的特性的不同而不同。部分脏器，由于其特殊的结构可限制不必要的化学物质的进入，最典型的是血脑屏障。同时，由于化学物质的不同，有时也有在特定脏器高浓度分布的情况。高浓度分布脏器不一定限于容易受到损害的脏器，但可以说是应当注意的脏器。

化学有害因素在全身的分布主要是经血液流动进行，但有时也可经淋巴液流动移动。例如，通过肺泡的石棉纤维经淋巴液流动转移到身体其他部位，导致胸膜间皮瘤。

绝大多数化学物质会与体内的物质结合或分解形成不同的化学物质，这一现象称为代谢。经过代谢过程，有的化学物质的毒性会减弱，也有的毒性会增强。而一般所说的某化学物质的毒性，是指包括从代谢到排泄整个过程的所有中间物质的毒性。只是诸如铅、汞、镉、锰、砷、铟、铍等本身具有强毒性的元素，对于含有这些元素的化学物质，无论其如何代谢，多多少少都会因为元素显示共同的毒性，只是其毒性的强度会因化学物质的特性不同而受影响。

三、化学有害因素的剂量–反应关系等

1. 化学有害因素的毒性表现方式

化学物质经皮或黏膜接触、吸收后，一种毒性表现方式是在接触部位产生毒性，这种表现方式所产生的毒性主要有刺激性、腐蚀性、致突变性、致癌性、皮肤致敏性、呼吸系统致敏性等。另外一种毒性的表现方式，是化学物质吸收到体内分布到各脏器后，在靶器官、组织产生毒性。这种表现方式所产生的毒性几乎包括所有类型的毒性。一般来说，将最开始出现化学物质有害健康影响的脏器称之为"靶器官"（target organ），组织称之为"靶组织"（target tissue），将此时引起的有害健康影响称为"临界效应"，将引起临界效应的浓度称为"临界浓度"。

化学物质因其接触时间的不同所表现的毒性也不同。一般来说，不足几天的暴露所引起的中毒称为急性中毒，数个月以上的暴露所引起的中毒称为慢性中毒，介于两者之间的称为亚急性中毒。其中，急性中毒主要是因为高浓度暴露所引起，暴露于不能引起急性中毒的暴露水平时，则引起亚急性或慢性中毒。

表示化学物质急性毒性强度的指标，最主要的是致死量，包括半数致死量（LD_{50}，导致实验动物一半死亡的投与量，单位为 mg/kg），半数致死浓度（LC_{50}，导致吸入后半数实验动物死亡的浓度，单位为 ppm 或 mg/m^3）。

2. 剂量–效应关系

所谓"剂量"（dose），一般是指由于化学物质的存在导致产生健康效应时化学物质在该场所的量或浓度。这里的场所不是指生物个体级别，而是指脏器、组织或者细胞级别。但是，由于这一剂量很难在实验条件以外进行测定，故一般用投与量（负荷量）或实际测定暴露剂量（exposure）来代替。

"效应"（effect），是指化学物质所引起的机体变化。其中，将认为导致健康度低下的效应称为"有害健康效应"（adverse effect）。

剂量–效应关系（dose-effect relationship），是指描述随着化学物质剂量的变化其所引起个体（或群体）的效应程度是如何随之变化的剂量关系，也称暴露–效应关系（exposure-effect relationship）。如果对个体效应的程度随剂量的增大而增强，则表示存在剂量–效应关系。以铅暴露与尿中 δ-氨基酮戊酸浓度的关系为例，以血铅浓度代表铅的暴露量（或投与量），当血铅浓度在 20 μg/dL 左右时，引起 δ-氨基酮戊酸脱水酶活性低下，在血铅浓度达到 40 μg/dL 以上时，引起尿中 δ-氨基酮戊酸浓度上升，在血铅浓度达到

80 μg/dL 以上时出现贫血，血铅浓度达到 150 μg/dL 以上时，出现铅腹痛、伸展肌麻痹，最终导致死亡。

3. 剂量-反应关系

剂量-反应关系（dose-response relationship），是将剂量-效应关系适用到群组，表示在某特定剂量条件下，某特定反应出现的频率，亦即显示在某群体中，出现某健康效应的个体比例，是如何随着暴露量的变化而变化。这里的"反应"是指某特定群体中出现某特定效应的发生率。将某一群体按照其对某化学物质的暴露量（或吸收量）的大小划分为若干小组，如果暴露量（或吸收量）越多的小组其特定效应发生率越增加的话，则表示该暴露量与某特定效应之间存在剂量-反应关系。剂量-效应关系一般只适用于个体，而剂量-反应关系则仅适用于群体，而且，每一健康效应均存在剂量-反应关系。

剂量-反应关系是推测阈值、设定职业接触限值时必须考虑的重要概念。

4. 阈值

绝大多数化学物质的毒性，是在暴露量达到一定程度之后才开始出现。人们把毒性效应出现与否这一界限点的暴露量称为阈值（threshold）。常见的阈值有无毒性浓度（量）（NOAEL，未观察到有害效应范围内的最高暴露浓度或暴露量）、最低毒性浓度（量）（LOAEL，观察到有害效应范围内的最低暴露浓度或暴露量）以及职业接触限值。

一种化学物质往往具有各种各样的毒性，但其每一毒性均存在阈值。例如，有机溶剂正己烷，当其高浓度急性暴露时显示麻醉作用，当其低浓度慢性暴露时出现末梢神经毒性，当其在极低浓度暴露时则不出现任何毒性。通常情况下，末梢神经毒性的阈值较麻醉作用的阈值较低，慢性影响的阈值比相对其更短时间暴露出现毒性的阈值要低。

第三节　职业接触限值的选择与设定

职业健康风险评价的基本方法，是将推测的相似暴露组的职业接触水平与职业接触限值进行对比。因此，为了评价不同相似暴露组的职业暴露风险，必须选择或设定一个拟定使用的职业接触限值。

一、职业接触限值的定义

我国将职业接触限值（OELs）定义为职业性有害因素的接触限值量值，是指劳动者在职业活动过程中长期反复接触，对绝大多数接触者的健康不引起有害作用的容许接触水平。化学有害因素的职业接触限值包括时间加权平均容许浓度、短时间接触容许浓度和最高容许浓度三类。

美国 ACGIH 将职业接触限值（TLV）定义为是关于各类化学物质在空气中的浓度，指绝大多数劳动者即使每天反复接触也不会引起健康上的有害影响的浓度。但是，由于存在个人感受性的大幅度差异，因此，即使在该阈值以下的浓度，由于化学物质的不同，有的也可能引起少数劳动者的不舒适，甚至，更少数人也可能会出现加重原有身体条件恶化或导致职业病等有害健康影响。同样，该限值也包括时间加权平均容许浓度、短时间接触容许浓度和最高容许浓度三类。

大多数国家对于职业接触限值的制定，基本上都是基于相同的根据和思考方法而选择的建议值。确定职业接触限值的主要根据是各种化学物质的暴露浓度与因其造成的健康效应和中毒之间的关系，亦即有关剂量-效应关系和剂量-反应关系的数据。这些数据中重点关注的是最低暴露浓度引起的不可容许的有害健康效应（adverse effect）的确凿数据。例如，一组资料显示，对于暴露于某化学物质的人群，当其平均暴露浓度为 200 ppm 时能够观察到轻度的肝脏损害，而在平均暴露浓度大约 130 ppm 时则不能观察到肝脏损害，也未发现其他健康上的异常，此时可采用 100 ppm 作为该有害物质的职业接触限值。这种方法称为典型的设定职业接触限值的方法。

从这一事例中可以看出，在确定职业接触限值时并没有系统地引入所谓安全系数。大多数化学物质的职业接触限值，是基于作业现场的资料来选择无毒性浓度（量）（NOAEL）的附近的数值，此外，当没有人群的资料时，有时也只是依据动物实验结果来确定，此时也没有引入较大的不安全系数。所以，职业接触限值并不是正确显示绝对安全与危险的界限值，即使在此限值以下，仍应想到有可能不能防止发生不舒适、原有健康异常的恶化或者职业病。

此外，在确定职业接触限值时，已掌握了充分的数据资料的情况较少，很多情况是基于有限的信息并根据最佳的专业判断，来选择的以预防健康损害为目标的数值。所以，在开展改善和管理作业环境工作中，应把控制暴露浓度大大低于职业接触限值作为目标。

二、选择与应用职业接触限值的注意事项

1. 选择职业接触限值时的注意事项

根据前述章节中介绍的职业接触限值分类，考虑到资料信息的可信度，应按照我国或其他国家的法定职业接触限值、国际权威机构的建议职业接触限值、其他组织的内部工作职业接触限值以及自定职业接触限值的优先顺序，结合职业接触评价的对象化学因素，来选择评价时拟定应用的职业接触限值的标准值。

此外，在确定选择的职业接触限值时还应关注以下事项，以确保职业接触评价的充分性：

（1）为什么现行的职业接触限值设置在该特定的水平，哪些重要的潜在健康效应在制定限值时没有评价？某一化学物质往往具有各种各样的健康影响，而且存在剂量-反应关系，职业接触限值的确定，是关注各种健康影响中最严重的或最低浓度引起的不可逆反应，然后针对这一个或几个健康影响调查剂量-反应关系，所确定的绝大多数不引起健康损害的浓度值。例如，铅是依据造血系统、神经系统和胎儿影响确定，苯是依据致癌性确定接触限值。

（2）制定限值的健康损害资料是基于动物还是人群健康研究，这些健康损害资料支持职业接触限值的程度如何？

（3）健康效应是可逆的还是不可逆的，靶器官是什么？

（4）当评价职业接触程度出现非传统时间的工作班制时，如何调整接触限值？

（5）工作场所同时出现接触几种职业病危害因素时是否构成相加或协同健康风险？

（6）是否有可以利用的皮肤吸收率数据？

我国目前 GBZ 2.1《工作场所有害因素职业接触限值　化学有害因素》，针对大约339种化学物质和47种粉尘制定了职业接触限值，而美国 ACGIH 针对近700种化学有害因素制定了职业接触限值。所以，与国外相比，我国一是接触限值的标准数量较少，而且，具体的接触限值也存在一定的差异（有资料报道有47项比 ACGIH 宽、96项相对严、81项相近、77项相同），同时，我国绝大多数的限值标准均未给出限值制定时依据的化学有害因素的健康效应。因此，在选择接触限值时应充分考虑上述6项注意事项，确保职业接触评价的充分性。

2. 应用职业接触限值时的注意事项

在应用选择的职业接触限值时，应注意以下几个问题：

（1）根据欧美以及日本等工业发达国家有关职业接触限值的规定，所说职业接触限值的职业接触浓度一般包括以下两层含义：

①是指劳动者在职业活动过程中，在没有使用呼吸防护用品的状况下，所吸入作业环境空气中有害物质的浓度。

②是指在每天8 h、每周40 h 的工作时间中，从事中等强度劳动时的接触浓度的平均值，实施评价时，应使用暴露浓度（接触水平）的算术平均值为对比对象。

（2）职业接触限值的应用需要考虑以下限定条件：

①不适用于超过设定限值时所考虑的接触时间、劳动强度。

②不能将接触限值数值用于单纯比较毒性强度的相对尺度。

③不能将接触限值看作是表示安全与危险的明确界限，每一限值都有自身的保护水平（基于什么健康效应及其容许出现概率等）。

④使用接触限值时有必要考虑劳动强度、温度条件、放射线、气压等条件，因为这些条件负荷有时会加大该物质对健康的影响。

（3）能够经皮吸收的物质具有增大总暴露量的危险。在职业接触限值备注栏内标有（皮）的物质（如有机磷酸酯类化合物，芳香胺，苯的硝基、氨基化合物等），表示可因皮肤、黏膜和眼睛直接接触蒸气、液体和固体，通过完整的皮肤吸收引起全身效应。使用（皮）的标识旨在提示即使空气中化学物质浓度等于或低于 PC-TWA 时，通过皮肤接触也可引起过量接触。对于那些标有（皮）标识且 OELs 低的物质，在接触高浓度，特别是在皮肤大面积、长时间接触的情况下，需采取特殊预防措施减少或避免皮肤直接接触。当难以准确定量接触程度时，也必须采取措施预防皮肤的大量吸收。

（4）混合物的职业接触限值。当工作场所中存在两种或两种以上化学物质时，若缺乏联合作用的毒理学资料，应分别测定各化学物质的职业接触浓度，并按各个物质的职业接触限值进行评价。当两种或两种以上有毒物质共同作用于同一器官、系统或具有相似的毒性作用（如刺激作用等），或已知这些物质可产生相加作用时，则应按下列公式计算结果，进行评价：

$$E_m = C_1/L_1 + C_2/L_2 + \cdots + C_n/L_n$$

式中　　C_1，C_2，…，C_n——各化学物质所测得的职业接触浓度；

L_1，L_2，…，L_n——各化学物质相应的职业接触限值；

E_m——混合物的职业接触限值，该值不能超过1。

如果 $E_m \leqslant 1$ 时，表示未超过接触限值，符合卫生要求；反之，当 $E_m > 1$ 时，表示超过接触限值，则不符合卫生要求。

三、职业接触限值的设定

由于目前制定有职业接触限值的化学物质的数量有限，因此，当没有可用的职业接触限值标准时，则必须设法设定一个用于职业接触评价的内部职业接触限值或工作职业接触限值。

1. 设定职业接触限值的基本思想

设定职业接触限值时的基本思想，是依据从人群流行病学研究或动物实验获得的有关剂量-反应关系数据，推算出在该值以下即不能引起健康有害效应的暴露量，亦即阈值，将此数值作为职业接触限值。

但是，考虑到这些资料数据存在诸多的不确定性，因此，为了推算出人群真正的阈值，通常是将归纳资料数据所得表面上的阈值除以适当的不确定系数（比 1 大的值），得出更安全的数值，并将此值作为职业接触限值。随着今后由于缺少作业现场劳动者流行病学资料而不得已使用动物实验数据来设定职业接触限值情况的增加，有必要考虑使用适当的不确定系数。

2. 设定职业接触限值的工作程序

当能够收集到较充分的有害物质的毒性信息时，可以利用该有害物质的职业接触浓度与该接触浓度造成的健康效应的关系，亦即剂量-效应关系和剂量-反应关系，来自行设定一个内部职业接触限值。一般包括以下工作步骤：

（1）针对拟定设定职业接触限值的有害物质查阅各种文献资料，收集其有关暴露水平与健康影响研究的所有信息。

（2）确定该化学物质所具有的毒性种类。

（3）选定制定接触限值使用的健康效应（影响）。某一化学物质往往具有各种各样的健康影响，而且存在剂量-反应关系，职业接触限值的确定，是关注各种健康影响中最严重或最低浓度引起的不可逆反应，然后针对这种一个或几个健康影响调查剂量-反应关系，所确定的绝大多数不引起健康损害的浓度值。例如，铅是依据造血系统、神经系统和胎儿影响确定，苯是依据致癌性确定接触限值。

（4）对于具有基于遗传毒性的致癌性、致突变性的化学物质，依据事先确定的风险水平，采用适宜的数学模型计算求得其容许投与量；对于无致癌性的其他化学物质，识别其无毒性浓度（量）（NOAEL，未观察到有害效应范围内的最高暴露浓度或暴露量），当 NOAEL 不明时，识别其最低毒性浓度（量）（LOAEL，观察到有害效应范围内的最低暴露浓度或暴露量）。

（5）确定不确定性的安全系数（UF），包括考虑种属间差异、人群内的个体差异以及暴露期间差异（亚急性暴露向急性暴露外推）和暴露途径差异（经口暴露向经呼吸道暴露外推）等，每一不确定因素的安全系数在 1~10 之间，但总不确定性系数不宜超过 10000。

（6）一般采用以下公式求得拟定职业接触限值：

$$C = D \times W/F \times I$$

式中　C——容许浓度，mg/m³；

　　　D——无阈值的致癌物的容许投与量或有阈值的化学毒物的 NOAEL（或 LOAEL），mg/（kg·天）⁻¹；

　　　W——人群的标准体重，kg；

　　　I——人的标准空气呼吸量，m³/天；

　　　F——总不确定性的安全系数。

我国成年人群的标准体重一般按 70 kg 计算，成年人的标准呼吸量一般按 10 m³/8 h 计算。

对于自行设定职业接触限值，在设定时必须注意以下事项：

（1）了解某一化学物质的所有有害性是不可能的，常常是基于有限的信息来评价其有害性，因此，所获取的化学物质有害性存在不确定性。

（2）应注意所采用不确定性系数的妥当性，尽可能将系数取大些。

（3）与其他化学毒物接触限值的相互匹配性。

（4）由于与社会一般人群的限值不相等同，该限值的使用应以实施职业健康监护和职业接触监测为前提。

第四节　获取化学物质有害性信息的方法

一、获取有害性信息的主要途径

为了评估化学物质的有害性，必须通过适当渠道获取化学物质的有关有害性的信息。而获取有害性信息的主要途径，是查询化学物质的安全数据说明书（MSDS）。如果难以获得对象化学物质的 MSDS 或者单纯依靠 MSDS 不能充分获得必要的信息时，则需进一步通过必要的平台来自行收集、评价化学物质的有害性信息。

化学品安全数据说明书亦可译为化学品安全技术说明书，是化学品生产商和供货商用来阐明化学品的理化特性（如 pH、闪点、易燃度、反应活性等）以及对使用者的健康（如致癌、致畸等）可能产生的危害的一份文件。在欧洲国家，化学品安全数据说明书（MSDS）也被称为安全技术/数据说明书 SDS（safety data sheet）。国际标准化组织（ISO）采用 SDS 术语，美国、加拿大，澳洲以及亚洲许多国家则采用 MSDS 术语。

我国制定的《化学品安全技术说明书　内容和项目顺序》（GB/T 16483—2008）详细规定了化学物质 MSDS 的相关要求。依据该标准，化学物质的 MSDS 应当包括下列内容：

（1）化学品及企业标识（chemical product and company identification）。

（2）危险性概述（hazards summarizing）。

（3）成分/组成信息（composition/information on ingredients）。

（4）急救措施（first-aid measures）。

（5）消防措施（fire-fighting measures）。

（6）泄露应急处理（accidental release measures）。

（7）操作处置与储存（handling and storage）。

（8）接触控制和个体防护（exposure controls and personal protection）。

（9）理化特性（physical and chemical properties）。

（10）稳定性和反应性（stability and reactivity）。

（11）毒理学信息（toxicological information）。

（12）生态学信息（ecological information）。

（13）废弃处置（disposal）。

（14）运输信息（transport information）。

（15）法规信息（regulatory information）。

（16）其他信息（other information）。

其中，危险性概述要求简要概述本化学品最重要的危害和效应，主要包括：危害类别、侵入途径、健康危害、环境危害、燃爆危险等信息。如果已经根据 GHS 进行了分类，应注明 GHS 危险有害性类别。

毒理学资料主要指提供化学品的毒理学信息，包括不同接触方式的急性毒性（LD50、LC50）、刺激性、致敏性、亚急性和慢性毒性，致突变性、致畸性、致癌性等。

获取 MSDS 的途径包括从供货商处索取以及上网或利用专业书籍查询等。《危险化学品安全技术大典》（简称《大典》）收录了目前我国石油化学工业中生产、流通量大，最常用的 5000 种化学品，共分 I～V 五卷，每卷 1000 种。其中提供了每种化学品的标识信息、燃烧爆炸特性、活性危害、毒性、中毒表现、侵入途径、职业接触限值、环境危害、理化特性、主要用途、包装与储运信息、火灾扑救、泄漏应急处置、中毒急救措施等信息，是危险化学品管理和安全技术研究工作者必备工具书。

如果通过网上查询，我国目前有合规化学网 http：//www. hgmsds. com/（图 3-1）、中国 MSDS 网 http：//www. ghs-msds. cn 等查询平台。

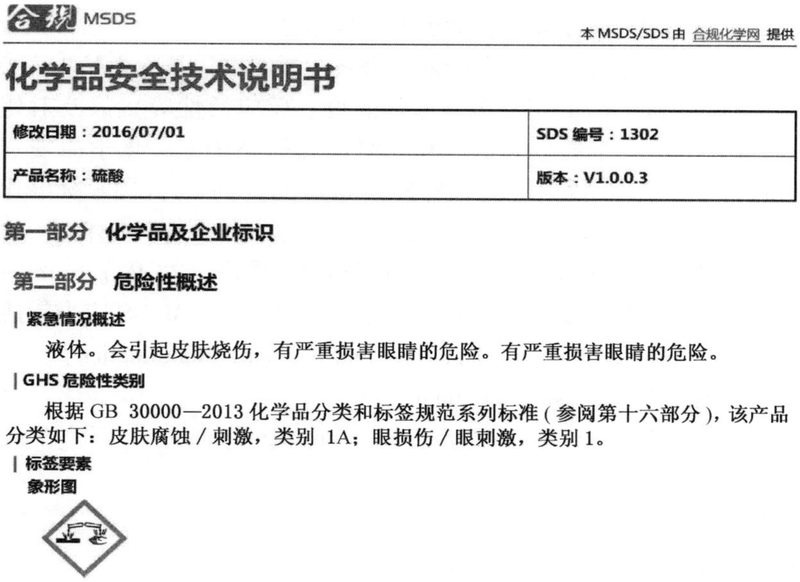

合规 MSDS　　　　　　　　　　　　　　　　本 MSDS/SDS 由 合规化学网 提供

化学品安全技术说明书

修改日期：2016/07/01	SDS 编号：1302
产品名称：硫酸	版本：V1.0.0.3

第一部分　化学品及企业标识

第二部分　危险性概述

| **紧急情况概述**

液体。会引起皮肤烧伤，有严重损害眼睛的危险。有严重损害眼睛的危险。

| **GHS 危险性类别**

根据 GB 30000—2013 化学品分类和标签规范系列标准（参阅第十六部分），该产品分类如下：皮肤腐蚀／刺激，类别 1A；眼损伤／眼刺激，类别 1。

| **标签要素**

象形图

图 3-1　合规化学网查询示意图

例如，通过合规化学网查询丙酮的有害性信息，其危险有害性概述部分的结果为：

GHS 的危险有害性类别：根据 GB 3000—2013《化学品分类和标签规范》系列标准，该产品分类如下：易燃液体，类别为 2；眼损伤/眼刺激，类别为 2A；特定目标器官毒性（单次接触），麻醉效应，类别为 3。

使用 MSDS 作为化学物质有害性评价的信息源时，应注意以下几点：

（1）对于一种化学物质，可能存在多种来自于不同组织、机构制定和提供的 MSDS，因此，应注意选择和利用可信性较高的 MSDS。

（2）化学物质的有害性极其复杂，即便是对于已经经过长年研究的物质也仍有毒性尚未十分清楚，况且，对于未能进行充分的毒性试验的物质，经常会存在所需信息不足的现象。而 MSDS 所记载的信息，只是限于当时时点已经清楚的问题，它还需要每隔数年进行修订。因此，在利用 MSDS 时，必须注意尽可能获取最新的 MSDS。

（3）MSDS 所记载的信息，均是在常温、常压下的有害性，在特殊温度和压力条件下进行化学物质的生产或使用处理时，有必要调查和分析化学物质在该条件下的有害性。

二、制定化学有害因素接触限值的健康效应

选择与使用职业接触限值时，为了确保评价的充分性，需要分析和考虑该限值制定时依据的主要健康效应。因为我国目前指定的职业接触限值尚未提供依据的健康效应信息，为了方便专业技术人员工作中的查阅与使用，以下给出美国 ACGIH 制定职业接触限值时考虑的主要健康效应（表3-2），仅供参考。

表3-2　美国 ACGIH 职业接触限值依据的健康效应

序号	物 质 名 称	注意	制 定 依 据
1	丙酮	A4	上呼与眼睛刺激；中枢神经系统损伤
2	丙烯腈	皮，A3	下呼刺激；中枢神经系统损伤
3	莠去津（以及相关的对称三嗪类）	A3	血液学，生殖和发育影响
4	硫酸钡	—	尘肺病
5	三溴化硼	—	呼吸道刺激，肺炎
6	三氯化硼	—	呼吸道刺激，肺炎
7	三氟化硼	—	呼吸道刺激，肺炎
8	乙酸丁酯，所有异构体	—	眼睛和上呼刺激
9	硅酸钙，自然界存在的硅灰石	A4	尘肺病，肺功能损伤
10	氰	—	眼睛与上呼刺激
11	含钴和钨碳化物的硬金属	呼敏；A2	肺炎
12	氢化锂	—	眼睛和上呼刺激
13	甲酸甲酯	皮	中枢神经系统损伤，上呼刺激，眼睛损伤
14	异氰酸苯酯	皮；皮敏；呼敏	呼刺激
15	残杀威	A3；A	胆碱酯酶抑制
16	西玛津	A3	血液系统损伤

表 3-2（续）

序号	物 质 名 称	注意	制 定 依 据
17	甲苯-2，4（或2，6）-二异氰酸酯（或混合物）	皮；皮敏；呼敏；A3	哮喘；肺功能损伤；眼睛刺激
18	1，2，3-三氯丙烷	A2	癌
19	磷酸三邻甲苯酯	皮；A	神经毒性，胆碱酯酶抑制
20	杀鼠灵	皮	出血；致畸
21	苦味酸	—	皮肤致敏；皮炎；眼睛刺激
22	杀鼠酮	—	血凝
23	哌嗪及其盐，按哌嗪计	皮敏；呼敏；A4	呼吸致敏；哮喘
24	铂金属	—	哮喘；上呼刺激
25	铂可溶性盐，按Pt计	—	哮喘；上呼刺激
26	聚氯乙烯	A4	肺炎；下呼刺激；肺功能改变
27	硅酸盐水泥	A4	肺功能；呼吸不适；哮喘
28	氢氧化钾	—	上呼，眼睛和皮肤刺激
29	丙烷	—	窒息
30	丙烷磺内酯	A3	癌
31	正丙醇	A4	眼睛和上呼刺激
32	2-丙醇	A4	眼睛和上呼刺激；中枢损伤
33	炔丙醇	皮	眼睛刺激；肝和肾损伤
34	β-丙醇酸内酯	A3	皮肤癌；上呼刺激
35	丙醛	—	上呼刺激
36	丙酸	—	眼睛，皮肤和上呼刺激
37	残杀威	A3；A	胆碱酯酶抑制
38	乙酸正丙酯	—	眼睛和上呼刺激
39	丙烯	A4	窒息；上呼刺激
40	二氯丙烷	皮敏；A4	上呼刺激；体重影响
41	丙二醇二硝酸酯	皮	头痛；中枢损伤
42	环氧丙烷	皮敏；A3	眼睛和上呼刺激
43	丙烯亚胺	皮；A3	上呼刺激；肾损伤
44	硝酸正丙酯	—	恶心；头痛
45	除虫菊酯类农药	A4	肝损伤；下呼刺激
46	吡啶	A3	皮肤刺激；肝和肾损伤
47	苯醌	—	眼睛刺激；皮肤损伤
48	间苯二酚	A4	眼睛和皮肤刺激
49	铑金属和不溶性化合物	A4	金属为上呼刺激；不溶物为下呼刺激
50	铑可溶性化合物	A4	哮喘

表 3-2（续）

序号	物 质 名 称	注意	制 定 依 据
51	皮蝇磷	A4；A	胆碱酯酶抑制
52	松香焊接剂的热分解产物	皮敏；呼敏	皮肤致敏；皮炎；哮喘
53	鱼藤酮（商品）	A4	上呼和眼睛刺激；中枢损伤
54	硒及其化合物，以硒计	—	眼睛和上呼刺激
55	六氟化硒	—	肺水肿
56	Crag（R）除草剂	A4	胃肠刺激
57	二氧化硅，结晶型-α-英和方石英	A2	肺纤维化；肺癌
58	碳化硅		上呼刺激
59	碳化硅非纤维状的	—	上呼刺激
60	纤维状的（包括针状单晶）	A2	间皮瘤；癌
61	四氢化硅	—	上呼刺激和皮肤刺激
62	银及其化合物		窒息
63	叠氮化钠	—	心损伤；肺损伤
64	按叠氮化钠计	A4	
65	按叠氮酸蒸气计	A4	
66	亚硫酸氢钠	A4	皮肤，眼睛和上呼刺激
67	氟乙酸钠	皮	中枢损伤；心损伤；恶心
68	氟乙酸钠	皮	中枢损伤；心损伤；恶心
69	氢氧化钠	—	上呼，眼睛和皮肤刺激
70	偏亚硫酸氢钠	A4	上呼刺激
71	淀粉	A4	皮炎
72	硬脂酸盐	A4	眼睛，皮肤和肾刺激
73	洗毛织品用汽油类溶剂	—	眼睛刺激，皮肤刺激和肾损伤；恶心；中枢损伤
74	铬酸锶，按 Cr 计	A2	癌
75	士的宁，马钱子碱	—	中枢损伤
76	苯乙烯	A4	中枢损伤；上呼刺激；周围神经病
77	枯草杆菌蛋白酶，按100%纯结晶状活性酶计	—	哮喘；皮肤；上呼和下呼刺激
78	蔗糖	A4	牙侵蚀症
79	甲嘧磺隆	A4	血液学影响
80	治螟磷	皮；A4；A	胆碱酯酶抑制
81	二氧化硫	A4	肺功能损伤；下呼刺激
82	六氟化硫	—	窒息
83	硫酸	A2（M）	肺功能损伤
84	一氯化硫	—	眼睛，皮肤和上呼刺激
85	五氟化硫	—	上呼刺激；肺损伤

表3-2（续）

序号	物 质 名 称	注意	制 定 依 据
86	四氟化硫	—	眼睛和上呼刺激；肺损伤
87	硫酰氟	—	中枢损伤
88	硫丙磷	皮；A4；A	胆碱酯酶抑制
89	合成玻璃纤维长丝玻璃纤维	A4	上呼刺激
90	合成玻璃纤维玻璃棉纤维	A3	皮肤、黏膜刺激
91	合成玻璃纤维岩棉纤维	A3	皮肤、黏膜刺激
92	合成玻璃纤维矿渣棉粉尘	A3	皮肤、黏膜刺激
93	合成玻璃纤维特殊用途玻璃纤维	A3	皮肤、黏膜刺激
94	难熔陶瓷纤维	A2	肺纤维化；肺功能损伤
95	2，4，5-涕	A4	周围神经系统损伤
96	滑石不含石棉纤维	A4	肺纤维化；肺功能损伤
97	滑石含石棉纤维	A1	
98	碲及其化合物，按Te计，除碲化氢	—	口臭
99	六氟化碲	—	下呼刺激
100	双硫磷	皮；A4；A	胆碱酯酶抑制
101	特丁硫磷	皮；A4；A	胆碱酯酶抑制
102	三联苯	—	上呼和眼睛刺激
103	1，1，2，2-四溴乙烷	—	眼睛和上呼刺激；肺水肿；肝损伤
104	1，1，1，2-四氯-2，2-二氟乙烷	—	肝和肾损伤；中枢损伤
105	1，1，2，2-四氯-1，2二氟乙烷	—	肝和肾损伤；中枢损伤
106	1，1，2，2-四氯乙烷	皮；A3	肝损伤
107	四氯乙烯	A3	中枢损伤
108	四氯萘	—	肝损伤
109	四乙基铅，按Pb计	皮；A4	中枢损伤
110	焦磷酸盐	皮；A	胆碱酯酶抑制
111	四氟乙烯	A3	肾和肝损伤；肝和肾癌
112	四氢呋喃	皮；A3	上呼刺激；中枢损伤；肾损伤
113	四羟甲基磷盐		肝损伤
114	氯化四羟甲基磷	皮敏；A4	
115	四羟甲基磷硫酸盐	皮敏；A4	
116	四甲基铅，按Pb计	皮	中枢损伤
117	四甲基琥珀腈	皮	头痛；恶心；中枢不安
118	四硝基甲烷	A3	眼睛和上呼刺激；上呼癌
119	特屈儿，三硝基苯甲硝胺	—	上呼刺激
120	铊	皮	胃肠损伤；周围神经病

表 3-2（续）

序号	物 质 名 称	注意	制 定 依 据
121	4，4'-硫代双（6-叔丁基间甲酚）	A4	上呼刺激
122	巯基乙酸	皮	眼睛和皮肤刺激
123	亚硫酰氯	—	上呼刺激
124	福美双	皮敏；A4	体重和血液学影响
125	锡及其无机化合物，不包括氢化锡，按 Sn 计		尘肺病（或锡尘肺）
126	金属锡氧化物和无机化物	—	
127	锡的有机化合物，按 Sn 计	皮；A4	眼睛和上呼刺激；头痛；恶心；中枢和免疫影响
128	二氧化钛	A4	下呼刺激
129	邻联甲苯胺	皮；A3	眼睛、膀胱和肾刺激；膀胱癌；高铁血红蛋白血症
130	甲苯	A4	视野损伤；女性生殖功能损伤；流产
131	甲苯-2，4（或 2，6）-二异氰酸酯（或混合物）	皮；DSEN；RSEN；A3	哮喘；肺功能损伤；眼刺激
132	邻甲苯胺	皮；A3；BEI_M	高铁血红蛋白血症；皮肤、眼睛，肾脏和膀胱刺激
133	间甲苯胺	皮；A3；BEI_M	眼睛，膀胱和肾刺激；高铁血红蛋白血症
134	对甲苯胺	皮；A3；BEI_M	高铁血红蛋白血症
135	磷酸三丁酯	A3；A	膀胱，眼睛和上呼刺激
136	三氯乙酸	A3	眼睛和上呼刺激
137	1，2，4-三氯苯	—	眼睛和上呼刺激
138	1，1，2-三氯乙烷	皮；A3	中枢损伤；肝损伤
139	三氯乙烯	A2	中枢损伤；认知减弱；肾毒性
140	三氯氟甲烷	A4	心致敏
141	三氯萘	皮	肝损伤；氯痤疮
142	1，2，3-三氯丙烷	（皮；A3）	（肝和肾损伤；眼睛和上呼刺激）
143	1，1，2-三氯-1，2，2-三氟乙烷	A4	中枢损伤
144	敌百虫	A4；A	胆碱酯酶抑制
145	三乙醇胺	—	眼睛和皮肤刺激
146	三乙胺	皮；A4	视野损伤；上呼刺激
147	三氟溴甲烷	—	中枢和心损伤
148	1，3，5-三缩水甘油基-s-三嗪三酮	—	男性生殖损伤
149	偏苯三酸酐	皮；皮敏；呼敏	呼吸致敏
150	三甲胺	—	上呼，眼睛和皮肤刺激
151	三甲基苯（混合的异构体）	—	中枢损伤；哮喘；血液学影响

表3-2（续）

序号	物 质 名 称	注意	制 定 依 据
152	亚磷酸三甲酯		眼睛刺激；胆碱酯酶抑制
153	2，4，6-三硝基甲苯（TNT）	皮	高铁血红蛋白血症；肝损伤；白内障
154	磷酸三邻甲苯酯	皮；（A4）；A	胆碱酯酶抑制
155	磷酸三苯酯	A4	胆碱酯酶抑制
156	钨金属钨及不溶性化合物	—	下呼刺激
157	钨可溶性化合物	—	中枢损伤；肺纤维化
158	松节油及精制单萜类	皮敏；A4	肺刺激
159	铀（天然）可溶性及不可溶性化合物，按U计	A1	肾损伤
160	正戊醛	—	眼睛，皮肤和上呼刺激
161	五氧化二钒，按V计	A3	上呼和下呼刺激
162	乙酸乙烯酯	A3	上呼，眼睛和皮肤刺激；中枢损伤
163	溴乙烯	A2	肝癌
164	氯乙烯	A1	肺癌；肝损伤
165	4-乙烯基环己烯	A3	女性和男性生殖损伤
166	二氧化环己烯乙烯	皮；A3	女性和男性生殖损伤
167	氟乙烯	A2	肝癌；肝损伤
168	N-乙烯基-2-吡咯酮	A3	肝损伤
169	1，1二氯乙烯	A4	肝和肾损伤
170	1，1-二氟乙烯	A4	肝损伤
171	乙烯基甲苯	A4	上呼和眼睛刺激
172	杀鼠灵	—	血凝
173	木尘西方红松	皮敏；呼敏；A4	哮喘
174	木尘其他树种	—	肺功能损伤
175	橡木和山毛榉	A1	
176	桦木、桃、柚和胡桃木	A2	
177	所有其他木尘	A4	
178	二甲苯（邻，间和对异构体）	A4	上呼和眼睛刺激；中枢损伤
179	间二甲苯 α，α'-二胺	皮	眼睛，皮肤和胃肠刺激
180	二甲苯胺（混合异构体）	皮；A3；M	肝损伤；高铁血红蛋白血症
181	钇及其化合物，按Y计	—	肺纤维化
182	氯化锌烟		下呼和上呼刺激
183	铬酸锌，按Cr计	A1	鼻癌
184	氧化锌	—	金属烟热
185	锆及其化合物，按Zr计	A4	
186	苯线磷	皮；A4；A	胆碱酯酶抑制

表 3-2（续）

序号	物质名称	注意	制定依据
187	丰索磷	皮；A4；A	胆碱酯酶抑制
188	倍硫磷	皮；A4；A	胆碱酯酶抑制
189	福美铁（二甲胺基荒酸铁）	A4	中枢损伤，体重影响；脾损伤
190	钒铁尘	—	眼睛，上呼和下呼刺激
191	面粉尘	呼敏	哮喘；上呼刺激；支气管炎
192	氟化物，按 F 计	A4	骨损伤；氟中毒
193	氟	—	上呼，眼睛和皮肤刺激
194	地虫磷	皮；A4；A	胆碱酯酶抑制
195	甲醛	（SEN）；A2	上呼和眼睛刺激
196	甲酰胺	皮	眼睛和皮肤刺激；肾和肝损伤
197	甲酸	—	上呼，眼睛和皮肤刺激
198	糠醛	皮；A3	上呼和眼睛刺激
199	糠醇	皮	上呼和眼睛刺激
200	砷化镓	A3	下呼刺激
201	汽油	A3	上呼和眼睛刺激；中枢损伤
202	四氢化锗	—	血液学影响
203	戊二醛，活性或非活性	（SEN）；A4	上呼，皮肤和眼睛刺激；中枢损伤
204	缩水甘油	A3	上呼，眼睛和皮肤刺激
205	乙二醛	皮敏；A4	上呼刺激；喉上皮增生
206	谷物尘（燕麦、小麦、大麦）	—	支气管炎；上呼刺激；肺功能损伤
207	石墨（除石墨纤维外所有形态）	—	尘肺病
208	铪及其化合物，按 Hf 计	—	上呼和眼睛刺激；肝损伤
209	三氟溴氯乙烷	A4	肝损伤；中枢损伤；血管扩张
210	氦	—	窒息
211	七氯和	皮；A3	肝损伤
212	环氧七氯	—	—
213	庚烷，所有异构体		中枢损伤；上呼刺激
214	六氯苯	皮；A3	卟啉影响；皮肤损伤；中枢损伤
215	六氯丁二烯	皮；A3	肾损伤
216	六氯环戊二烯	A4	上呼刺激
217	六氯乙烷	皮；A3	肝和肾损伤
218	六氯萘	皮	肝损伤；氯痤疮
219	六氟丙酮	皮	睾丸和肾损伤
220	六氟丙烯	—	肾损伤
221	六氢邻苯二甲酸酐	（SEN）	致敏

表 3-2（续）

序号	物 质 名 称	注意	制 定 依 据
222	所有异构体		
223	六亚甲基二异氰酸酯	—	上呼刺激；呼吸致敏
224	六甲基磷酰胺	皮；A3	上呼癌
225	正己烷	皮	中枢损伤；周围神经病；眼睛刺激
226	己烷，除正己烷之外的其他异构体	—	中枢损伤；上呼和眼睛刺激
227	1，6-己二胺	—	上呼和皮肤刺激
228	1-己烯	—	中枢损伤
229	乙酸仲己酯	—	眼睛和上呼刺激
230	己二醇	—	眼睛和上呼刺激
231	肼	皮；A3	上呼癌
232	氢	—	窒息
233	氢化三联苯（非刺激性）	—	肝损伤
234	溴化氢	—	上呼刺激
235	氯化氢	A4	上呼刺激
236	氰化氢及氰化物，按 CN 计	—	上呼刺激；头痛；恶心；甲状腺影响
237	氰化氢	皮	
238	氰化物	皮	
239	氟化氢，按 F 计	皮	上呼，皮肤和眼睛刺激；氟中毒
240	过氧化氢	A3	眼睛，上呼和皮肤刺激
241	硒化氢	—	上呼和眼睛刺激；恶心
242	硫化氢	—	上呼刺激，中枢损伤
243	氢醌	皮敏；A3	眼睛刺激；眼睛损伤
244	丙烯酸 2-羟丙酯	皮；皮敏	眼睛和上呼刺激
245	茚	—	肝损伤
246	铟及其化合物，按 In 计	—	肺水肿；肺炎；牙侵蚀症；情绪低落
247	碘及其化合物	—	
	碘	A4	甲状腺功能减退；上呼刺激
	碘化物	A4	甲状腺功能减退；上呼刺激
248	碘仿	—	中枢损伤
249	氧化铁（Fe_2O_3）	A4	尘肺病
250	五羰基铁	—	肺水肿；中枢损伤
251	铁盐，可溶，按 Fe 计	—	上呼和皮肤刺激
252	异戊醇	—	眼睛和上呼刺激
253	异丁醇	—	皮肤和眼睛刺激
254	乙酸异丁酯	—	眼睛和上呼刺激

表 3-2（续）

序号	物 质 名 称	注意	制 定 依 据
255	亚硝酸异丁酯	A3	血管扩张；高铁血红蛋白血症
256	异辛醇	皮	上呼刺激
257	异佛尔酮	A3	眼睛和上呼刺激；中枢损伤；情绪低落；疲乏
258	异佛尔酮二异氰酸酯	—	呼吸致敏
259	2-异丙氧基乙醇	皮	血液学影响
260	乙酸异丙酯	—	眼睛和上呼刺激；中枢损伤
261	异丙胺	—	上呼刺激；眼睛损伤
262	N-异丙基苯胺	皮	高铁血红蛋白血症
263	异丙醚	—	眼睛和上呼刺激
264	异丙基缩水甘油醚	—	上呼和眼睛刺激；皮炎
265	高岭土	A4	尘肺病
266	煤油/飞机燃料，按总烃蒸气计	皮；A3	皮肤和上呼刺激；中枢损伤
267	乙烯酮	—	上呼刺激；肺水肿
268	铅及无机化合物，按 Pb 计	A3	中枢和周围神经系统损伤；血液学影响
269	铬酸铅，按 Pb 计	A2	男性生殖损伤；致畸影响
270	铬酸铅，按 Cr 计	A2	血管收缩
271	林丹	皮；A3	肝损伤；中枢损伤
272	氢化锂	—	（皮肤，眼睛和上呼刺激）
273	液化石油气	—	窒息
274	氧化镁	A4	上呼损伤；金属烟热
275	马拉硫磷	皮；A4；A	胆碱酯酶抑制
276	马来酸酐	皮敏；呼敏；A4	呼吸致敏
277	锰元素及其无机化合物，按 Mn 计	A4	中枢损伤
278	汞，烷基化合物，按 Hg 计	皮	中枢和周围神经系统损伤；肾损伤
279	环戊二烯三羰基锰，按 Mn 计	皮	皮肤刺激；中枢损伤
280	汞，烷基化合物之外的所有化学物	—	中枢损伤；肾损伤
	芳香基化合物	—	
	金属及无机态	皮；A4	
281	异亚丙基丙酮	—	眼睛和上呼刺激；中枢损伤
282	甲基丙烯酸	—	皮肤和眼睛刺激
283	甲烷	—	窒息
284	甲醇	皮	头痛；眼睛损伤；头昏恶心
285	灭多虫	皮；A4；A	乙酰胆碱酯酶抑制；男性生殖损伤；血液学影响
286	甲氧氯	A4	肝损伤；中枢损伤
287	2-甲氧基乙醇	皮	血液学和生殖影响

表 3-2（续）

序号	物 质 名 称	注意	制 定 依 据
288	乙酸 2-甲氧基乙酯	皮	血液学和生殖影响
289	2-甲氧基甲乙氧基丙醇	皮	眼睛和上呼刺激；中枢损伤
290	4-甲氧基苯酚	—	眼睛刺激；皮肤损伤
291	1-甲氧基-2-丙醇	A4	眼睛和上呼刺激
292	乙酸甲酯	—	头痛；头昏；恶心；眼睛损伤（视网膜神经节细胞退化）
293	丙炔	—	中枢损伤
294	丙炔-丙二烯混合物	—	中枢损伤
295	丙烯酸甲酯	皮；皮敏；A4	眼睛，皮肤和上呼刺激；眼睛损伤
296	甲基丙烯腈	皮；A4	中枢损伤；眼睛和皮肤刺激
297	二甲氧基甲烷，甲缩醛	—	眼睛刺激；中枢损伤
298	甲胺	—	眼睛，皮肤和上呼刺激
299	甲基正戊基甲酮	—	眼睛和皮肤刺激
300	N-甲基苯胺	皮	高铁血红蛋白血症；中枢损伤
301	溴甲烷	皮；A4	上呼和皮肤刺激
302	甲基叔丁基醚	A3	上呼刺激；肾损伤
303	甲基正丁基甲酮	皮	周围神经病；睾丸损伤
304	氯甲烷	皮；A4	中枢损伤；肝，肾和睾丸损伤；致畸影响
305	甲基氯仿	A4	中枢损伤；肝损伤
306	2-氰基丙烯酸甲酯	—	上呼和眼睛刺激
307	甲基环己烷	—	上呼刺激；中枢损伤；肝和肾损伤
308	甲基环己醇	—	上呼和眼睛刺激
309	邻甲基环己酮	皮	上呼和眼睛刺激；中枢损伤
310	2-甲基环戊二烯基三羰基锰，按 Mn 计	皮	中枢损伤；肺，肝和肾损伤
311	甲基内吸磷	皮；A	胆碱酯酶抑制
312	二苯甲烷异氰酸酯	—	呼吸致敏
313	4，4'-亚甲基双（2-氯苯胺）	皮；A2	膀胱癌；高铁血红蛋白血症
314	亚甲基双（4-环己基异氰酸酯）	—	呼吸致敏；下呼刺激
315	4，4'-二苯氨基甲烷	皮；A3	肝损伤
316	甲基乙基甲酮	BEI	上呼刺激；中枢和周围神经系统损伤
317	过氧化甲乙酮	—	眼睛和皮肤刺激，肝和肾损伤
318	甲酸甲酯	（—）	（上呼，下呼和眼睛刺激）
319	甲基肼	皮；A3	上呼和眼睛刺激；肺癌；肝损伤
320	碘甲烷	皮	眼睛损伤；中枢损伤
321	甲基异戊基甲酮	—	中枢损伤；上呼刺激

表 3-2（续）

序号	物 质 名 称	注意	制 定 依 据
322	甲基异丁基甲醇	皮	上呼和眼睛刺激；中枢损伤
323	甲基异丁基甲酮	A3	上呼刺激；头昏；头痛
324	异氰酸甲酯	皮；皮敏	上呼和眼睛刺激
325	甲基异丙基甲酮	—	胚胎/胎儿损伤；新生儿毒性
326	甲硫醇	—	肝损伤
327	甲基丙烯酸甲酯	（SEN）；A4	上呼和眼睛刺激；体重影响；肺水肿
328	1-甲基萘和 2-甲基萘	皮；A4	下呼刺激；肺损伤
329	甲基对硫磷	皮；A4；A	胆碱酯酶抑制
330	甲基丙基甲酮	—	肺功能损伤；眼睛刺激
331	硅酸甲酯	—	上呼刺激；眼睛损伤
332	α-甲基苯乙烯	A3	上呼刺激；肾和女性生殖损伤
333	丁烯酮	皮；SEN	上呼和眼睛刺激；中枢损伤
334	嗪草酮	A4	肝损伤；血液学影响
335	速灭磷	皮；A4；A	胆碱酯酶抑制
336	云母	—	尘肺病
337	矿物油，除去液态金属		上呼刺激
	高纯精炼的	A4	
	中低纯度的	A2	
338	钼，按 Mo 计	—	下呼刺激
	可溶性化合物	A3	
	金属和不可溶性化合物	—	
339	氯乙酸	皮；A4	上呼刺激
340	久效磷	皮；A4；A	胆碱酯酶抑制
341	吗啉	皮；A4	眼睛损伤；上呼刺激
342	二溴磷	皮；SEN；A4；A	胆碱酯酶抑制
343	萘	皮；A3	上呼刺激；白内障；溶血性贫血
344	β-萘胺	A1	膀胱癌
345	天然气	—	窒息
346	天然橡胶胶乳，按总蛋白计	皮；SEN	呼吸致敏
347	氖	—	窒息
348	镍，按 Ni 计	—	—
	元素镍	A5	皮炎；尘肺病
	可溶性无机化合物	A4	肺损伤；鼻癌
	不溶性无机化合物	A1	肺癌
	碱式硫化镍，按 Ni 计	A1	肺癌

表 3-2（续）

序号	物 质 名 称	注意	制 定 依 据
349	羰基镍，按 Ni 计	A3	肺刺激
350	烟碱	皮	胃肠损伤；中枢损伤；心损伤
351	三氯甲基吡啶	A4	肝损伤
352	硝酸	—	上呼和眼睛刺激；牙侵蚀症
353	氧化氮	—	缺氧/紫绀；亚硝酰基蛋白形成；上呼刺激
354	对硝基苯胺	皮；A4	高铁血红蛋白血症；肝损伤；眼睛刺激
355	硝基苯	皮；A3	高铁血红蛋白血症
356	对硝基氯苯	皮；A3	高铁血红蛋白血症
357	4-硝基联苯	皮；A2	膀胱癌
358	硝基乙烷	—	上呼刺激；中枢损伤；肝损伤
359	氮	—	窒息
360	二氧化氮	A4	下呼刺激
361	三氟化氮	—	高铁血红蛋白血症；肝和肾损伤
362	硝化甘油	皮	血管扩张
363	硝基甲烷	A3	甲状腺影响；上呼刺激；肺损伤
364	1-硝基丙烷	A4	上呼和眼睛刺激；肝损伤
365	2-硝基丙烷	A3	肝损伤；肝癌
366	N-亚硝基二甲胺	皮；A3	肝和肾损伤；肝损伤
367	硝基甲苯，所有异构体	皮	高铁血红蛋白血症
368	5-硝基邻苯甲胺	A3	肝损伤
369	一氧化二氮	A4	中枢损伤；血液学影响；胚胎/胎儿损伤
370	壬烷	—	中枢损伤
371	八氯萘	皮	肝损伤
372	辛烷，所有异构体	—	上呼刺激
373	四氧化锇	—	眼睛，上呼和皮肤刺激
374	草酸	—	眼睛，上呼和皮肤刺激
375	p，p'-氧双苯磺酰肼	—	致畸影响
376	二氟化氧	—	头痛；肺水肿；上呼刺激
377	臭氧	—	肺功能损伤
378	石蜡烟	—	上呼刺激；恶心
379	百草枯，按阳离子计	—	肺损伤
380	对硫磷	皮；A4	胆碱酯酶抑制
381	戊硼烷	—	中枢抽搐和损伤
382	五氯萘	皮	肝损伤；氯痤疮
383	五氯硝基苯	A4	肝损伤

表 3-2（续）

序号	物 质 名 称	注意	制 定 依 据
384	五氯酚	皮；A3	上呼和眼睛刺激；中枢和心损伤
385	季戊四醇	—	胃肠刺激
386	戊烷，所有异构体	—	昏迷；呼刺激
387	2，4-乙酰基丙酮	皮	神经毒性；中枢损伤
388	乙酸戊酯，所有异构体	—	上呼刺激
389	过氧乙酸	A4	上呼，眼睛和皮肤刺激
390	全氯甲硫醇	—	眼睛和上呼刺激
391	氟化过氯氧	—	下呼和上呼刺激；高铁血红蛋白血症；氟中毒
392	全氟丁基乙烯	—	血液学影响
393	全氟异丁烯	—	上呼刺激；血液学影响
394	过硫酸盐，以过硫酸盐计	—	皮肤刺激
395	苯酚	皮；A4	上呼刺激；肺损伤；中枢损伤
396	吩噻嗪	皮	眼睛光致敏；皮肤刺激
397	N-苯基-β-萘胺	A4	癌
398	邻苯二胺	A3	贫血
399	间苯二胺	A4	肝损伤；皮肤刺激
400	对苯二胺	A4	上呼刺激；皮肤致敏
401	苯基醚，蒸气	—	上呼和眼睛刺激；恶心
402	苯基缩水甘油醚	皮；皮敏；A3	睾丸损伤
403	苯肼	皮；A3	贫血，上呼和皮肤刺激
404	苯硫醇	皮	中枢损伤；眼睛和皮肤刺激
405	苯膦	—	皮炎；血液学影响；睾丸损伤
406	甲拌磷	皮；A4；A	胆碱酯酶抑制
407	碳酰氯，光气	—	上呼刺激；肺水肿；肺气肿
408	磷化氢	—	（上呼和胃肠刺激；头痛；中枢损伤）
409	磷酸	—	上呼，眼睛和皮肤刺激
410	黄磷	—	下呼，上呼和胃肠刺激；肝损伤
411	三氯氧磷	—	上呼刺激
412	五氯化磷	—	上呼和眼睛刺激
413	五硫化二磷	—	上呼刺激
414	三氯化磷	—	上呼，眼睛和皮肤刺激
415	邻苯二甲酸酐	皮敏；呼敏；A4	上呼，眼睛和皮肤刺激
416	间苯二甲腈	—	眼睛和上呼刺激
417	邻苯二甲腈	—	中枢抽搐；体重影响
418	毒莠定	A4	肝和肾损伤

表 3-2（续）

序号	物 质 名 称	注意	制 定 依 据
419	二硫化碳	皮；A4	周围神经系统损伤
420	一氧化碳		一氧化碳血红蛋白血症
421	四溴化碳	—	肝损伤；眼睛，上呼和皮肤刺激
422	四氯化碳	皮；A2	肝损伤
423	羰酰氟	—	下呼刺激；骨损伤
424	羰基硫化物	—	中枢损伤
425	儿茶酚	皮；A3	眼睛和上呼刺激；皮炎
426	纤维素	—	上呼刺激
427	氢氧化铯	—	上呼，皮肤和眼睛刺激
428	氯丹	皮；A3	肝损伤
429	氯代莰烯（毒杀芬）	皮；A3	中枢抽搐；肝损伤
430	邻氯代联苯醚	—	氯痤疮；肝损伤
431	氯	A4	上呼和眼睛刺激
432	二氧化氯	—	下呼刺激；支气管炎
433	三氟化氯	—	眼睛和上呼刺激；肺损伤
434	氯乙醛	—	上呼和眼睛刺激
435	氯丙酮	皮	眼睛和上呼刺激
436	2-氯乙酰苯	A4	眼睛，上呼和皮肤刺激
437	氯乙酰氯	皮	上呼刺激
438	氯苯	A3	肝损伤
439	邻氯苄叉丙二腈	皮；A4	上呼刺激；皮肤致敏
440	氯溴甲烷	—	中枢损伤；肝损伤
441	一氯二氟甲烷	A4	中枢损伤；窒息；心致敏
442	氯联苯（42%氯）	皮	肝损伤；眼睛刺激；氯痤疮
443	氯联苯（54%氯）	皮；A3	上呼刺激；肝损伤；氯痤疮
444	氯仿	A3	肝和胚胎/胎儿损伤；中枢损伤
445	双氯甲醚	A1	肺癌
446	氯甲甲醚	A2	肺癌
447	1-氯-1-硝基丙烷	—	眼睛刺激；肺水肿
448	一氯五氟乙烷	—	心致敏
449	氯化苦	A4	眼睛刺激；肺水肿
450	1-氯-2-异丙醇和 2-氯-1-异丙醇	皮；A4	肝损伤
451	β-氯丁二烯	皮	上呼和眼睛刺激
452	2-氯丙酸	皮	男性生殖损伤
453	邻氯苯乙烯	—	中枢损伤；周围神经病

表3-2（续）

序号	物 质 名 称	注意	制 定 依 据
454	邻氯甲苯	—	上呼，眼睛和皮肤刺激
455	毒死蜱	皮；A4；A	胆碱酯酶抑制
456	铬铁矿开采（铬酸盐），按Cr计	A1	肺癌
457	铬及其无机化合物，按Cr计		
458	金属铬及其三价化合物	—	
459	水溶性六价铬化物	A4	上呼和皮肤刺激
		A1	上呼刺激；癌
460	不可溶性六价铬化物	A1	肺癌
461	铬酰氯	—	上呼和皮肤刺激
462	屈	A3	癌
463	柠檬醛	皮；皮敏；A4	体重影响；上呼刺激；眼睛损伤
464	氯羟吡啶	A4	致突
465	煤尘		
466	无烟煤	A4	肺损伤；肺纤维化
467	烟煤	A4	肺损伤；肺纤维化
468	煤焦油沥青挥发物，按苯气溶胶计	A1	癌
469	钴	A3	哮喘；肺功能损伤；心肌影响
470	钴无机化合物，按Co计	—	
471	羰基钴，按Co计	—	肺水肿；脾损伤
472	羰基氢钴，按Co计	—	肺水肿；肺损伤
473	铜		胃肠刺激；金属烟热
474	铜烟，按Cu计	—	
475	铜尘和雾，按Cu计	—	
476	棉尘，未经处理的	A4	棉尘病；支气管炎；肺功能损伤
477	蝇毒磷	皮；A4；A	胆碱酯酶抑制
478	甲酚，所有异构体	皮；A4	上呼刺激
479	巴豆醛	皮；A3	眼睛和上呼刺激
480	育畜磷	A4；A	胆碱酯酶抑制
481	异丙基苯	—	眼睛，皮肤和上呼刺激；中枢损伤
482	氨基氰	—	皮肤和眼睛刺激
483	氰	—	（下呼和眼睛刺激）
484	氯化氰	—	肺水肿；眼睛，皮肤和上呼刺激
485	环己烷	—	中枢损伤
486	环己醇	皮	眼睛刺激；中枢损伤
487	环己酮	皮；A3	眼睛和上呼刺激

表 3-2（续）

序号	物 质 名 称	注意	制 定 依 据
488	环己烯	—	上呼和眼睛刺激
489	环己胺	A4	上呼和眼睛刺激
490	三次甲基三硝基胺	皮；A4	肝损伤
491	环戊二烯	—	上呼和眼睛刺激
492	环戊烷	—	上呼，眼睛和皮肤刺激；中枢损伤
493	三环锡	A4	上呼刺激；体重影响；肾损伤
494	2，4-滴	皮；A4	甲状腺影响；肾小管损伤
495	滴滴涕	A3	肝损伤
496	癸硼烷	皮	中枢抽搐；认知减弱
497	内吸磷	皮；A	胆碱酯酶抑制
498	S-甲基内吸磷	皮；皮敏	胆碱酯酶抑制
		A4；A	
499	二丙酮醇	—	上呼和眼睛刺激
500	二乙酰	A4	肺损伤（闭塞性细支气管样疾病）
501	二嗪农	皮；A4；A	胆碱酯酶抑制
502	重氮甲烷	A2	上呼和眼睛刺激
503	二硼烷	—	上呼刺激；头痛
504	2-N-二丁氨基乙醇	皮；A	眼睛和上呼刺激
505	磷酸二丁基苯酯	皮；A	胆碱酯酶抑制；上呼刺激
506	磷酸二丁酯	皮	膀胱，眼睛和上呼刺激
507	邻苯二甲酸二丁酯	—	睾丸损伤；眼睛和上呼刺激
508	二氯乙酸	皮；A3	上呼和眼睛刺激；睾丸损伤
509	二氯代乙炔	A3	恶心；周围神经系统损伤
510	邻二氯苯	A4	上呼和眼睛刺激；肝损伤
511	对二氯苯	A3	眼睛刺激；肾损伤
512	3，3'-二氯联苯胺	皮；A3	膀胱癌；眼睛刺激
513	1，4-二氯-2-丁烯	皮；A2	上呼和眼睛刺激
514	二氯二氟甲烷	A4	心致敏
515	1，3-二氯-5，5-二甲基乙内酰脲	—	上呼刺激
516	1，1-二氯乙烷	A4	上呼和眼睛刺激；肝和肾损伤
517	1，2-二氯乙烯，所有异构体	—	中枢损伤；眼睛刺激
518	二氯乙醚	皮；A4	上呼和眼睛刺激；恶心
519	二氯一氟甲烷	—	肝损伤
520	二氯甲烷	A3	一氧化碳血红蛋白血症；中枢损伤
521	1，1-二氯-1-硝基乙烷	—	上呼刺激

表 3-2（续）

序号	物 质 名 称	注意	制 定 依 据
522	1，3-二氯丙烯	皮；A3	肾损伤
523	2，2-二氯丙酸	A4	眼睛和上呼刺激
524	二氯四氟乙烷	A4	肺功能损伤
525	敌敌畏	皮；皮敏；A4；A	胆碱酯酶抑制
526	百治磷	皮；A4；A	胆碱酯酶抑制
527	二环戊二烯	—	上呼，下呼和眼睛刺激
528	二茂铁	—	肝损伤
529	氧桥氯甲桥萘	皮；A3	肝损伤；生殖影响；中枢损伤
530	柴油机燃料，按总烃计	皮；A3	皮炎
531	二乙醇胺	皮；A3	肝和肾损伤
532	二乙胺	皮；A4	上呼，眼睛和皮肤刺激
533	2-二乙氨基乙醇	皮	上呼刺激；中枢抽搐
534	二乙二醇丁醚	—	血液学，肝和肾影响
535	二乙烯三胺	皮	上呼和眼睛刺激
536	邻苯二甲酸二仲辛酯	A3	下呼刺激
537	N，N-二乙基羟胺	—	上呼刺激
538	二乙基甲酮	—	上呼刺激；中枢损伤
539	邻苯二甲酸二乙酯	A4	上呼刺激
540	二氟二溴甲烷	—	上呼刺激；中枢损伤；肝损伤
541	二缩水甘油醚	A4	眼睛和皮肤刺激；男性生殖损伤
542	二异丁基甲酮	—	上呼和眼睛刺激
543	二异丙胺	皮	上呼刺激；眼睛损伤
544	N，N-二甲基乙酰胺	皮；A4	肝和胚胎/胎儿损伤
545	二甲胺	皮敏；A4	上呼和胃肠刺激
546	二甲胺基乙氧基乙醇	皮	上呼，眼睛和皮肤刺激
547	二甲基苯胺	皮；A4	高铁血红蛋白血症
548	二甲基氨基甲酰氯	皮；A2	鼻癌；中枢损伤
549	二甲基二硫醚	皮	上呼刺激；中枢损伤
550	二甲基乙氧基硅烷	—	上呼和眼睛刺激；头痛
551	二甲基甲酰胺	皮；A4	肝损伤
552	1，1-二甲基肼（偏二甲基肼）	皮；A3	上呼刺激；鼻癌
553	邻苯二甲酸二甲酯	—	眼睛和上呼刺激
554	硫酸二甲酯	皮；A3	眼睛和皮肤刺激
555	甲硫醚	—	上呼刺激
556	二硝基苯，所有异构体	皮	高铁血红蛋白血症；眼睛损伤

表 3-2（续）

序号	物 质 名 称	注意	制 定 依 据
557	二硝基邻甲酚	皮	基础代谢
558	3，5-二硝基邻甲苯甲酸	A4	肝损伤
559	二硝基甲苯	皮；A3	心损伤；生殖影响
560	1，4-二恶烷	皮；A3	肝损伤
561	敌恶磷	皮；A4；A	胆碱酯酶抑制
562	1，3-二氧戊烷	—	血液学影响
563	二苯胺	A4	肝和肾损伤；血液学影响
564	二丙基甲酮	—	上呼刺激
565	敌草快	皮；A4	下呼刺激；白内障
566	双硫醒	A4	血管扩张；恶心
567	乙拌磷	皮；A4；A	胆碱酯酶抑制
568	敌草隆	A4	上呼刺激
569	二乙烯基苯	—	上呼刺激
570	十二烷基硫醇	皮敏	上呼刺激
571	硫丹	皮；A4	下呼刺激；肝和肾损伤
572	异狄氏剂	皮；A4	肝损伤；中枢损伤；头痛
573	安氟醚	A4	中枢损伤；心损伤
574	环氧氯丙烷	皮；A3	上呼刺激；男性生殖损伤
575	苯硫磷	皮；A4；A	胆碱酯酶抑制
576	乙烷	—	窒息
577	乙醇	A3	上呼刺激
578	乙醇胺	—	眼睛和皮肤刺激
579	乙硫磷	皮；A4；A	胆碱酯酶抑制
580	2-乙氧基乙醇	皮	男性生殖和胚胎儿损伤
581	2-乙氧基乙酸乙酯	皮	男性生殖损伤
582	乙酸乙酯	—	上呼和眼睛刺激
583	丙烯酸乙酯	A4	上呼，眼睛和胃肠刺激；中枢损伤；皮肤致敏
584	乙胺	皮	上呼刺激
585	乙基戊基甲酮	—	神经毒性
586	乙苯	A3	上呼刺激；肾损伤（肾病）；耳蜗损伤
587	溴乙烷	皮；A3	肝损伤；中枢损伤
588	乙基叔丁基醚	A4	上呼和下呼刺激；中枢损伤
589	乙基丁基甲酮	—	中枢损伤；眼睛和皮肤刺激
590	氯乙烷	皮；A3	肝损伤
591	腈基丙烯酸乙酯	—	上呼和皮肤刺激

表 3-2（续）

序号	物 质 名 称	注意	制 定 依 据
592	乙烯	A4	窒息
593	氯乙醇	皮；A4	中枢损伤；肝和肾损伤
594	乙二胺	皮；A4	
595	二溴乙烯	皮；A3	
596	二氯乙烯	A4	肝损伤；恶心
597	乙二醇	A4	上呼和眼睛刺激
598	乙二醇二硝酸酯	皮	血管扩张；头痛
599	环氧乙烷	A2	癌；中枢损伤
600	氯丙啶，氮杂环丙烷	皮；A3	上呼刺激；肝和肾损伤
601	乙醚	—	中枢损伤；上呼刺激
602	甲酸乙酯	A4	上呼刺激
603	2-乙基己酸		致畸
604	亚乙基降冰片烯	—	上呼和眼睛刺激
605	异氰酸乙酯	皮；皮敏	上呼和眼睛刺激
606	乙硫醇	—	上呼刺激；中枢损伤
607	N-乙基吗啉	皮	上呼刺激；眼睛损伤
608	硅酸乙酯	—	上呼和眼睛刺激；肾损伤
609	乙醛	A2	眼睛和上呼刺激
610	乙酸	—	上呼和眼睛刺激，肺功能损伤
611	乙酐	A4	眼睛和上呼刺激
612	丙酮	（A4）	（上呼和眼睛刺激，中枢损伤，血液学影响）
613	丙酮氰醇，按 CN 计	皮	上呼刺激，头痛，缺氧/紫绀
614	乙腈	皮；A4	下呼刺激
615	乙酰苯	—	上呼刺激，中枢损伤，流产
616	乙炔	—	窒息
617	乙酰水杨酸	—	皮肤和眼睛刺激
618	丙烯醛	皮；A4	眼睛和上呼刺激，肺水肿，肺气肿
619	丙烯酰胺	皮；A3	中枢损伤
620	丙烯酸	皮；A4	上呼刺激
621	丙烯腈	皮；A3	中枢损伤，下呼刺激
622	己二酸	—	上呼刺激，眼睛刺激
623	己二腈	皮	上呼和下呼刺激
624	甲草胺	皮敏；A3	含铁血黄素沉着症（肝，脾，肾）
625	艾氏剂	皮；A3	中枢损伤，肝和肾损伤
626	丙烯醇	皮；A4	眼睛和上呼刺激

表3-2（续）

序号	物 质 名 称	注意	制 定 依 据
627	烯丙基溴	皮；A4	眼睛和上呼刺激
628	氯丙烯	皮；A3	眼睛和上呼刺激；肝和肾损伤
629	烯丙基缩水甘油醚	A4	上呼，眼睛和皮肤刺激；皮炎
630	烯丙基丙基二硫化物	皮敏	上呼和眼睛刺激
631	金属铝	A4	尘肺病；下呼刺激；神经毒性
632	4-氨基联苯	皮；A1	膀胱和肝癌
633	2-氨基吡啶	—	头痛；恶心；中枢损伤；头昏
634	氨基三唑，杀草强	A3	甲状腺影响
635	氨	—	眼睛损伤；上呼刺激
636	氯化铵烟	—	眼睛和上呼刺激
637	全氟辛酸铵	皮；A3	肝损伤
638	氨基磺酸铵	—	
639	叔戊基甲醚	—	中枢损伤；胚胎/胎儿损伤
640	苯胺	皮；A3	高铁血红蛋白血症
641	邻茴香胺	皮；A3	高铁血红蛋白血症
642	对茴香胺	皮；A4	高铁血红蛋白血症
643	锑及其化合物，按Sb计	—	皮肤和上呼刺激
644	锑化氢	—	溶血；肾损伤；下呼刺激
645	三氧化锑产物	A2	肺癌；尘肺病
646	安妥	A4；皮	甲状腺影响；恶心
647	砷及其无机化合物，按As计	A1	肺癌
648	砷化氢	—	周围神经系统和血管系统损伤；肾和肝损伤
649	石棉，所有形态	A1	尘肺病；肺癌；肺间质瘤
650	石油沥青烟，按苯气溶胶计	A4	上呼和眼睛刺激
651	莠去津（以及相关的对称三嗪类）	A4；A3	血液学，生殖和发育影响
652	谷硫磷	皮；皮敏	胆碱酯酶抑制
653	钡及其可溶性化合物，按Ba计	A4	眼睛，皮肤和胃肠刺激；肌肉刺激
654	硫酸钡	—	尘肺病
655	苯菌灵	皮敏；A4；A3	上呼刺激；男性生殖，睾丸和胚胎/胎儿损伤
656	苯并（a）蒽	A2	皮肤癌
657	苯	皮；A1	白血病
658	联苯胺	皮；A1	膀胱癌
659	苯并（b）荧蒽	A2	癌
660	苯并（a）芘	A2	癌
661	三氯苯	皮；A2	眼睛，皮肤和上呼刺激

表3-2（续）

序号	物 质 名 称	注意	制 定 依 据
662	苄基氯	A4	上呼和眼睛刺激
663	过氧化苯甲酰	A4	上呼和眼睛刺激
664	乙酸苄酯	A4	上呼刺激
665	苄基氯	A3	眼睛，皮肤和上呼刺激
666	铍及其化合物，按 Be 计	A1；皮；皮敏；呼敏	铍致敏；慢性铍病（铍中毒）
667	联苯	—	肺功能损伤
668	碲化铋	—	肺损伤
	不含硒，按 Bi$_2$Te$_3$ 计	A4	
	含有硒，按 Bi$_2$Te$_3$ 计	A4	
669	硼酸盐化合物，无机物	A4	上呼刺激
670	氧化硼	—	眼睛和上呼刺激
671	三溴化硼	—	上呼刺激
672	三氟化硼	—	下呼刺激；肺炎
673	除草定	A3	甲状腺影响
674	溴	—	上呼和下呼刺激；肺损伤
675	五氟化溴	—	眼睛，皮肤和上呼刺激
676	溴仿	A3	肝损伤；上呼和眼睛刺激
677	1-溴丙烷	A3	中枢损伤；周围神经病；血液学影响；发育和生殖毒性（男性和女性）
678	1，3-丁二烯	A2	癌
679	丁烷，所有异构体	—	中枢损伤
680	正丁醇	—	眼睛和上呼刺激
681	仲丁醇	—	上呼刺激；中枢损伤
682	叔丁醇	A4	中枢损伤
683	丁烯，所有异构体	—	体重影响
684	异丁烯	A4	上呼刺激；体重影响
685	2-丁氧基乙醇	A3	眼睛和上呼刺激
686	乙酸 2-丁氧基乙酯	A3	溶血
687	乙酸正丁酯	—	眼睛和上呼刺激
688	乙酸仲丁酯	—	眼睛和上呼刺激
689	乙酸叔丁酯	—	眼睛和上呼刺激
690	丙烯酸正丁酯	皮敏；A4	刺激
691	正丁胺	皮	头痛；上呼和眼睛刺激
692	丁基化羟基甲苯	A4	上呼刺激

表 3-2（续）

序号	物 质 名 称	注意	制 定 依 据
693	叔丁基铬酸酯，按 CrO_3 计	皮	下呼和皮肤刺激
694	正丁基缩水甘油醚	皮；皮敏	生殖功能损伤；致敏
695	乳酸正丁酯	—	头痛；上呼刺激
696	正丁基硫醇	—	上呼刺激
697	邻仲丁基苯酚	皮	上呼，眼睛和皮肤刺激
698	对叔丁基甲苯	—	眼睛和上呼刺激；恶心
699	镉	A2	肾损伤
700	镉化合物，按 Cd 计	A2	
701	铬酸钙，按 Cr 计	A2	肺癌
702	氰氨化钙	A4	眼睛和上呼刺激
703	氢氧化钙	—	眼睛，上呼和皮肤刺激
704	氧化钙	—	上呼刺激
705	硅酸钙，合成的非纤维	A4	上呼刺激
706	硫酸钙	—	鼻部症状
707	樟脑，合成	A4	眼睛和上呼刺激；失嗅
708	己内酰胺	A5	上呼刺激
709	敌菌丹	皮；A4	皮肤刺激
710	克菌丹	皮；A3	皮肤刺激
711	西维因	皮；A4；A	胆碱酯酶抑制；男性生殖和胚胎损伤
712	呋喃丹	A4；A	胆碱酯酶抑制
713	炭黑	A3	支气管炎
714	二氧化碳	—	窒息

第五节　化学有害因素有害程度的综合评估

　　如果采用将化学物质的有害性与职业接触水平相对分级，然后使用两者的分级综合对风险进行评估分级，则必须在掌握化学物质有害性种类及其分级（区）的基础上，事先对化学有害因素的有害程度进行综合评估和分级。

　　关于综合评估化学物质有害性程度的方法，目前国际上尚没有统一的标准，一般是根据 GHS 的化学物质的有害性种类及其有害性分级（区），统筹考虑来综合评估其有害性程度。欧盟除了采用 GHS 进行有害性评估方法外，还采用 R 危险度术语的方法进行有害性评估。

　　以下是评价化学物质有害性程度的两种方法示例，仅供职业卫生专业技术人员参考。

方法示例 1：

化学物质有害性程度分级（共分四级）：

（1）高度有害性：急性毒性指标的 LD_{50} 较低（小于 50 mg/kg），或具有致癌性、生殖毒性、呼吸器官致敏性。

（2）中度有害性：急性毒性指标的 LD_{50} 中等（50~2000 mg/kg），或具有麻醉性、皮肤致敏性。

（3）低度有害性：急性毒性指标的 LD_{50} 较低（2000~5000 mg/kg），或具有较弱的皮肤刺激性、较弱的中枢神经症状等。

（4）无法分级：上述三种有害性之外。

方法示例 2：

日本中央劳动灾害防止协会制定的化学物质有害性程度评估分级的方法（表 3-3）。该方法将化学物质的有害性程度分为了 5 级以及对眼睛和皮肤损伤的 S 级。

表 3-3　使用 GHS 分类的化学物质有害性程度评估分级

1级	2级	3级	4级	5级
急性毒性（所有途径）分区 5 严重眼损伤/眼刺激：分区 2A、2B 皮肤腐蚀/刺激：分区 2、3 特异性靶器官/系统毒性（单次接触）：分区 3 （除呼吸系统以外）吸入危险：分区 1、2 没有归入分区 2~5 级的所有 GHS 分类（也包括分类之外的危险）	急性毒性（经口）：分区 4 急性毒性（皮肤）：分区 4 急性毒性（经气管）气溶胶和粉末：分区 4 气体和蒸气：分区 3、4 特异性靶器官/系统毒性（单次接触）：分区 2（除呼吸系统以外）	急性毒性（经口）：分区 3 急性毒性（皮肤）分区 2、3 急性毒型（经气管）气溶胶和粉末：分区 3 气体和蒸气：分区 2 严重眼损伤/眼刺激：分区 1 皮肤腐蚀/刺激：分区 1A、1B、1C 皮肤致敏性：分区 1 特异性靶器官/系统毒性（单次接触）：分区 2、3（呼吸系统） 特异性靶器官/系统毒性（反复接触）：分区 2	急性毒性（经口）分区 1、2 急性毒性（皮肤）：分区 1 急性毒性（经气管）气溶胶和粉末：分区 1、2 气体和蒸气：分区 1 生殖毒性：分区 1A、1B、2 特异性靶器官/系统毒性（单次接触）：分区 1 特异性靶器官/系统毒性（反复接触）：分区 1	致癌性：分区 1A、1B、2 呼吸器官致敏性：分区 1 生殖细胞突变性：分区 1A、1B、2
有害程度 S 级				
严重眼损伤/眼刺激：所有分区、分区外；皮肤腐蚀/刺激：所有分区、分区外；皮肤致敏性：所有分区、分区外；急性毒性（皮肤）：所有分区、分区外				

使用该方法评估有害性程度时：

（1）关于有害性级别，数字越大，有害程度越大。

（2）同一种物质得到了两种不同的有害性级别时，应将最高的级别作为该化学品的有害性程度。

（3）使用多种物质（混合物等）的时候，应将其成分物质中有害性级别最高的物质的有害性级别作为该混合物的有害性程度。

（4）引起眼睛及皮肤损害的物质应评价有害性级别 S，并在评价健康风险时另行评价。

第四章　职业接触评价

职业接触是指劳动者在从事职业活动中（包括常规作业、非常规作业、紧急情况作业），暴露于作业地点产生的职业病危害因素的过程。职业接触水平是指从事职业活动的劳动者，在特定时间段接触某种或多种职业病危害因素的浓度（强度）。职业接触水平受作业地点职业病危害因素的作业环境浓度以及劳动者接触危害因素的作业方法、作业时间、作业频次等影响。职业接触水平的大小，直接决定了暴露于某一职业病危害因素可能造成的职业健康风险。因此，为了评价劳动者的职业健康风险，必须掌握其实际的职业接触水平，从而通过与职业接触限值的对比判断其风险程度。职业接触评价是指获取和确定对象人群职业暴露程度的过程，包括推测职业接触水平、职业接触检测结果的统计与分析等。

第一节　职业接触水平的推测

为了评价不同作业人群的职业接触程度，必须推测其现有的职业接触水平。针对职业病危害评价种类的不同，可以采用不同的方法来推测不同作业人群的职业接触水平（表4-1）。

表4-1　推测职业接触水平的方法示例

推测方法	示　　例	适用评价种类
类比推测法	（1）类似项目或场所的相同因素与相似暴露组的检测结果 （2）相似暴露组的其他相似危害因素的检测结果	职业病危害预评价
现场检测法	依照相关标准实施职业接触检测评价所得相似暴露组的不同危害因素的接触水平	职业病危害控制效果评价 职业病危害现状评价
模拟计算法	根据相关模型进行推算	职业病危害预评价

一、类比推测法

所谓类比推测法，是指从职业病危害因素产生情况以及劳动者职业接触情况两个角度，选择与拟评价的建设项目或其某一评价单元相同或相似的企业或场所，利用该企业或该场所的劳动者职业接触检测评价结果，来推测建设项目或其某一评价单元的劳动者的职业接触水平的方法。通常情况下，该方法只适用于建设项目职业病危害预评价，不能用于建设项目职业病危害控制效果评价或职业危害现状评价。

利用类似项目或场所的相同因素与相似暴露组来推测评价对象的职业接触状况，是建设项目职业病危害预评价工作中最常用的推测方法。在实际工作中，很难找到完全相同的类比对象，因此，使用类比法推测职业接触水平时，应当根据生产规模、工程与卫生防护特征、生产管理以及其他因素等实际情况充分考虑推测结果的不确定性。利用类似项目或场所的相同因素与相似暴露组进行推测时，其类比对象的选择应重点考虑以下基本内容：

（1）基本相同或相似的原辅材料。

（2）基本相同或相似的生产设备、生产装置。

（3）基本相同或相似的生产工艺。

（4）基本相同或相似的生产规模。

（5）基本相同或相似的岗位工种设置及其基本相同或相似的作业内容、作业方法及作业时间等。

（6）同一岗位工种具有基本相同或相似的工程防护措施。

（7）同一岗位工种具有基本相同或相似的作业环境和作业条件。

在推测混合物中各物质的接触水平时，经常使用相似暴露组的其他相似危害因素的检测结果来推测评价对象的职业接触状况。若混合物中所占成分最多的物质的暴露量已进行评估，则其他成分的暴露量皆可由此类比推测而得。但是，此种方法必须在专业技术人员对于混合物中各单一成分物质的特性充分了解且具备充分的经验时方可使用。采用相似暴露组的其他相似危害因素的检测结果进行推测时，其类比对象有害因素的选择应重点考虑以下基本内容：

（1）有害物质的相对使用量基本相似。

（2）暴露于有害物质的时间与频率基本相似。

（3）有害物质的物理及化学特性（如蒸气压、反应性等）基本相似。

（4）操作有害物质的状况（温度、时间）及有害物质的防护措施基本相似。

二、现场检测法

现场检测法是建设项目职业病危害控制效果评价以及职业病危害现状评价中推测劳动者职业接触水平的主要方法。现场检测法即可按照国家相关法规标准的要求，利用个体采样或定点采样来评价不同相似暴露组的职业接触状况，对于主要目的是筛选高浓度暴露人群时，也可以采用简易的直读式检测仪器直接测量。具体职业病危害因素的现场检测方法详见本书的其他相关章节。

三、模拟计算法

对于难于寻找类比对象且没有其他可参考资料时，可以采用模拟计算法来推测评价对象的职业接触状况。模拟计算法可分为利用各种模型的定量计算法和利用使用量、物质挥发性（飞散性）等的定性评估法。

利用各种模型的定量计算法进行推测时，需要确定一系列参数，如物质使用量、理化性质、作业方法、通风换气量、发生状态、作业场所的几何参数等，而且，推导模型也比较复杂。因此，一般选择某些非常简单的模型进行推算，如利用简易的模型：浓度=污染物单位时间产生量/［换气量×稀释效应参数（0~1）］的模式。运用该关系式即可快速的推测在换气量 125 cfm、室内空间 10 ft×9 ft×10 ft（1 ft＝0.3 m）的作业人员，若有害物质 MIBK 以 0.334 g/min 的速度逸散，则工作人员的暴露量将大于 3 倍的短时间暴露容许浓度（STEL）。

第二节　职业接触评价的指标

依照我国现行标准的规定，评价化学有害因素的职业接触程度时，需要统计和计算下列职业接触水平值：

（1）时间加权平均容许浓度（PC-TWA）：以时间为权数规定的 8 h 工作日、40 h 工作周的平均容许接触浓度。

8 h 时间加权平均容许浓度（PC-TWA）是评价工作场所环境卫生状况和劳动者接触水平的主要指标。个体检测是测定 TWA 比较理想的方法，尤其适用于评价劳动者实际接触状况，是工作场所化学有害因素职业接触限值的主体性限值。定点检测也是测定 TWA 的一种方法，要求采集一个工作日内某一工作地点，各时段的样品，按各时段的持续接触时间与其相应浓度乘积之和除以 8，得出 8 h 工作日的时间加权平均浓度（TWA）。

采用定点检测时，可按下式计算时间加权平均浓度 C_{TWA}：

$$C_{TWA} = (C_1 T_1 + C_2 T_2 + \cdots + C_n T_n)/T$$

式中　　　　C_{TWA}——8 h 工作日或 40 h 工作周接触化学有害因素的时间加权平均浓度；

C_1，C_2，$\cdots$，C_n——T_1，T_2，$\cdots$，T_n 时间段的相应接触浓度；

T_1，T_2，$\cdots$，T_n——C_1，C_2，$\cdots$，C_n 浓度下相应的持续接触时间。

例如，劳动者接触乙酸乙酯的状况为 400 mg/m³，接触 3 h；160 mg/m³，接触 2 h；120 mg/m³，接触 3 h。代入上述公式，$C_{TWA} = (400×3+160×2+120×3) \div 8 = 235(mg/m^3)$。

采用个体采样方法时，以整个采样时间的累积暴露量来作为时间加权平均浓度 C_{TWA}。

（2）短时间接触容许浓度（PC-STEL）：在遵守 PC-TWA 前提下容许短时间（15 min）接触的浓度。

PC-STEL 是与 PC-TWA 相配套的短时间职业接触限值，可视为对 PC-TWA 的补充。只用于短时间接触较高浓度后可导致刺激、窒息、中枢神经抑制等急性作用及其慢性不可逆性组织损伤的化学物质。在对检测结果进行评价时应注意，即使当日的 C_{TWA} 符合要求时，C_{STEL} 也不应超过 PC-STEL。当 C_{STEL} 超过 PC-TWA，达到 PC-STEL 水平时，一次持续接触时间不应超过 15 min，每个工作日接触次数不应超过 4 次，相继接触的间隔时间不应短于 60 min。

（3）最高容许浓度（MAC）：工作地点、在一个工作日内、任何时间有毒化学物质均不应超过的浓度。

最高容许浓度主要是针对具有明显刺激、窒息或中枢神经系统抑制作用，可导致严重急性损害的化学物质而制定的不应超过的最高容许职业接触限值，即任何情况都不能超过的限值。应在了解生产工艺过程的基础上，根据不同工种和工作地点采集化学物质最高瞬间浓度的空气样品进行测定。

（4）超限倍数：对未制定 PC-STEL 的化学有害因素，在符合 8 h 时间加权平均容许浓度的情况下，任何一次短时间（15 min）接触的浓度均不应超过的 PC-TWA 的倍数值。

对未制定 PC-STEL 的化学物质和粉尘，采用超限倍数控制其短时间接触水平的过高波动。化学物质的最大超限倍数（视 PC-TWA 的大小）是 PC-TWA 的 1.5~3 倍；粉尘的超限倍数是 PC-TWA 的 2 倍。超限倍数所对应的浓度是短时间接触浓度，采样和检测方法同 C_{STEL}。在对检测结果进行评价时应注意，即使当日的 C_{TWA} 符合要求时，超限倍数也不应超过标准规定的倍数值。

第三节　职业接触评价指标的统计和分析

一、相似暴露组法的统计和分析

采用"相似暴露组法"进行检测，不是通过检测、评价结果来把握构成相似暴露组的每一构成人员的接触水平与暴露风险，而是捕捉"整个暴露小组"的接触水平与暴露风险，亦即 SEG 的整体暴露状况。因此，考虑到该方法检测过程中存在的人员抽样变异、检测时间带来的变异以及不同时间作业场所浓度的变异等情况，因此，无论是采用类比的方法，还是采用检测的方法，对检测结果进行统计和分析时，都应当是利用检测结果对相似暴露组的职业暴露平均值及其分布情况进行统计和分析，从而便于把握暴露小组真正的平均接触水平。为此，欧美国家针对每一 SEG 的检测结果，通常采用以下步骤对相似暴露组的整体暴露情况进行统计和分析：

步骤 1：检测结果异常值的处理。

对于同一相似暴露组的不同检测对象或同一测定内容的不同检测日期的检测结果，如果存在某一检测结果显著高于或低于其他检测结果的情况时，应对出现该检测结果的人员作业情况、生产条件情况以及采样设备情况等进行分析，确认其是属于正常变异，还是属于异常值。如果确属于异常值，应将该检测结果予以删除。

所谓正常变异，是指在个体采样或定点采样过程中存在的下列变异：

（1）基于作业人员的个人原因，导致在不同测定日之间的接触变异（即使是在完全相同环境条件下的作业场所的一个人作业，会由于不同测定日的作业动作的不同带来变异）。

（2）作业人员之间的变异（在不同作业人员之间存在长时间接触水平的平均值的变异）。

（3）同一作业场所不同测定日之间的变异（由于不同日期带来的作业场所环境的变异）。

例如，对同一相似暴露组的 N 人进行检测时，则存在上述（1）和（2）的变异情况，对某一特定人员进行 M 日检测时，则存在上述的（1）和（3）的变异情况，此外，当检测日期与检测人员共同变化时，则存在上述（1）、（2）和（3）的全部变异情况。为了消除这些变异的影响，除了应尽可能选择不同日期和不同人员进行检测之外，在进行检测结果统计和分析时，还应通过科学的计算方法来正确反映相似暴露组的整体暴露情况。

步骤 2：检测结果的计算。

根据采样方式、采样时间等，将消除异常值后的每一名检测对象或每一个检测日期的检测结果分别换算成时间加权接触浓度（包括 8 h 或短时间）。

步骤 3：检测结果的统计。

针对换算所得时间加权平均接触浓度的检测结果，计算下列两种统计结果，并将其作为该相似暴露组的实际职业接触浓度的评价对象值：

（1）算数平均值（M_a）：

$$M_a = \sum M_x / N$$

式中：采用个体采样时，N 为同一相似暴露组的受检对象人日总数，M_x 为不同受检对象在不同检测日期的时间加权接触浓度；采用定点采样时，N 为同一相似暴露组的检测天数，M_x 为不同检测日期的时间加权接触浓度。

（2）对数正态分布 95% 置信区间的上限值（X_{95}）：

由于职业暴露检测结果呈对数正态分布，为了确保计算结果能够包含真正的平均接触水平值，故需计算其对数正态分布的 95% 置信区间，该区间的上限值（X_{95}）代表了实际真正平均接触水平值有 95% 的概率比该值小。

$$\log(X_{95}) = \log(M_g) + 1.654 \times \log(\sigma_g)$$

式中　M_g——换算时间加权接触浓度的几何平均值；

　　　σ_g——换算时间加权接触浓度的几何标准差。

我国虽然在职业接触限值标准以及相似暴露组检测方法上，采用了与欧美相同理念和思想，但是，在检测结果的统计和分析过程中，目前还缺少类似上述的方法规定，只是简单地把检测结果当中的最高值作为该相似暴露组的评价对象值，这一做法显然违背了相似暴露组法检测的基本目的，也造成了其检测方法的成本浪费，因为如果简单使用最高值来与接触限值进行对比的话，则没有必要实施复杂的相似暴露组法来检测，而只需采用最大值法进行检测就足够了。因此，建议今后技术服务机构可参照上述做法进行检测结果的统计处理。

此外，当所检测的样品数小于 4 时，可以按照表 4-2 的方法来处理和确定算数平均值（M_a）以及对数正态分布 95% 置信区间的上限值（X_{95}）。亦即，当 $n = 2 \sim 4$ 时，使用这些检测结果值来计算算数平均值（M_a），当 $n = 1$ 时，则将该检测值直接作为算数平均值（M_a）。而以上两种情况的对数正态分布 95% 置信区间的上限值（X_{95}），则均选择算数平均值（M_a）的 3 倍作为其计算结果。理由是当对数正态分布的几何标准差（σ_g）为 2~3 时（这一数字范围在实际中非常多见），则 X_{95}/M_a 的比值为 2.5~3.3，故其近似值为 3。

表 4-2　检测样品数小于 4 时的结果处理方法

n	算数平均值（M_a）	对数正态分布 95% 置信区间的上限值（X_{95}）
1	直接选择该检测值	
2		取 M_a 的 3 倍值（$M_a \times 3 = X_{95}$）
3	利用检测结果值来计算	
4		

二、最大值法的统计和分析

采用最大值法时，其检测结果的统计和分析相对简单，即首先根据采样方式、采样时间等，将每一名检测对象或每一个检测日期的检测结果分别换算成时间加权接触浓度（包括8 h 或短时间）之后，选择最高值即作为劳动者的实际职业接触水平。

三、混合物的职业接触水平的统计和分析

当工作场所中存在两种或两种以上化学物质时，若缺乏联合作用的毒理学资料，应分别测定各化学物质的浓度，并按各个物质的职业接触限值进行评价；当两种或两种以上有毒物质共同作用于同一器官、系统或具有相似的毒性作用，或已知这些物质可产生相加作用时，则应按下列公式计算其职业接触水平，进行评价：

$$PC - C = C_1/L_1 + C_2/L_2 + \cdots + C_n/L_n$$

式中　C_1，C_2，$\cdots$，C_n——各化学物质所测得的职业接触浓度；

$\quad\quad$ L_1，L_2，$\cdots$，L_n——各化学物质相应的职业接触限值；

$\quad\quad\quad\quad$ $PC-C$——混合物的职业接触水平。

如果 $PC-C \leqslant 1$ 时，表示未超过接触限值，符合卫生要求；反之，当 $PC-C > 1$ 时，表示超过接触限值，则不符合卫生要求。

第五章　风险评价与分级

所谓风险，一般是指发生危险事件或有害暴露的可能性，与随之引发的人身伤害或健康损害的严重性的组合。化学有害因素的健康风险，是由化学物质内在的有害性强度与某种行为和状态下的职业暴露水平所决定，可以用以下公式表示：

化学有害因素职业健康风险＝化学因素有害性×化学有害因素职业暴露

式中的"×"并不是表示两者相乘，表示意味着两者相互依存的性质，亦即无论哪一方如果为零的话，则风险也为零，某一方变成2倍的话，则无论另一方是多大，风险也大约变成2倍。

风险评价是基于有害因素的有害性与职业暴露程度来推算其风险的大小，风险分级是指根据评估风险的大小来划分控制风险的优先顺序，用以判断需否降低风险措施、紧迫性如何、需否实施持续的职业接触监测与健康监护等。风险评价与分级的目的，是将因接触化学有害因素带来的健康损害风险控制在可容许的范围。

关于风险评价与分级的方法，目前国际上采用以下两种方法：

（1）在统筹考虑化学物质的有害性与职业接触水平的基础上，将评价对象人群的职业接触浓度值与职业接触限值进行对比评估分级的方法（包括定量风险评价与分级和定性风险评价与分级），也称职业暴露风险评价与分级，这种方法是国际上普遍应用的方法。

（2）将化学物质的有害性与职业接触水平相对分级，然后使用两者的组合对风险进行评估和分级的综合评估分级方法。这一方法的优点在于可以督促企业着眼于采取无毒代有毒、低毒代高毒的根本性降低风险措施，缺点是由于容易存在误差，故常常偏重安全性考虑而进行分级，从而有时会加大降低风险措施的成本。

第一节　定量风险评价与分级

所谓定量风险评价与分级，是指依据评价对象实际检测、类比推测或模拟推测的职业接触水平与职业接触限值的对比，来定量地评价并划分风险级别。其主要方法是根据相似暴露组的整体职业接触水平与判定标准值对比的大小，来评估不同相似暴露组的风险程度。其中，整体暴露水平是指相似暴露组8 h时间加权与短时间时间加权接触浓度的算数平均值（M_a）及其对数正态分布95%置信区间的上限值（X_{95}），对于判定标准值，由于考虑到职业接触限值以及职业暴露情况的不确定性，目前以欧美国家为代表的发达国家主要使用以下两个值作为判定标准值，来定量地划分其职业暴露的风险级别：①职业接触限值；②行动水平值。

所谓行动水平值（action level，AL），是指当检测统计结果显示超过该浓度值时，考虑到暴露水平在不同检测日期间的变异，则其浓度值有可能在其他日期超过职业接触限值，故此时有必要采取相应行动，为此设定了该浓度值。行动水平值原则上采用职业接触限值的 1/2。之所以选择行动水平值作为判断标准，是因为当假定职业暴露检测的日间变异的几何标准差为 1.22 时，如果检测统计结果显示超过该值，则表明在该检测日期以外时间的实际接触水平仍有 5% 的概率会超过职业接触限值。因此，在评价职业健康风险时，除职业接触限值之外，还选择了行动水平值作为评价判断的标准。

依照上述方法，在总结多数欧美等发达国家的工作经验（主要是 AIHA 和欧盟）的基础上，提出了定量风险评价与分级方法的示例（表 5-1），仅供专业技术人员参考。各技术服务机构也可根据自身的工作经验，制定更加适宜的评价与分级方法。

按照表 5-1 的方法，大体上根据相似暴露组的实际接触水平与评价判断标准的对比，将职业健康风险分为了三级。其中：

Ⅰ级：为 $M_a >$ OEL，即表示相似暴露组的绝大多数人员的接触浓度高于职业接触限值，必须迅速采取降低职业暴露风险水平的措施，故为不可容许的风险。

Ⅱ级：为 OEL $\leq X_{95}$，即表示相似暴露组的接触浓度仍有 5% 概率超过职业接触限值，特别是当 $M_a >$ AL 时（ⅡA），表示相似暴露组的近半数人员的接触浓度可能超过职业接触限值，需要采取降低职业暴露风险水平的措施，故为高风险暴露；当 OEL 的 10% $< M_a \leq$ AL 时（ⅡB），则表示相似暴露组仅有一定人员的接触浓度可能超过职业接触限值，需要仔细分析现有措施的有效性并努力采取更加有效的措施，故为中等风险暴露。近年来，欧美等发达国家定量风险评价与分级方法中（AIHA 法，EU 法），均把"OEL $\leq X_{95}$"作为了需要采取措施的条件。

Ⅲ级：为 $X_{95} <$ OEL 并且 $M_a \leq$ OEL 的 10%，表示有充分理由相信相似暴露组的接触浓度低于职业接触限值，说明管理状态良好，故为可接受风险。

表 5-1　定量风险评价与分级方法示例

评　价　依　据		风　险　分　级
$M_a >$ OEL		Ⅰ级：不可容许的风险
$M_a \leq$ OEL $\leq X_{95}$，并且	$M_a >$ AL	ⅡA 级：高风险
	OEL 的 10% $< M_a \leq$ AL	ⅡB 级：中等风险
$X_{95} <$ OEL 并且 $M_a \leq$ OEL 的 10%		Ⅲ级：可接受的风险

注：M_a 代表相似暴露组 8 h 时间加权与短时间时间加权接触浓度的算数平均值；X_{95} 代表相似暴露组 8 h 时间加权与短
　　时间时间加权接触浓度的对数正态分布 95% 置信区间的上限值；OEL 代表职业接触限值；AL 代表行动水平值。

第二节　定性风险评价与分级

在没有可用于推测职业接触程度的监测数据的时候，特别是对没有实施定期检测的中小企业，可以采用定性的方法进行风险评价与分级。

定性风险评价与分级，一般根据接触量、挥发性与飞散性等作业状况来估测作业环境浓度水平推测值，然后综合考虑作业时间、作业频度等工人作业状况，利用两者的组合来定性确定劳动者的职业暴露风险与分级。以下介绍日本中央劳动灾害防止协会的定性风险评价与分级方法，仅供参考。

一、确定作业环境浓度水平推测值及其分级（EWL）

没有用来推测接触程度的实测数据的时候，根据化学品接触量、挥发性、飞散性等物理化学性质状态来推测作业环境浓度水平推测值（EW）。如果工人的衣服、手脚、防护用具上可见到评价物质的污渍，则应对评价结果进行修正。

（1）接触量的分数：根据该化学品的使用量来求得分数（表5-2）。其中，分批作业根据每次的使用量，连续作业根据每天的使用量来确定。

表5-2　接触量的分数

分　数	液　体	粉　末
3（大量）	kL	t
2（中等）	L	kg
1（少量）	mL	g

（2）挥发性、飞散性分数：根据该化学品的物理化学性质来确定（表5-3）。其中，液体根据沸点，粉末根据粒径和质量来确定。

表5-3　粉末飞散性及液体挥发性的分数

分数	液体挥发性及粉末飞散性	液体	粉　末
		沸点	物理形状
3	高	50 ℃以下	较轻的细微粉末（例：水泥、面粉）
2	中	50~150 ℃	结晶状及颗粒状（例：洗衣粉）
1	低	150 ℃以上	坚固的颗粒（例：PVC 颗粒）

注：当液体化学品的使用温度超过 20 ℃ 的时候，使用图 5-1 来确定其挥发性。

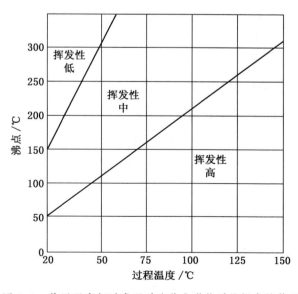

图5-1　使用温度超过常温时液体化学物质的挥发性等级

（3）修正分数：操作者的作业方法不同，化学品接触浓度有可能增高，因此须根据情况加以修正（表5-4）。

表5-4 修 正 分 数

分数	状 况
1（有修正）	作业人员的工作服、手脚、防护用具上可见到评价物质的污渍
0（无修正）	作业人员的工作服、手脚、防护用具上看不到评价物质的污渍

（4）作业环境浓度水平推测值及其分级（EWL）：依据接触量的分数、挥发性或飞散性分数以及修正分数的评估结果，按下式计算作业环境浓度水平推测值：

$$EW = A(接触量的分数) + B(挥发性、飞散性分数) + C(修正分数)$$

根据上式求得作业环境浓度水平推测值的分数（EW）大小，使用表5-5来确定作业环境浓度水平分级。

表5-5 作业环境浓度水平分级

EWL	E	D	C	B	A
EW 分数	6~7	5	4	3	2

二、作业时间、作业频度水平（FL）的确定

根据1 d工作时间内接触该化学品的时间或工人在该工作场所的年度工作时间，使用表5-6来确定作业时间与作业频度水平（FL）的程度。

表5-6 作业时间（h）与作业时间频度水平

FL	V	IV	III	II	I
工作时间内的接触时间比例	87.5%以上	50%~87.5%	25%~50%	12.5%~25%	12.5%以下
年度作业时间	400 h以上	100~400 h	25~100 h	10~25 h	10 h以下

三、确定职业接触的风险分级（EL）

根据作业场所情况确定的作业环境浓度水平分级（EWL）以及作业时间、作业频度水平（FL），使用表5-7来确定职业接触的风险分级（EL）。

表5-7 没有工作场所作业环境检测数据等情况下的推测职业接触风险分级

FL	EWL				
	E	D	C	B	A
V	5	4	4	3	2
IV	5	4	3	3	2
III	5	3	3	2	2
II	4	3	2	2	1
I	3	2	2	1	1

表 5-7 中，级别 5 和 4 代表不可容许的职业接触风险，级别 3 代表高风险接触，级别 2 和 1 代表可容许的职业接触风险。

第三节　综合风险评估分级

综合风险评估分级，是指综合化学物质的有害性程度与职业暴露风险，使用两者的组合来对风险进行评估和分级。这一方法的目的，就是在考虑降低职业暴露风险的同时，还可着眼于采取无毒代有毒、低毒代高毒的根本性降低风险措施。以下介绍日本中央劳动灾害防止协会的综合风险评估分级方法，仅供专业人员参考。

一、化学有害因素有害程度的评估

根据 GHS 的化学物质的有害性种类及其有害性分级（区），日本中央劳动灾害防止协会将化学物质的有害性程度（HL）分为了 5 级以及对眼睛和皮肤损伤的 S 级（表 3-3）。

使用表 3-3 方法评估有害性程度时：

（1）关于有害性级别，数字越大，有害程度越大。

（2）同一种物质得到了两种不同的有害性级别时，应将最高的级别作为该化学品的有害性程度。

（3）使用多种物质（混合物等）的时候，应将其成分物质中有害性级别最高的物质的有害性级别作为该混合物的有害性程度。

（4）引起眼睛及皮肤损害的物质应评价为有害性级别 S，并在评价健康风险时另行评价。

二、职业接触水平风险评估

日本中央劳动灾害防止协会采用将相似暴露组整体接触水平的算数平均值与职业接触限值对比的方法，依据其对比结果的大小，按照表 5-8 的方法将职业接触水平风险（EL）分为了 5 级，其中，级别 5 和 4 代表不可容许的接触风险，级别 3 代表高风险接触水平，级别 2 代表中等程度风险接触水平，级别 1 代表可容许的接触风险。

表 5-8　日本中灾防职业接触水平评估分级

评价依据	职业接触水平风险分级	评价依据	职业接触水平风险分级
$M_a < 10\% \text{ OEL}$	1 级	$1.50\text{OEL} > M_a > \text{OEL}$	4 级
$10\% \text{ OEL} < M_a \leqslant 50\% \text{ OEL}$	2 级	$M_a > 1.50\text{OEL}$	5 级
$\text{OEL} > M_a > 50\% \text{ OEL}$	3 级		

三、综合风险评估与分级

依据有害性程度评价分级以及职业接触水平风险评估的结果，将两者以矩阵的方式进行组合，形成综合风险评估与分级（表 5-9）。

表5-9 日本中灾防综合风险评估与分级

HL	EL				
	5	4	3	2	1
5	V	V	V	Ⅳ	Ⅲ
4	V	Ⅳ	Ⅳ	Ⅲ	Ⅲ
3	Ⅳ	Ⅳ	Ⅲ	Ⅲ	Ⅱ
2	Ⅳ	Ⅲ	Ⅲ	Ⅱ	Ⅱ
1	Ⅳ	Ⅲ	Ⅲ	Ⅱ	Ⅰ

表5-9中：Ⅴ级代表不可容许的风险；Ⅳ级代表较大风险；Ⅲ级代表中等程度的风险；Ⅱ级代表可以容许的风险；Ⅰ级代表轻微风险。

第六章　化学有害因素的风险控制与管理

风险评价的目的，是把接触化学有害因素的职业健康风险控制在可容许的范围，并采取措施防止职业健康损害的发生。因此，化学有害因素的风险控制与管理，既包括针对评价所确定的不可容许风险采取有效的降低风险的措施，也包括针对实施措施后的残留健康风险进行预测与管理。

第一节　降低不可容许风险措施的研究与实施

研究与实施风险控制措施，是指依据风险评价的结果，选择并实施能够以最低的成本并获得最佳防护效果的控制措施，一般包括以下三个过程：
（1）风险控制措施的策划与提出。
（2）风险控制措施的效果与成本预测。
（3）风险控制措施的评价与选择。

一、风险控制措施的策划与提出

在策划和提出风险控制措施时，应当按照风险顺序和措施优先顺序，策划和提出旨在降低职业健康风险的具体控制措施。

所谓风险顺序，是指优先针对不可容许的风险研究与实施工程技术防护措施以及防止健康损害的预防性管理措施，力争将风险控制在可容许范畴；而对于可容许的风险，则原则上无须采取降低风险水平的工程措施，只需实施作业标准管理、员工教育培训等管理性措施（图6-1）。

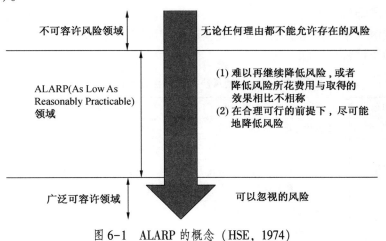

图 6-1　ALARP 的概念（HSE，1974）

例如，依据风险评价结果，将风险分为不可容许风险（Ⅳ级）、较大风险（Ⅲ级）、中等程度风险（Ⅱ级）以及可接受风险（Ⅰ级）四级时，则策划风险控制措施时应当重点针对Ⅳ级、Ⅲ级以及Ⅱ级风险进行控制措施的策划。

（1）不可容许风险（Ⅳ级）：

①在风险降低之前，原则上禁止作业。

②需要充分利用经营资源来降低风险。如果不可能这么做，必须继续禁止作业。

③采取风险降低措施时，应把目标确定为"把风险等级降到可以接受以下"。

④采取降低风险的措施以后，还应实施暴露检测，并根据检测结果确认风险等级已降至可接受以下。

（2）较大风险（Ⅲ级）：

①在高风险得到降低之前，最好不要作业。不得不进行作业而采取妥善的降低风险措施又需要一定时间的时候，需要立即采取临时性措施。

②为了降低风险，必要时需投入较大的经营资源。

③采取降低风险的措施以后，应实施暴露检测再次进行评价，确认其结果已经是可以接受的风险。

（3）中等程度风险（Ⅱ级）：

①制定降低风险措施的实施计划，最好在计划期限内实施。

②虽然需要研究如何降低风险的措施，但最好也充分考虑采取措施所需要的费用，应尽量减少成本。

③采取降低风险的措施以后，应实施暴露检测再次进行评价，确认其结果已经是可以接受的风险。

（4）可接受风险（Ⅰ级）：

①不需要实施降低风险的措施，但是要采取"成本效果比"较好的解决办法，或进行不增加成本的改善。

②为了切实地保持管理，需要实施设备检查、保养和管理。

所谓措施优先顺序，是指在策划和提出风险控制措施时，应当尽可能策划和提出能够从根本上消除或降低风险的措施，亦即策划和提出能够降低职业病危害因素有害性程度或劳动者职业接触水平的控制措施，并在此基础上辅以职业接触监测、职业健康监护等防止健康损害的预防性管理措施（表6-1）。

表6-1 策划风险控制措施的优先顺序

控制措施的对象	控制措施的示例	控制措施的目的	措施优先顺序
有害物质（危险源）	无毒代有毒、低毒代高毒	消除或降低有害性	1
有害物质的产生	改革生产工艺、使用条件等	避免产生有害物质	2
	将设备密闭化、自动无人化；隔离有害工艺；隔离操作等	控制产生的有害物质扩散到作业环境	3
有害物质环境浓度	局部排风装置；吹吸式通风装置；全面通风装置等	降低作业环境浓度	4

表6-1（续）

控制措施的对象	控制措施的示例	控制措施的目的	措施优先顺序
有害物质职业暴露浓度	控制区域管理（警示标识禁止进入等）；制定作业标准；缩短作业时间；佩戴个人防护用品等	控制职业暴露浓度	5
健康损害残留风险	职业接触监测；告知与培训；职业健康监护；生物监测等	预防健康损害控制残留风险	6

亦即，策划风险控制措施时，首先应考虑采用无毒代替有毒，或者使用低毒代替高毒，从而从根本上消除或降低风险；其次，当不得不使用有毒物质时，应采用改革生产工艺或改变使用条件等措施，从而避免有害因素的产生或减少有害因素的产生量；当实际中很难控制有害因素的产生量时，则应采取密闭、自动化、隔离等措施，防止产生的有害物质扩散到作业环境当中；当实际很难采取密闭、自动化等控制措施时，则应采取局部通风、全面通风等措施，将扩散到作业环境的有害因素迅速捕捉和消除，降低有害因素的作业环境浓度。通过以上若干过程的控制措施，如果能够维持良好的作业环境的话，则可大大降低化学物质导致的职业健康风险。

但是，当以上措施难以非常有效地保持良好作业环境时，或者，由于劳动者的个人作业行为等原因以及某些特殊作业（如临时作业、紧急情况作业等）原因等，也有可能导致劳动者面临较高职业暴露浓度。此时，策划控制措施时应把着眼点放在作业任务或作业人员方面，即应采取控制区域管理（警示标识禁止进入等）、制定作业标准、缩短作业时间、佩戴个人防护用品等措施，设法努力控制劳动者的职业健康风险。同时，考虑到生产条件与工艺技术的变化、职业接触限值的不确定性以及低浓度长期暴露存留的风险等，在针对危害因素与作业环境、个人职业暴露等采取上述措施的接触上，还应采取职业接触监测、告知与培训、职业健康监护以及生物监测等管理措施，以及时应对职业接触的变化并及早发现劳动者健康损害，从而通过职业健康检查的后续措施以及改善作业环境等，确保劳动者的职业健康。

策划与提出各类风险控制措施方案时，应当具体明确该措施方案的相关项目内容，以便于下一步预测、评价措施方案时使用。例如：

（1）无毒代有毒、低毒代高毒措施方案：应包括替换物质的理化特性、有害性、成本、需否变更设备等。

（2）局部通风措施方案：应包括设置场所（占用面积）、排风罩的形状、通风管道的布置、净化装置的种类、排风机的选择、成本等。

二、风险控制措施的效果与成本预测

在确定控制措施的实施方案之前，应当对以上遵循风险顺序和措施优先顺序所策划与提出的控制措施方案的效果和成本进行事前预测。

所谓效果预测，是指如果实施该措施方案的话，能否达到策划措施方案的目的，实施后能够多大程度地降低风险。一般来说，效果的预测需要技术人员具备必需的实践经验，如果不具备必要的经验，则需要采用类比或实验等的数据进行预测。具体预测的方法与前面介绍的风险评价方法大致相同。

所谓成本预测，是指如果实施该措施方案的话，预期需要多大程度的费用。一般来说，风险控制措施的成本可包括以下内容：

（1）设施成本。例如，采用局部通风装置等防护设施时，既包括防护设施的购入、运输、安装、调试等成本，也包括占用场地、建设施工等费用，此外，当由于防护设施的设置需要对车间或生产设备进行变更时，则还包括因变更调整所带来的成本费用。

（2）影响生产成本，是指由于防护设施的设置给工厂车间的生产性所带来的不利影响。例如，防护设施的施工期间需要工厂车间停产，防护设施维护检修期间需要暂时停止生产设备运行以及防护设施设置本身给生产效率带来的影响等。

（3）设施运行成本，是指防护设施在运行期间产生的费用。例如，电离消耗费用、维护保养所需的人力与时间、零部件更换费用等。如果在维护保养时作业人员需要个体防护，则还包括配备的个体防护用品费用。

（4）培训成本。新设置防护设施时，为了让作业人员能够正确操作，需要实现对其进行培训和训练，而且还包括对维护检修人员的培训和训练。这两种培训和训练的费用包括受训人员与培训讲师两部分。

（5）设施寿命成本。防护设施设置后，一般会成为生产设备的一部分，此时，随着使用时间的推移，设施性能会逐渐降低，需要定期地检查、维护、检修和更换等，由此产生相应的设备折旧费用。

（6）其他相关费用。例如，为了确认防护设施是否正常运行的监测装置、监测报警装置等，以及对防护设施所收集废弃物的处置费用。

三、风险控制措施的评价与选择

对策划与提出的各类风险控制措施方案进行成本与效果预测之后，需要按照一定的标准方法对其进行评价，从而选择出需要实施的最佳措施方案。一般来说，主要依据以下三个方面对防护措施方案进行评价和选择：

（1）所提出的措施方案中，哪些风险控制措施方案是有关法规要求必须实施的，哪些是属于保护劳动者健康道义责任的。如果是法规标准明确规定，则这些措施必须实施。

（2）所提出的措施方案中，哪些风险控制措施方案能够容易实现策划的目的，而且，能够相对有效地降低风险。例如，目的是为了无毒代有毒、低毒代高毒，还是为了降低作业环境有害物质的浓度；根据预测，能够把风险从不可容许降为可容许，还是降为较高风险。

（3）依据各类风险控制措施的成本预测，所提出的措施方案中，哪些风险控制措施方案从费用效果分析是最好的。

根据以上过程的评价与选择，最终选择即满足法规要求又能以最低的成本取得最好效果的方案加以实施。

第二节　降低不可容许风险的具体措施

一、消除或降低有害性的措施

采用无毒化学物质代替有毒化学物质，或者采用低毒化学物质代替高毒化学物质，是有效消除或降低有害性的根本性措施。

首先，国外一些发达国家均通过制定相关法律，来禁止制造、销售以及使用具有高度毒性的化学物质。例如，日本《劳动安全卫生法》规定，禁止制造、销售以及使用联苯胺、闪石棉等10种化学物质。我国虽然目前尚未出台禁止使用某些高度毒性化学物质的规定，但应尽可能借鉴国外经验避免使用具有人类致癌性的化学物质。

此外，对于已有职业接触限值标准的化学物质，通过查阅标准限值的大小及其制定理由，可以基本判断该化学物质的毒性大小。对于尚未制定接触限值标准的化学物质，则应通过查阅文献资料、MSDS等相关信息，利用其相似健康效应无毒性浓度（量）（NOAEL）或最低毒性浓度（量）（LOAEL）也可基本判断其毒性大小。此外，对于有无接触限值，均可根据化学物质有害性程度的评估分级，也可判断其毒性的大小。此时，尽可能使用毒性较低的化学物质来代替毒性较高的化学物质，也是有效降低劳动者健康风险的重要措施。例如，使用水性漆料代替含有有机溶剂的传统漆料，可有效避免暴露有机溶剂的风险；使用含有铁粉的喷砂器来代替含有游离二氧化硅的砂制喷砂器，则可以有效防止暴露游离二氧化硅的风险。

但是，应注意不能简单地认为标准限值大的化学物质一定会比限值小的化学物质安全。例如，在有机溶剂当中，乙酸乙酯的容许浓度为 400 ppm，乙酸丁酯的容许浓度为 150 ppm，乙酸乙酯的限值比乙酸丁酯大。但是，由于乙酸丁酯的饱和蒸气压或饱和浓度比乙酸乙酯低（乙酸乙酯在 20 ℃的饱和蒸气压为 71 mmHg 即 9.5 kPa，乙酸丁酯为 8.1 mmHg 即 1.1 kPa），因此，乙酸丁酯的挥发性较低，如果在同等生产条件下，乙酸乙酯的蒸气危险度（蒸气危险度＝饱和蒸气浓度/容许浓度，饱和蒸气浓度是指在环境中能够达到的最大浓度）为 233，而乙酸丁酯为 71，乙酸乙酯的蒸气危险度较乙酸丁酯大，即乙酸乙酯在环境中超过容许浓度的可能性较乙酸丁酯高，也可以说，如果利用毒性较低的乙酸乙酯来代替乙酸丁酯，相反却难以把乙酸乙酯降到容许浓度以下，也更难采取有效的控制措施。

二、改革生产工艺、使用条件等措施

通过变更生产工艺、作业方法或使用条件等，可以有效防止有害物质产生，而且措施成本较低。例如：

（1）采用湿式作业可以大幅降低其粉尘的产生，采用边冲水边打磨的方式，可以有效控制打磨作业中产生的粉尘。

（2）应用新技术改善生产工艺（如密闭采样、对以粉末状出厂的原料改为块状或饼状出厂、对使用溶剂的喷雾涂装改为粉体涂装或电泳涂装等）避免产生有害因素。

（3）调整工艺顺序。如将多种粉料混合搅拌后再加入溶剂进行冶炼、成型的作业，改为在搅拌前加入溶剂再进行冶炼、成型，从而控制搅拌所产生的粉尘量。

（4）利用控制工艺温度抑制化学物质的蒸发等。

三、密闭化、自动化、隔离等措施

即使不能避免有害因素的产生，但是，通过采取密闭、自动化、隔离等措施，也可防止产生的有害物质扩散到作业环境当中，从而降低劳动者的健康风险。

1. 密闭（enclosure）

密闭是指将产生职业病危害因素的设备全部或部分地密闭，使职业病危害因素不能向周围作业场所飞散的设施。其主要目的是将已经产生的有害物质控制在有限的狭小范围内予以处理，避免其向周围扩散其中。例如，对产生有害物质的电渡槽、洗涤槽、破碎机、筛分机等予以密闭或包围等。采用密闭或包围时，注意同时对其内部的空气进行抽风，以确保其内部压力低于外部空气。

密闭构造是指内部有害物质不能泄漏至外面的无间隙密闭构造，如化学反应设备。

包围构造（密闭罩），是指将发生源利用罩子等构造物将其包围，利用吸引内部空气在罩子间隙等开口部位制造吸引气流，从而防止有害物质泄漏的构造（如对产生有害物质的电渡槽、洗涤槽、破碎机、筛分机等予以密闭或包围等）。

2. 隔离（isolation）

隔离是指避免劳动者与有害物质接触。其主要目的是将产生有害物质的生产工艺单独设置，将其与非有害生产工艺进行隔离，避免交叉影响。同时，对隔离后的有害生产工艺，尽量采用远距离操作，必须进入时应采取有效的防护措施。隔离的具体措施包括：

（1）物理隔离。如采取自动化，劳动者仅在控制室作业。

（2）空间隔离。如采用机器人进行有害作业，劳动者仅在周边监视进行远距离操作。

（3）时间隔离。如劳动者在产生有害物质的生产工艺过程结束一定时间后进入作业。多与其他工程措施一同实施。

四、通风（ventilation）

通风是一种利用气流控制环境的重要技术方法，它不仅用于降低环境空气中有害物质的浓度，也可应用于改善高温环境。通风措施一般包括局部通风（local exhaust）和全面通风（general ventilation）。

1. 局部通风

局部通风是一种使用排风罩、管道、净化装置和风机构成的局部通风装置，在发生源附近将有害物质抽取消除的方法。其主要目的是当难以采取密闭措施或者密闭措施难以将产生有害物质的生产设备完全密闭时，通过设置局部排风或吹吸式通风装置，来避免产生的有害物质扩散到作业人员的呼吸带。一般分为局部排风装置和吹吸式通风装置。

（1）局部排风装置，是指在接近职业病危害因素发生源处设置排风罩，利用局部的、恒定的吸引气流，将所产生高浓度的职业病危害因素在其扩散之前予以捕捉，在劳动者不接触污染空气的状态下将其吸出，并将所吸入空气中有害物质尽量消除后再将其排出的装置。此装置广泛应用于切割、打磨、焊接、涂装、清洗、装袋、铸造落砂、化学分析以及其他产生有害化学物质的工艺，是一种最为常用的有效控制技术措施。对于局部排风装置，关键是能否将发生源产生的有害物质在不接近作业人员呼吸带的条件下将其全部吸入排风罩内。

局部排风装置的排风罩分为两种，一种是将有害物质发生源包围从而避免有害物质泄漏到罩子外面的密闭罩，另一种是将排风罩置于发生源的外面，将产生的有害物质在发生源附近吸引排除的外部排风罩。一般来说，相对于外部排风罩，密闭罩可以更有效地避免有害物质扩散到作业环境，因此，当采用局部排风装置时，应尽可能选择密闭罩。当选用外部排风罩时，应注意保持必需的控制风速，而且，还应注意如果距离排风罩开口面越远，则风速会急剧降低，导致距离排风罩较远部位的有害物质不能被排风罩有效地吸引排除。

（2）吹吸式通风装置。当局部排风装置的排风罩难以靠近气体、蒸气或粉尘发生源进行设置，或发生源的发散面积较大难以设置排风罩时，应采用吹吸式通风装置。吹吸式通风装置是指在职业病危害因素发生源的两端设置吹出罩和吸入罩，利用两罩之间形成的平行气流，将发生源扩散的职业病危害因素捕捉并经吸入罩排出的装置。

采用吹吸式通风装置时，应注意避免设计错误，因为如果出现设计错误，则不仅吹出罩吹出的气流不能被吸入罩充分吸引，而且，存在有害物质扩散到作业环境的危险。此外，虽然吹出罩和吸入罩之间形成平行气流至关重要，但应注意，当劳动者进入两罩之间进行作业时，会在作业人员的下流侧产生涡流，此时尽管作业人员站在上流侧面向下流侧进行作业，但由于乱流的影响，有时也会使有害物质逆流向作业人员。因此，为了避免因乱流带来的职业暴露，应从作业人员背后的上方吹入气流，或者让作业人员处在罩子的旁边进行作业。

2. 全面通风

由于存在设计时意想不到的室内乱流影响以及所用机械设备超负荷运转等原因，当有害物质泄漏到局部排风装置或吹吸式通风装置的捕捉范围之外时，则很难将其再次捕捉和排出，并导致作业环境中有害物质的浓度逐渐增大或沉积地面粉尘二次扬尘等问题。此时，应采用全面通风装置对作业环境的有害物质浓度予以稀释。全面通风装置（general ventilation），是指使用换气扇等将作业场所内污染空气向外排出，并从外部供给新鲜空气进行混合，通过稀释来降低平均浓度的装置。因此，为了确保全面通风装置的稀释效果，应注意确保一定的换气量，而且，全面通风装置应作为其他控制措施的辅助方法加以考虑。表6-2列出了日本《预防有机溶剂中毒规则》所规定的车间内作业场所的换气量要求，仅供参考。

表6-3给出了局部排风装置、吹吸式通风装置以及全面通风装置三种防护设施的优缺点，供技术人员在选择时参考。

表6-2　日本《预防有机溶剂中毒规则》规定的全面通风换气量要求

使用的有机溶剂	第一种有机溶剂	第二种有机溶剂	第三种有机溶剂
每分钟的换气量/m³	$0.3W$	$0.4W$	$0.01W$

注：W代表每作业1 h使用的有机溶剂的量，单位为g。

表6-3　三种防护设施的优缺点对比

通风设施	优　　点	缺　　点
局部排风装置	（1）在发生源附近将有害物质捕集并排除，劳动者的暴露危险较小 （2）能够净化处理	（1）设备成本、运行成本较大 （2）设备规模大，占用场所 （3）有时会影响作业

表 6-3（续）

通风设施	优　点	缺　点
吹吸式通风装置	（1）在发生源附近将有害物质捕集并排除，劳动者的暴露危险较小，能够净化处理 （2）影响作业情况较少	（1）设备成本、运行成本较大 （2）设备规模大，占用场所
全面通风装置	（1）设备成本、运行成本较小 （2）设备简单，不占用场所 （3）不影响作业	（1）有污染周围环境且劳动者暴露的危险 （2）不能净化处理

五、职业暴露管理

采用上述工程控制技术措施，对于降低劳动者的职业暴露至关重要，但是，仅靠这些措施是不充分的，还应通过改善作业方法、制定作业标准、佩戴个体防护用品等，设法避免劳动者在作业过程中出现高浓度暴露的情况。

1. 改善作业方法

通过改善作业方法，可以尽可能地降低因作业位置、作业姿势、作业程序等作业方法带来的职业暴露。例如，在上风侧作业、不要靠近点检口作业、不要将装有有害物质的容器开口放置等。即便是在设置了局部排风装置或吹吸式通风装置时，也应注意尽可能不要在气流的下风侧进行作业。

2. 制定作业标准（规程）

进行下列可能接触有害物质的作业时，应制定作业标准（规程），并严格按照作业标准的规定实施作业：

（1）设备、装置等的操作、维护、检修作业，应针对作业程序、注意事项、禁止事项等，以易于理解且不产生误解的方式，制定书面的作业标准。

（2）设备清扫、检维修、密闭空间作业等非常规作业，应制定旨在防止职业暴露的作业标准。

（3）发生异常与紧急情况时的应急救援作业，应制定应急救援预案。

（4）针对个体防护用品的使用、维护与管理，应制定明确的管理规定。

3. 个体防护用品

尽管采取工程技术措施对于降低劳动者的职业暴露至关重要，但是，实际作业中，往往存在不得已依赖个体防护的情况。所谓个体防护用品，是在有害作业环境中保护劳动者健康的工具，包括呼吸防护用品、防噪声用品、防护眼镜等。一般来说，当有效的工程技术措施尚在施工过程、靠近发生源附近的作业、临时性作业、移动作业以及难以实施有效的工程防护措施或者虽然实施了工程措施但效果有限等难以充分控制职业接触的情况时，作为防止有害物质侵入体内的手段，均应采取个体防护措施。因此，必须注意的是，个体防护措施是防止劳动者对有害物质职业接触对策的最后一道防线，只有当判断作业场所的作业环境较差时，不得已才暂时使用个体防护用品，但不应首先就依赖这一措施。

如果能够正确地选择和使用的话，个体防护用品是防止劳动者职业接触的有效措施，但是，如果方法不适当的话，不仅不能充分发挥效果，甚至可能带来相反的效果。因此，在选择个体防护用品时，应注意以下事项：

（1）是否是针对对象有害物质具有充分的防护性能。

（2）防护用品的操作、使用方法是否很简单。

（3）使用个体防护用品时，是否明显地影响作业性能。

（4）是否符合国家卫生标准要求。

在使用个体防护用品时，应注意以下事项：

（1）根据对象有害物质的种类选择适宜的个体防护用品。例如，绝对避免在缺氧环境中使用防尘口罩或防毒口罩、接触一氧化碳作业使用利用有机气体的防毒口罩等。

（2）实施经常性的检查和维护等保养管理，确保个体防护用品处于能够充分发挥其性能的状态，特别是对于在紧急情况时使用的个体防护用品。

（3）应当对劳动者反复进行教育和培训，确保其熟悉正确的使用和维护方法，避免误用。

第三节　残留风险管理

依据风险评价结果，对判定为不可容许的风险采取降低风险的措施。但是，由于实施降低风险措施的各种状况，常常会有剩余的风险存在，这种风险称为残留风险（residuai risk）。对于残留风险，应当确认其残留风险的程度，将信息与相关人员进行交流和沟通，并探讨和实施针对残留风险的应对措施，这称之为残留风险管理。

一、残留风险的识别与评价

实施降低风险措施之后，之所以存在残留风险，常见于以下三种情况：

（1）由于实施的降低风险措施不适当、不充分，原有风险未能降低到可容许水平而残留存在。

（2）由于降低风险措施是按照风险的优先顺序从高风险来逐步实施，故在某一时点，有些风险的控制措施尚未实施而残留风险。

（3）虽然实施了有效的降低风险措施并把风险降低到了可容许水平，但是，由于不能彻底消除风险，故低浓度长期暴露仍然存在健康损害问题。此外，一些临时性作业也有可能导致意想不到的高浓度暴露风险。

由于降低风险主要是从技术、时间、经济等角度来判断控制措施的优先顺序，然后从优先度较高的措施来按顺序有计划地实施控制措施。因此，很难避免残留上述（1）和（2）的风险，关键是要确认残留多大程度的风险，并对残留风险进行恰当的管理。

对于（3）所列的残留风险，指即便风险降低到可容许的范畴，但由于职业接触限值是"绝大多数的人"不产生健康损害的量值，同时，由于对有害因素的感受性存在个人差异，即便是暴露于职业接触限值水平以下的浓度，有时也会引起不适、原有健康异常恶化甚至发生职业病。亦即，职业接触限值不能保障所有劳动者都不会出现有害健康影响，即便在限制水平以下的接触，由于个人条件等的不同，有时也会导致健康损害。此时，基于进一步降低风险措施所需的费用、技术、人力等的限值，往往不能实施更加充分的控制措施，而有必要收集作业环境中有关残留风险的信息，并将其告知相关人员。

所以，有人认为风险控制措施与残留风险对策不同，风险控制措施是直接针对风险，如变更使用的化学物质、降低化学物质的使用频次（量）等，而残留风险对策是指职业健康监护、职业接触监测、警示标识等非直接针对风险的对策。

残留风险的识别，是指定性、定量地把握所实施风险控制措施的效果，从而明确是什么原因导致风险残留、有无必要进一步降低残留的风险或者能否进一步降低风险。

残留风险评价，是指评估残留风险的程度、分析风险残留的原因以及探讨风险管理对策。其方法与通常的风险评价基本相同。由于残留风险是实施控制措施之后仍剩余的风险，因此必须明确其残留的原因。

二、残留风险的信息告知

为了有效地实施残留风险管理，使相关人员知晓并理解管理残留风险的目的至关重要。化学物质所致劳动者的健康损害，既有像急性中毒那样迅速表现出因果关系的疾病，也有像慢性疾病和职业癌那样需要经过长时间才能发生的健康损害。同时，即使劳动者在相同作业环境下作业，由于他们实施作业方式的不同，有些人出现健康影响，有些人则不发生健康损害。通过将这些信息传达给相关人员，则较容易获得他们对残留风险予以管理的理解和配合。

残留风险信息的告知，一般包括以下内容：

（1）残留风险的程度。

（2）残留风险可能造成的健康影响。

（3）为了控制必要的残留风险需要实施什么样的对策措施。

三、应对残留风险的措施方法

为了应对残留的风险，可以采用以下措施方法：

（1）严格遵守作业标准（操作规程）。

（2）配备并使用个体防护用品。

（3）工作场所警示标示。

（4）职业接触监测。

（5）职业健康监护。

（6）信息告知与培训。

1. 职业接触监测

为了确认控制措施的效果并监视劳动者的职业暴露情况，需要实施职业接触监测。国外职业接触监测一般包括初始检测、再次（定期）检测、终止检测以及重新检测。我国目前的相关标准只是定性地规定了用人单位对工作场所职业病危害因素进行初始检测的相关要求，但是对于需要进行定期职业接触检测的条件及检测的频次，以及可以终止检测的条件等缺乏详细的具体规定。国外工业发达国家一般根据不同相似暴露组的职业接触程度来确定再次（定期）检测的频次。

例如，NIOSH 的《职业暴露检测与评价策略手册》规定：

（1）当劳动者的职业接触水平小于职业接触限值（PEL）但超过行动水平值（AL）时，用人单位应至少每两个月检测一次。

（2）当劳动者的职业接触水平超过职业接触限值（PEL）时，在通过采取有效控制措施将暴露水平降至标准限值以下之前，应当至少每月检测一次。

（3）当劳动者的职业接触水平小于行动水平值（AL）时，用人单位可以终止检测。

英国《关于与作业环境职业暴露限值的评价与检测策略标准》（BS EN689）规定，在考虑生产工艺周期、控制方法是否合适、暴露是否接近限值、工艺控制的有效性、控制与改善措施所需时间等的基础上，按照以下方法确定检测对象因素及其检测频次：

（1）相似暴露组的职业暴露浓度小于暴露限值的1/4时，每64周检测一次。

（2）相似暴露组的职业暴露浓度大于暴露限值的1/4但小于1/2时，每32周检测一次。

（3）相似暴露组的职业暴露浓度超过暴露限值的1/2时，每16周检测一次。

当工作场所出现变更生产工艺、原材料、作业方法等导致劳动者的职业接触水平发生变化的情况时，用人单位应当重新对劳动者的化学有害因素的职业性接触进行检测与评价。

用人单位应当将高危粉尘与高毒物品的定期检测结果以适当的方式及时向劳动者公布，并存入本单位职业卫生档案。对于定期检测结果超过职业接触限值标准的工作场所，用人单位的公布内容还应包括旨在降低劳动者职业接触水平的补充控制措施。

职业接触检测与评价的具体方法，详见本书化学有害因素检测相关章节。

2. 职业健康监护

职业健康监护是以预防为目的，根据劳动者的职业接触史，通过定期或不定期的医学健康检查和健康相关资料的收集，连续性地监测劳动者的健康状况，早期发现职业病、职业健康损害和职业禁忌证，分析劳动者健康变化与所接触的职业病危害因素的关系，并及时地将健康检查和资料分析结果报告给用人单位和劳动者本人，以便及时采取干预措施，保护劳动者健康。职业健康监护主要包括职业健康检查和职业健康监护档案管理等内容。职业健康检查包括上岗前、在岗期间、离岗时和离岗后医学随访以及应急健康检查。

（1）职业健康检查计划等。用人单位应当制定职业健康检查计划，并选择满足相关要求的职业健康检查机构，对职业性接触化学有害因素的劳动者进行职业健康检查。

用人单位委托职业健康检查机构时，应向其提供下列有关信息：

①职业性接触高危粉尘与高毒物品劳动者的岗位及其职责。

②检测的或合理预测的职业性接触高危粉尘与高毒物品劳动者的职业接触水平。

③职业性接触高危粉尘与高毒物品劳动者使用个体防护用品的情况。

④职业性接触高危粉尘与高毒物品劳动者的既往职业健康检查结果。

（2）上岗前职业健康检查。上岗前职业健康检查的职业接触对象（有害因素与劳动者）、检查项目、检查方法以及目标疾病等按照国家相关标准实施。

用人单位不得安排未经上岗前职业健康检查的劳动者从事职业性接触化学有害因素的作业，不得安排有职业禁忌的劳动者从事其所禁忌的职业性化学有害因素的作业。

（3）定期职业健康检查。定期职业健康检查的职业接触对象（有害因素与劳动者）、检查项目、检查方法以及目标疾病等按照国家相关标准实施。

用人单位发现有职业禁忌或者有与所从事职业相关的健康损害的劳动者，应当将其及时调离原工作岗位，并妥善安置。用人单位对需要复查和医学观察的劳动者，应当按照体检机构的要求安排其复查和医学观察。

（4）应急健康检查。对紧急情况作业时遭受或者可能遭受急性职业病危害的劳动者，用人单位应当及时组织救治，并进行应急职业健康检查和医学观察。

（5）职业健康监护档案。用人单位应当为职业性接触化学有害因素作业的劳动者建立与保持职业健康监护档案。

职业健康监护档案应当包括下列内容：

①劳动者的姓名与工伤保险代码。

②劳动者的职业史。

③劳动者的职业接触史及其职业接触水平检测结果。

④职业健康检查结果、体检机构的建议以及后续处理情况。

3. 职业卫生培训

所有工程技术性以及管理性措施的有效实施，均有赖于劳动者的积极参与和执行，因此，有必要通过各种职业卫生培训，使劳动者掌握必要的职业卫生知识。

在职业卫生培训时，应充分应用作业标准（规程）、MSDS 等，重点针对以下事项实施职业卫生培训：

（1）有害物质的名称与理化特性。

（2）职业暴露可能产生的健康损害与预防方法。包括：有害物质的职业接触限值及其依据的健康效应；有害物质职业接触的途径（包括经呼吸道、经皮、经口等）；可能造成的健康损害及其表现；本单位及其他单位曾经发生的职业健康损害案例；原料投入、反应操作、包装等常规作业以及检维修、异常处理等非常规作业的作业标准。

（3）减少或防止职业接触的防护设施及其维护管理、异常处理等的方法。

（4）所配备个体防护用品的种类、性能、使用方法及其维护管理。

（5）发生异常紧急情况时的应急措施。包括设备故障、紧急停车等情况时的应对方法以及避免职业暴露的方法、因事故导致有害物质吸入、眼睛接触、皮肤接触时的应急措施。

（6）其他预防健康损害的事项。

第四节　英国 COSHH 要素的控制分级管理

COSHH 要素的控制分级管理（control banding），是一种简单、定性的风险评价管理方法，亦即将基于国际标准的危险有害性、基于化学物质使用量与扩散性的暴露风险以及基于实践经验的控制策略，按其各自不同的级别予以归纳综合，在不需要专家以及检测的条件下即可确定必要预防对策的管理方法。

在预防职业病危害过程中，往往会面临以下问题：

（1）所有使用的化学物质均制定接触限值是不可能的。

（2）许多中小企业难以开展现场检测，甚至不了解接触限值。

（3）绝大多数中小企业在制定控制策略时，主要依赖供应商提供的信息，只有少数企业利用专业人员支持。

（4）人类解决化学物质管理的方法非常有限，从"合理、可行、最佳"的角度，基本可归纳为采用优秀的职业卫生实践、使用局部排风装置、生产工艺密闭化、依据专家意见 4 种方法。

因此，为了解决上述问题，亟须以中小企业为主要对象开发简单、不需费用、定性的风险评价与管理方法。在此背景下，英国于 1994 年制定了《对健康危害物质的控制》COSHH（Control of Substances Hazardous to Health），并于 1999 年制定了 COSHH Essentials：Easy step to control of chemicals 风险评估与管理标准。此后，国际劳工组织以及其他各工业发达国家陆续开发和公布了本国的简单定性风险评估方法。

COSHH 要素的控制分级管理主要适用于以下情况：

（1）职业卫生管理薄弱的中小企业的风险评价，大企业存在若干小企业或存在较多相同（相似）作业时也可应用。

（2）没有实施职业病危害因素检测的风险评价。

（3）没有适宜类比数据的风险评价。

（4）没有职业接触限值的风险评价。

COSHH 要素的控制分级管理主要包括以下工作步骤：

（1）确定评价对象并收集信息。

（2）评估化学因素的有害性、使用量、扩散性。

（3）选择确定控制策略。

（4）选择确定符合作业情况的管理指南表。

（5）控制措施的实施与再次探讨。

一、确定评价对象并收集信息

内容包括针对选定的评价场所，分析并确定评价的对象作业及其接触的对象化学物质，收集对象化学物质的名称与使用量以及 MSDS 等信息，收集对象作业的作业名称、作业时间、作业频次、作业方式等信息，并编辑制作对象作业的职业暴露清单。

二、评估化学因素的有害性、使用量、扩散性

1. 有害性评估

获取评价对象化学物质的 MSDS，调查和记录其依据 GHS 分类毒性分级（区），并依据获取信息评估对象化学物质的有害性程度，分为 1、2、3、4、5 和 S 级（详见第三章第五节相关内容）。

2. 使用量评估

对于分批作业根据每次的使用量，对于连续作业根据每天的使用量，并结合作业频次来评估使用量大小，分为小量、中量、大量三个级别（表 6-4）。

表 6-4　使用量评估

使用量大小	固　体	液　体
小量	数克（g）	数毫升（mL）
中量	数千克（kg）	数升（L）
大量	数吨（t）	数立方米（m³）

接触化学物质作业的频次分为每天、每周、每月、每年4个频次，当作业频次为每年时，则表6-4的使用量评估级别下降一级。

（1）每天：每天作业，或每年作业时间合计大于400 h。

（2）每周：每周大约1次作业，每年作业时间合计小于400 h。

（3）每月：每月1~2次作业，每年作业时间合计小于100 h。

（4）每年：每年1~2次作业，每年作业时间合计小于10 h。

3．扩散性评估

依据化学物质的物理形态与特性评估其扩散性，分为低、中、高三级：

（1）固体化学物质依据粒子状态评估产尘性（表6-5）。

（2）液体化学物质依据沸点评估挥发性（表6-5）。当液体在加热条件下进行处理时（温度高于常温），则依据沸点与生产工艺温度来决定其挥发性（图6-2）。

焊接烟尘与常温下为气态的化学物质不适用于产尘性与挥发性的评估。

表6-5 化学物质扩散性评估

扩散性等级	固 体 产 尘 性	液体挥发性 *
低	小球状，不易碎的固体。使用中极少观察到粉尘。例如，PVC小球、蜡	沸点高于1500 ℃
中	结晶的颗粒状固体。使用时可看到粉尘，但快速沉落，使用后可在表面看到粉尘。例如，肥皂粉、糖颗粒	沸点50~1500 ℃
高	细小、轻粉末。使用时可看到粉尘形成云团并且停留在空气中数分钟。例如，水泥、氧化钛、复印机碳粉	沸点低于500 ℃

注：* 表示使用沸点不同的数种物质构成的制剂时，选择其中最低的沸点。

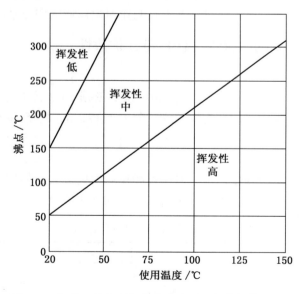

图6-2 非常温状态下液体化学物质的挥发性等级评估

三、选择与确定控制策略

英国 COSHH 要素的分级管理推荐了 4 个类别的控制策略以及保护皮肤和眼睛的 S 类控制策略（表 6-6）。

表 6-6 英国 COSHH 要素分级管理推荐的控制策略

控制策略类别	控制策略的内容
1	全面通风：采取全面通风以及改善作业方法等作业管理
2	工程措施：在发生源设置局部通风装置或部分围挡等措施
3	密闭：采取密闭化或密封等控制措施
4	特殊：暴露存在充分的风险，需要采用专家的控制策略建议
S	采用皮肤与眼睛保护以及选择个人防护用品的措施

依据化学有害物质的有害性评估、使用量评估、扩散性评估的分级结果，选择相应的控制策略类别（表 6-7）。

表 6-7 依据评估结果选择控制策略类别

使用量	产尘性或挥发性低	液体挥发性中	固体产尘性中	产尘性或挥发性高
有害性 1 级				
小量	1	1	1	1
中量	1	2	2	2
大量	1	2	3	3
有害性 2 级				
小量	1	1	1	1
中量	1	2	2	2
大量	1	2	3	3
有害性 3 级				
小量	1	2	1	2
中量	2	3	3	3
大量	2	4	4	4
有害性 4 级				
小量	2	3	2	3
中量	3	4	4	4
大量	3	4	4	4
有害性 S 级				
大、中、小量	4	4	4	4

四、选择确定符合作业情况的控制指南表

依据选择确定的控制策略类别，并结合所评价的具体接触化学物质的作业任务，选择确定具体的控制指南表（表 6-8）。例如，控制策略类别 1 所对应不同作业任务的控制指南表序号见表 6-9。每一控制指南表的主要内容基本包括作业区域的进入、设计与装置、

日常维护、检查与检验、清洁与整顿、个体防护用品、培训、管理以及其他信息等。作为示例，表6-10给出了英国COSHH要素的一般作业的控制指南表，仅供参考。

表6-8 不同控制策略类别对应的控制指南表的序号

控制策略类别	控制指南表序号	控制策略类别	控制指南表序号
1	100	4	400
2	200	S	S100
3	300		

表6-9 控制策略类别1所对应不同作业任务的控制指南表序号

作业任务	控制指南表题目	固 体			液 体		
		小量	中量	大量	小量	中量	大量
一般作业	全面通风	100	100	100	100	100	100
储藏	一般储藏	101	101	101	101	101	101
	开放散装货储藏	—	—	102	—	—	—
粉尘排出	从集尘装置排出粉尘	—	103	103	—	—	—

表6-10 英国COSHH要素的一般作业的控制指南表

项目	控制方法1	控制方法2	控制方法3
通道	考虑限制哪些需要进入工作区域的人	只有授权人才能进入工作区域	（1）控制进入工作区域 （2）工作区域和设备应该有清晰的标识
工程控制	（1）提供一个全面通风标准。对于许多小的应用，通过门窗，或者简单在墙上安装排气扇，提供自然通风就足够了 （2）较大的应用，控制燃料供给和去除空气可能是必要的 （3）粉尘，允许使用网状清洁器，过滤车间空气 （4）蒸气，不推荐循环回流	（1）需要局部通风或使用其他方法在源头捕获污染物。密闭装置应该尽可能密封粉尘或蒸气源 （2）尽可能将物料处理活动安置在远离门窗和过道的位置。因为气流能够干扰密闭措施并且扩散污染物 （3）为车间提供新鲜空气 （4）保持短而直的管道，避免使用长的、柔软的管道 （5）提供一种简易的方式检查密闭装置是否工作。流体压力计、压力计或者风向线可以适用于通风系统 （6）为了防尘，允许再循环的清洁的重新过滤的空气进入车间 （7）防蒸气，不推荐再循环 （8）排出抽取的蒸气到远离窗户和空气进口的安全地点	（1）使用密闭系统，这些可能是在工业环境里常常会遇到的标准。限制违规的容器，如提取质量控制样品是被允许的 （2）装备的设计应易于维护 （3）在操作条件允许的地方，设备应该保持负压防止泄漏 （4）当污染的空气通过排风系统排到大气时，首先应该让它通过适合的空气清洁装置 （5）抽取的空气应被排放到远离窗户和空气进口的安全地方 （6）排出点应该完全符合HMIP要求

表6-10（续）

项目	控制方法1	控制方法2	控制方法3
日常维护	保证所有设备按照供应商或安装方推荐的要求进行维护	（1）保证全部设备按照供应商或安装方的建议维护 （2）每周巡查密闭装置，检查是否有明显的损伤。局部通风系统应该包括所有管道	（1）保证全部设备按照供应商或安装方的建议维护 （2）为维护工作的控制系统设立"工作许可"系统 （3）进入或打开系统前，记录特殊步骤，如净化或清洗
检查和测试	（1）从供应商处获取所有已安装的通风设备的性能信息，保留这些信息作为今后的参考资料 （2）检视通风系统，至少每周1次 （3）每14个月安排检查和检测通风系统1次 （4）所有检查和检测记录保存不少于5a	（1）在安装时，务必要求供应商提供系统的性能信息。保留这些信息作为今后的参考资料 （2）每14个月安排检查和检测局部通风系统1次 （3）所有检查和检测记录保存不少于5a	（1）每周检视所有设备是否有明显的损害1次 （2）安装时，确保供应商提供所有安全操作设备的信息 （3）至少每14个月1次，安排全面检查和检测所有抽风系统 （4）所有检查和检测记录保存不少于5a
清洁	（1）定期清洁设备和表面，以避免溢出物覆盖 （2）立即处理溢溅物 （3）使用吸尘器或湿拖把清洁有灰尘的区域 （4）避免干刷清扫和压缩空气清洁	（1）建议每周1次，定期清洁设备和表面 （2）立即处理溢溅物 （3）使用吸尘器或湿拖把清洁有灰尘的区域 （4）避免干刷清扫和压缩空气清洁	（1）定期全面清洁设备和表面，建议每周1次 （2）立即处理溢溅物 （3）使用吸尘器或湿拖把清洁有灰尘的区域 （4）避免干刷清扫和压缩空气清洁
内务管理	（1）在安全的地方存放桶和其他容器 （2）使用完毕后立即盖上容器的盖子 （3）建立安全地处理空瓶子和桶的程序	（1）在安全的地方存放桶和其他容器 （2）使用完毕立即盖上容器的盖子 （3）建立安全地处理空瓶子和桶的程序	（1）在安全的地方存放桶和其他容器 （2）使用完毕立即盖上容器的盖子 （3）建立安全地处理空瓶子和桶的程序
个体防护装备	（1）某些物质能够损害皮肤或经皮肤进入身体导致伤害。这些应该定为危害级别S。查看物质安全性数据表，是否有必要使用手套、保护面部或眼睛的装备，保护脚的鞋套、围裙或全身防护服 （2）询问服装供应商，帮助选择合适的防护装备 （3）呼吸防护装备（RPE）不应该是普通日常工作操作需要的，但是应该保证全部情况都已经被考虑到。某些清洁和维护的工作可能需要呼吸保护装备，如清洁溢出物	（1）某些物质能够损害皮肤或经皮肤进入身体导致伤害。这些应该定为危害级别S。查看物质安全性数据表，是否有必要使用手套、保护面部或眼睛的装备，保护脚的鞋套、围裙或全身防护服 （2）询问服装供应商，帮助选择合适的防护装备 （3）呼吸防护装备（RPE）不应该是普通日常工作操作需要的，但是应该保证全部情况都已经被考虑到。某些清洁和维护的工作可能需要呼吸保护装备，如清洁溢出物	（1）某些物质能够损害皮肤或经皮肤进入身体导致伤害。这些应该定为危害级别S。查看物质安全性数据表，是否有必要使用手套、保护面部或眼睛的装备，保护脚的鞋套、围裙或全身防护服 （2）询问服装供应商，帮助选择合适的防护装备 （3）呼吸防护装备（RPE）不应该是普通日常工作操作需要的，但是应该保证全部情况都已经被考虑到。某些清洁和维护的工作可能需要呼吸保护装备，如清洁溢出物

表 6-10（续）

项目	控制方法 1	控制方法 2	控制方法 3
培训	（1）给予员工们基本的培训：如何安全地处理材料以及如何正确地使用企业提供的控制措施 （2）应给予特别的关注：当控制措施失效时，如何发现和响应	（1）给予员工们基本的培训：如何安全地处理材料以及如何正确地使用企业提供的控制措施 （2）应给予特别的关注：当控制措施失效时，如何发现和响应 （3）应该提供使用和维护 PPE（包括呼吸器 RPE）的详细培训 （4）阶段性的再培训/进修培训将是需要的	（1）需要特殊的工作培训。这应该包括对设备日常运行和维护程序的理解 （2）应给予特别注意：如何发现和处理损失
管理	确保有专门的检视系统，所有控制措施到位并被遵守	确保有专门的检视系统，所有控制措施到位并被遵守	确保有专门的检视系统，所有控制措施到位并被遵守

目前共提供了 70 余种具体化学物质作业的控制指南表，如一般作业、储藏作业、称量作业、筛分作业、表面处理、树脂加工、干燥作业、混合作业等。

五、控制措施的制定与实施

企业依据选择的控制指南表，制定具体的实施措施与实施计划。除控制指南表的措施外，企业还应根据需要，考虑 COSHH Essentials 没有涉及的其他防护措施，如实施健康监护、职业暴露检测、对员工的训练与信息提供等，并按计划实施所决定的控制措施。

当没有适宜控制指南表时，企业可参考一般作业的控制指南表制定具体的控制措施。

企业应当结合自身情况，探讨实施定期风险评价，而且，当出现作业变更、引入新的设备、化学物质、新技术时，有必要探讨再次进行风险评价。

六、注意事项

企业在实施英国 COSHH 要素的评价管理过程中，应注意以下事项：

（1）对于 1 d 内暴露低于 30 min 以内的临时性或短期作业，因该评估方法过于严格，可将选择的控制策略降低一个级别实施。

（2）对于可产生浮游粉尘、烟尘和雾的喷涂、电镀、热蒸气凝缩、材料快速机械处理、加压减压操作等作业，由于引起暴露可能性显著增大，可将选择的控制策略提高一个级别实施。

（3）对于具有升华特性固体的处理作业，不评估其产尘性，应利用蒸气压评估其挥发性（表 6-11）。

（4）因为存在于溶液内的化学物质，会降低其向空气中的扩散力，故当固体溶于水中时将其作为低挥发性液体处理，当固体溶于非水溶性液体时作为低沸点液体处理。

表 6-11 升华特性固体的挥发性分级

挥发性等级	低	中	高
固体的蒸气压/kPa	<0.5	0.5~25	>25

第七章 职业毒理学

第一节 职业毒理学概述

职业毒理学（occupational toxicology）是职业卫生和职业医学的重要理论基础，也是毒理学中一个分支，主要研究职业环境中各种化学物质对接触人群的有毒有害作用，旨在阐明职业环境中的化学物和接触者健康之间的相互关系，预防职业病和与化学物相关疾病的发生。在工业生产或农业生产，包括第三产业职业环境中存在的化学物，对职业人群健康所产生伤害的特征和规律，是职业毒理学研究的重要内容。因此，它也是工业毒理学、农业毒理学和环境毒理学中某些重要内容的交融和发展。

一、职业毒理学的研究内容

1. 化学物对劳动者有害作用的发生和发展

研究化学物对劳动者有害作用的发生和发展，是工业毒理学研究的基础内容之一，旨在研究化学物的毒作用机理，阐明化学物从环境进入机体到产生有害效应的全过程，可大致分为三个阶段：

（1）接触相：化学物进入机体的途径及影响因素。

（2）毒代动力学相：化学物进入机体后的转运、分布、代谢与转化。

（3）毒效动力学相：化学物进入机体到达靶器官、靶组织后，与机体之间的相互作用及其作用过程和特点。

2. 化学物的毒性及剂量-反应（效应）关系

任何化学物对生物体的损害程度取决于它的剂量，但不同化学物对生物体引起毒效应所需的剂量差别很大。毒性（toxicity）通常指某种化学物引起机体损害的能力。效应（effect）指化学物与机体接触后产生的生物学改变。反应（response）则是指化学物与机体接触后产生某种效应的个体在群体中所占的比率。开展化学物的毒性研究并阐明其剂量-反应（效应）关系，是工业毒理学的核心内容之一，也是后续管理毒理学开展化学物安全性评价及研究容许接触限值等的基础。剂量-反应（效应）关系，是指化学物作用于机体时的剂量与引起生物作用的发生率或计量强度之间的相互关系。以某种毒效应发生率为纵坐标，以剂量为横坐标，即可构成剂量-反应关系曲线。大多数化学物毒理学的剂量-反应关系曲线呈对称的"S"形或不对称的"S"形曲线：低剂量范围内，随着剂量的增加，毒性效应发生率增加较为缓慢，而在主要的剂量-反应曲线部分，随着剂量增加，毒性效应的发生率急速上升；当剂量继续增加时，毒效应的发生率又趋于平缓。因此，毒理学资料中，常用引起50%反应率的剂量作为评价外来化学物毒性的主要参数，如半数效应剂量

（ED_{50}）、半数致死剂量（LD_{50}）。

3. 化学物对劳动者有害作用的条件和影响因素

化学物对劳动者的有害作用是一定条件下其与机体相互作用的结果，多种体内外因素均影响到其毒性效应，包括其固有的理化性质、在作业环境中的状态、与其他因素的交互作用及劳动者个体差异等。化学物的理化特性决定了其固有的生物活性，也一定程度影响到其在作业环境中存在状态，并影响到其进入机体的情况。例如，液态化学物在脂/水中的分配系数大小，决定了它是否容易引起经皮吸收中毒，作业环境中呈气态的化学物在空气中容易扩散，蒸气比重较大的化学物质易低处分布而使得处于低位置的工人易发生中毒；高温作业环境可使有机溶剂挥发加快，使空气中化学物浓度增高，增加了人体吸入中毒的可能性；作业环境中粉末状态存在的固态化学物，也大大增加了其经呼吸道侵入人体导致中毒的可能性。

4. 安全性评价和职业接触限值研究

职业毒理学的另一核心研究内容，在于应用基础毒理学的理论方法，在开展化学物剂量-反应（效应）关系研究的基础上，结合职业流行病学、临床流行病学等研究方法，开展化学物的安全性评价、危险度评定，并寻求社会可接受的危险度水平，从而为制定职业接触限值提供科学依据。职业毒理学的安全性评价旨在系统性阐明化学物的毒性及其特点，包括急性毒性、亚慢性毒性和慢性毒性。在具体的评价程序、方法等方面，国家卫生计生委制定了专门的系列标准《化学品毒理学评价程序和试验方法》（GBZ/T 240），用于规范和指导化学品的毒理学评价工作。

二、职业毒理学的研究方法

作为毒理学的一个分支，职业毒理学的研究方法与基础毒理学也基本相同，主要通过实验室测试研究、个体研究和群体研究两个大的层面开展相关研究。

1. 实验室测试研究

实验室测试研究即通过体内外实验的方法，研究化学物的毒性及其特点，以及剂量-反应（效应）关系等。体内实验也称整体实验，即选用适宜的实验动物，模拟作业环境劳动者职业接触途径，在一定时间内给予设计剂量的受试化学物，然后研究其目标观察终点或观察周期内实验动物可能出现的反应及其特点。体外实验是选用实验动物的细胞、组织、器官或者特定的微生物等进行体外培养，并给予设计剂量的受试化学物进行测试，常用于毒物代谢及毒物作用机理的研究。

2. 个体和群体研究

个体研究通常指职业中毒的个案临床毒理学研究。通过收集个体职业接触相关资料，结合其临床反应或临床表现，以及化学物基础毒理学等相关资料，用于研究化学物的临床毒理学特征，从而为系统阐述其毒性作用及防治其职业病危害提供依据。

个体研究是人群研究的基础，实践中通常以人群为单位开展职业人群流行病学的调查研究。实验室研究是确定外源性毒物的有毒效应不可缺少的手段，但职业活动中化学物的职业毒性效应不仅与毒物自身的毒作用有关，还与其在环境中的状态、分布、作用于人群的方式等因素密切相关，因此，科学阐明化学物的职业有害作用，也必须开展系统的职业流行病调查研究。

职业毒理学研究的最终目的和任务在于改善职业环境，预防、控制和消除化学物对人体造成伤害，保护职业人群的身体健康和生命安全，以至于他们的子代及其老年时期。职业毒理学的任务贯穿于职业人群生命的始终。因此，职业毒理学也是职业生命科学研究中的重要组成部分。

由于职业性化学物作用于机体，引起机体器官、细胞、亚细胞的生化、生理、免疫等可测量的改变（生物标志物）。可以通过测定工作场所空气中化学物的浓度（外剂量），可初步反映接触水平，但这种测定未考虑其他来源的吸收和经皮肤污染及毒物吸收率等因素的影响。因此，测定毒物实际被机体组织吸收的量（内剂量），更能准确地反映接触水平。事实上真正对机体发生作用的应当是靶组织、靶器官、靶细胞或靶作用部位毒物和/或其代谢产物的浓度（生物效应剂量）。因此，除环境监测外还需进行生物监测（测定内剂量或生物效应剂量）。在生物效应剂量的作用下，机体出现早期生物学效应，进一步发展可出现功能或结构的改变，甚至引起职业性病损（效应标志物）。

职业毒理学的研究结果可使职业人群管理部门的领导者认识到职业人群接触化学物的危险程度。为政府有关决策机构制订危险度管理策略和职业防护措施的投入提供科学依据。职业毒理学的任务主要为职业人群的健康危险度评定服务。危险度评定（risk assessment）包括危害鉴定、剂量-反应关系评定、人群接触评价及危险度特征描述的几个环节，是通过对职业毒理学测试、环境监测、生物监测、健康监护和职业流行病学调查的研究资料进行综合分析，定性和定量地认定和评价职业危害因素的潜在不良作用，并对其进行管理。危险度评定的作用有：①估测职业性化学物引起健康损害的类型和特征；②估计这些健康损害发生的概率；③估算和推断它在多大剂量（浓度或强度）和何种条件下可能造成损害；④提出可接受浓度（强度）的建议；⑤有针对性地提出预防的重点。其目的在于寻求社会可接受的危险度（sociality acceptable risk）水平，最大限度地降低职业危害因素的不良作用；也为预测职业危害因素的远期效应、制订安全接触限值及相应的预防对策提供依据。

有关职业人群接触水平的评价（包括环境监测和生物监测），接触化学物后健康效应的检测和人群疾病谱资料等都是健康危险度评定的基本依据，也是职业毒理学研究的核心内容。新的化学物在职业环境中不断出现，传统毒物的新用途也带来新的职业卫生问题，我们已知有明确毒性的化学物的比例很少。如何快速、正确、可靠地研究化学物的毒作用及如何早期确定毒物对职业人群的健康损伤是当前面临的迫切任务，尤其是低剂量水平下的潜在健康危害和对少数化学物过度暴露危险性的认识，以及分子生物学技术和基因多态检测在职业毒理学中的地位，都是急需弥补的差缺。

第二节　化学性有害因素侵入人体的过程

一、化学性有害因素在作业环境中的存在状态

化学性有害因素包括生产性粉尘和生产性毒物两个大类。在常温常压下，化学性有害

因素在工作场所以气体、液体和固体三种形态存在。

（一）气体和蒸气

常温下是气体的有害物质如氯气、一氧化碳等，通常以气态存在于空气中。常温下是液体的有害物质如苯、丙酮等，以不同的挥发性呈蒸气态存在于空气中。常温下是固体的有害物质如酚、三氧化二砷等，也有一定的挥发性，特别在温度高的工作场所，也可以蒸气状态存在。空气中的气态和蒸气态有害物质除汞以原子状态存在外，都是以分子状态存在。空气中的原子和分子能迅速扩散，其扩散情况与它们的比重和扩散系数有关，比重小者（如甲烷等）向上飘浮，比重大者（如汞蒸气）就向下沉降；扩散系数大的，能迅速分散于空气中，基本上不受重力的影响，能随气流以相等速度流动。在采样时，能随空气进入收集器，不受采样流量大小的影响；在收集器内，能迅速扩散入收集剂中被采集（吸收或吸附）。

（二）气溶胶

以微细的液体或固体颗粒分散于空气中的分散体系，称为气溶胶。根据气溶胶形成方式和方法的不同，可分成固态分散性气溶胶、固态凝集性气溶胶、液态分散性气溶胶和液态凝集性气溶胶四种类型。按气溶胶存在的形式可分成雾、烟和尘。

（1）雾：液态的分散性气溶胶和凝集性气溶胶统称为雾。雾的粒径通常较大，在 10 μm 上下。

（2）烟：属于固态凝集性气溶胶，如铅烟、铜烟等。烟的粒径通常比雾小，在 1 μm 以下。

（3）尘：属于固态分散性气溶胶，如铅尘等。尘的粒径范围较大，从 1 μm 到数十微米。

气溶胶对人体的危害程度与其粒径有关，粒径大的既不能在空气中长期悬浮，也不能被吸入呼吸道。一般认为，5~15 μm 的颗粒易被阻留在上呼吸道，大多数不能进入体内，对人体危害较小；粒径小于 5 μm 的颗粒可以进入支气管和肺泡，容易被机体吸收，危害较大。

二、化学性有害因素侵入人体途径

基于在生产环境中的存在状态，化学性有害因素主要经呼吸道吸收进入人体，其中，生产性毒物亦可经皮肤和消化道进入。

（一）呼吸道

生产性粉尘和大部分生产性毒物均可经呼吸道进入人体而导致职业健康损害。因肺泡呼吸膜极薄，扩散面积大（50~100 m²），供血丰富，呈气体、蒸气状态的化学有害因素均可经呼吸道迅速进入人体。气溶胶状态的化学有害因素在呼吸道的吸收情况颇为复杂，受气道的结构特点、粒子的形状、分散度、溶解度以及呼吸系统的清除功能等多种因素的影响。

经呼吸道吸收的生产性毒物未经肝脏的生物转化解毒过程即直接进入大循环并分布全身，故其毒作用发生较快。气态毒物经过呼吸道吸收受许多因素的影响，其中主要是毒物在空气中的浓度或肺泡气与血浆中的分压差。浓度高时，毒物在呼吸膜内外的分压差大，进入机体的速度较快。其次，与毒物的分子量及其血/气分配系数（blood/air partition coefficient）有关。分配系数大的毒物，易吸收。例如，二硫化碳的血/气分配系数为5、苯为6.85，甲醇为1700，故甲醇较二硫化碳和苯易被吸收入血液。气态毒物进入呼吸道的深度取决于其水溶性，水溶性较大的毒物如氨气，易在上呼吸道吸收，除非浓度较高，一般不易到达肺泡；水溶性较小的毒物如光气、氮氧化物等，因其水溶性较小，对上呼吸道的刺激较小，故易进入呼吸道深部。此外，劳动强度、肺的通气量与肺血流量以及生产环境的气象条件等因素也可影响毒物在呼吸道中的吸收。

（二）皮肤

皮肤对外来化合物具有屏障作用，但确有不少外来化合物可经皮肤吸收，如苯胺、三硝基甲苯等氨基和硝基化合物、有机磷酸酯类化合物、氨基甲酸酯类化合物、金属有机化合物（四乙铅）等可通过完整皮肤吸收入血而引起中毒。毒物主要通过表皮细胞，也可通过皮肤的附属器，如毛囊、皮脂腺或汗腺进入真皮而被吸收入血；但皮肤附属器仅占皮肤表面积的0.1%～0.2%，只能吸收少量毒物，故实际意义并不大。经皮吸收的毒物也不经肝脏的生物转化解毒过程即直接进入大循环。

生产性毒物经皮肤吸收分为穿透皮肤角质层和由角质层进入真皮而被吸收入血的二个阶段。毒物穿透角质层的能力与其分子量的大小、脂溶性和角质层的厚度有关，分子量大于300的物质一般不易透过角质层。角质层下的颗粒层为多层膜状结构，且胞膜富含固醇磷脂，脂溶性物质可透过此层，但水溶性物质难以进入。生产性毒物经表皮到达真皮后，如不同时具有一定水溶性，则很难进入真皮的毛细血管，故易经皮吸收的毒物往往是脂、水两溶性物质。所以，了解其脂/水分配系数（lipid/water partition coefficient）有助于估测经皮吸收的可能性。某些难经皮肤吸收的毒物，如金属汞蒸气在浓度较高时也可经皮肤吸收。皮肤有病损或表皮屏障遭腐蚀性毒物破坏，原本难经完整皮肤吸收的毒物也能进入。毒物的浓度和黏稠度，接触皮肤的部位和面积，生产环境的温度和湿度等均可影响毒物经皮吸收。

（三）消化道

生产性毒物可经消化道吸收，但在生产过程中，毒物经消化道摄入所致的职业中毒甚为少见。由于个人卫生不良或食物受毒物污染时，毒物可经消化道进入体内。有的毒物如氰化物可被口腔黏膜吸收。

三、化学性有害因素在体内的过程

（一）生产性粉尘

1. 粉尘在呼吸道的沉积

粉尘被吸入呼吸道后，主要通过撞击（impaction）、重力沉积（gravitational sedimentation）、随机热动力冲击（又称布朗运动 Brownian diffusion）、静电沉积（electrostatic deposition）、截留（interception）而沉降。撞击主要发生在大气道分岔处，随着气道变小总截面积增大，气流减慢，粉尘由于重力沉降阻留于气道表面。直径大于 1 μm 的粒子大部分通过撞击和重力沉降而沉积，沉降率与粒子的密度和直径的平方成正比；直径小于 0.5 μm 的粒子主要通过空气分子的布朗运动沉积于小气道和肺泡壁；纤维状粉尘主要通过截留作用沉积；物质破碎新产生的粉尘粒子带较多电荷，易在呼吸道表面产生静电沉积。所有这些沉降作用，又都与尘粒的大小、密度、通过气道的空气速度有关；气道湍流在很大程度上影响沉降形式和效率。

2. 人体对粉尘的防御和清除

对于吸入的粉尘，人体具备有效的防御和清除机制，一般认为，有三道防线。

（1）由鼻腔、喉、气管支气管树的阻留作用。大量粉尘粒子随气流吸入时通过撞击、重力沉积、截留、静电沉积作用阻留于呼吸道表面，减少进入气体交换区域（呼吸性细支气管、肺泡管、肺泡）的粉尘量。气道平滑肌收缩使气道截面积缩小，减少含尘气流的进入，增大粉尘截留，并可启动咳嗽和喷嚏反应，排出粉尘。

（2）呼吸道上皮黏液纤毛系统的排出作用。呼吸道上皮存在"黏液纤毛系统"，由黏膜上皮细胞表面的纤毛和覆盖于上的黏液组成。在正常情况下，阻留在气道内的粉尘黏附在气道表面的黏液层上，纤毛向咽喉方向有规律地摆动，将黏液层中的粉尘移出。有证据表明，虽然肺泡上皮表面未见纤毛，但其表面的黏液及黏着的尘粒在向支气管流动。这种方式是很有效的粉尘及外来异物清除方式，但如长期大量吸入粉尘，损害黏液纤毛系统的功能和结构，极大降低粉尘清除量，导致粉尘在呼吸道滞留。

（3）肺泡巨噬细胞的吞噬作用。进入肺泡的粉尘黏附在肺泡腔表面，被肺泡巨噬细胞吞噬，形成尘细胞。大部分尘细胞通过自身阿米巴样运动及肺泡的舒张转移至纤毛上皮表面，再通过纤毛运动而清除。绝大部分粉尘通过这种方式约在 24 h 内排出；小部分尘细胞因粉尘作用受损、坏死、崩解，尘粒游离后再被巨噬细胞吞噬，如此循环往复。进入肺间质的小部分粉尘被间质巨噬细胞吞噬，形成尘细胞，部分尘细胞坏死、崩解释放出尘粒；尘细胞和尘粒进入淋巴系统，沉积于肺门和支气管淋巴结，有时也可经血循环到达其他脏器。尖锐的纤维粉尘，如石棉可穿透脏层胸膜进入胸膜腔。

人体通过各种清除功能，可排出进入呼吸道的 97%～99% 的粉尘，1%～3% 的尘粒沉积在体内。但长期吸入粉尘可削弱上述各项清除功能，导致粉尘过量沉积，酿成肺组织病变，引起疾病。

（二）生产性毒物

1. 分布

毒物被吸收后，随血液循环分布到全身。毒物在体内分布的情况主要取决于其进入细胞的能力及与组织的结合力。大多数毒物在体内的分布呈不均匀分布，相对集中于某些组织器官，如铅、氟集中于骨骼，一氧化碳集中于红细胞。在组织器官内相对集中的毒物随时间的推移而呈动态变化。最初，常分布于血流量较大的组织器官，随后则逐渐转移至血液循环较差的部位。

2. 生物转化

进入机体的毒物，有的直接作用于靶部位产生毒效应，并可以原形排出。但多数毒物吸收后需经生物转化（biotransformation），即在体内代谢酶的作用下，其化学结构发生一系列改变，形成其衍生物以及分解产物的过程，亦称代谢转化。

毒物在体内的生物转化主要包括氧化、还原、水解和结合（或合成）四类反应。毒物经生物转化后，亲脂物质最终变为更具极性和水溶性的物质，更有利于经尿或胆汁排出体外；同时，也使其透过生物膜进入细胞的能力以及与组织成分的亲和力减弱，从而消除或降低其毒性。但是，也有不少毒物经生物转化后其毒性反而增强，或由无毒而成为有毒。许多致癌物如芳香胺、苯并（a）芘等，均是经代谢转化而被活化。

3. 排出

毒物可以原形或其代谢物的形式从体内排出。排出的速率对其毒效应有较大影响，排出缓慢的，其潜在的毒效应相对较大。

（1）肾脏，是排泄毒物及其代谢物极为有效的器官，也是最重要的排泄途径。许多毒物均经肾排出，其排出速度，除受肾小球滤过率、肾小管分泌及重吸收作用的影响外，还取决于被排出物本身的分子量、脂溶性、极性和离子化程度。尿中的毒物或代谢物的浓度常与血液中的浓度密切相关，所以测定尿中毒物或其代谢物水平，可间接衡量毒物的体内负荷情况；结合临床征象和其他检查，有助于诊断。

（2）呼吸道。气态毒物可以其原形经呼吸道排出，如乙醚、苯蒸气等。排出的方式为被动扩散，排出的速率主要取决于肺泡呼吸膜内外有毒气体的分压差；通气量也影响其排出速度。

（3）消化道。肝脏也是毒物排泄的重要器官，尤其对经胃肠道吸收的毒物更为重要。肝脏是许多毒物的生物转化部位，其代谢产物可直接排入胆汁随粪便排出。有些毒物如铅、锰等，可由肝细胞分泌，经胆汁随粪便排出。有些毒物排入肠道后可被肠腔壁再吸收，形成肠肝循环。

（4）其他途径。如汞可经唾液腺排出；铅、锰、苯等可经乳腺排入乳汁；有的还可通过胎盘屏障进入胎儿，如铅等。头发和指甲虽不是排出器官，但有的毒物可富集于此，如铅、砷等。

毒物在排出过程中也可损害排出器官和组织，如镉可引起肾近曲小管损害，汞可产生口腔炎。

4. 蓄积

进入机体的毒物或其代谢产物在接触间隔期内，如不能完全排出而逐渐蓄积于体内的现象称为毒物的蓄积（accumulation）。毒物的蓄积作用是引起慢性中毒的物质基础。当毒物的蓄积部位与其靶器官一致时，则易发生慢性中毒，如有机汞化合物蓄积于脑组织，可引起中枢神经系统损害。非其毒作用靶器官的蓄积部位则称该毒物的"储存库"（storage depot），如铅蓄积于骨骼内。储存库内的毒物处于相对无活性状态，在一定程度上属保护机制，对毒性危害起缓冲作用。但在某些条件下，如感染、服用酸性药物等，体内平衡状态被打破时，库内的毒物可释放入血液，有可能诱发或加重毒性反应。

有些毒物因其代谢迅速，停止接触后，体内的含量很快降低，难以检出；但反复接触，因损伤蓄积，仍可引起慢性中毒。例如，反复接触低浓度有机磷农药，由于每次接触所致的胆碱酯酶活力轻微抑制的叠加作用，最终引起酶活性明显抑制，而呈现所谓功能蓄积。

第三节 职业健康损害与职业病

由于管理措施不到位及防护技术、措施的局限性等，劳动者职业活动过程中接触职业病危害因素使健康受到影响而引起的健康损害，统称职业性病损（损害），包括工伤、职业病和工作有关疾病。

一、职业健康损害发生的条件与特点

职业接触有害因素对健康损害的机会和程度往往存在很大的差异。劳动者接触职业性有害因素，由于防护情况的差异，机体的修复和代偿作用等存在，不一定会发生职业性疾患、伤残或死亡。职业健康损害的发生，必须具有一定的致病条件，即符合一般疾病的致病模式。也就是说，职业性有害因素本身的性质、作用条件和接触者个体特征三个因素要联系在一起，才能导致人体发生职业健康损害。

1. 职业性有害因素的性质

有害因素本身的理化性质和作用部位决定了其毒作用的大小。如粉尘浓度越大对呼吸系统的致病作用越强，苯的毒作用强于甲苯和二甲苯；二硫化碳具有脂溶性，对神经组织影响明显。因此，应在不影响产品质量的前提下尽量用低毒物质代替高毒物质，用危害小的物质代替危害大的物质，并尽可能降低职业性有害因素的强度。

2. 作用条件

作用条件包括：①接触机会。如在生产工艺过程中，经常接触某些有毒有害因素。②接触方式。如经呼吸道、皮肤或其他途径可进入人体或由于意外事故造成病伤。③接触时间。每天或一生中累计接触的总时间。④接触强度。指接触浓度或水平。后两个条件是决定机体接受危害剂量的主要因素。常用接触水平来表示，与实际接受量有所区别。据此，改善作业条件，控制接触水平，降低进入机体的实际接受量，是预防职业性病损的根本措施。为此，我国制定了"工作场所有害因素接触限值"及职业卫生监督中的定期环境有害物质监测制度，以便控制劳动者的职业性有害因素接触水平。所谓工作场所有害因素接触限值，是指作业环境中接触这些有害物质一般不引起健康损害的最高限值。

3. 个体因素

个体对有害因素的防御功能是多方面的。机体能通过自我修复、恢复和通过生物转化过程将毒物降解和排出。由于各个体的这种功能存在差异，因此在同一生产环境从事同样作业的工人，个体发生职业性损害的机会和程度可有很大差别，即存在个体易感性。个体易感性主要取决下列个体因素：

（1）遗传因素。现代基因序列和基因位点的多态性研究表明，基因序列和位点上的微小差异，经过蛋白质表达放大，会造成机体内某些酶和细胞因子量的较大差异，直接影响机体的代谢过程。例如，某些人由于胆碱酯酶活性过低，就不能直接接触有机磷农药。患有某些遗传性疾病或存在遗传缺陷（变异）的人，会容易受某些有害因素的作用。

（2）年龄和性别差异，包括妇女从事接触对胎儿、乳儿有影响的工作，以及未成年和老工人对某些有害因素作用的易感性。

（3）营养不良。机体的营养和健康状况与机体的防御和修复功能密切相关，如不合理膳食结构，可致机体抵抗力降低。

（4）其他疾病，如患有皮肤病，降低皮肤防护能力；肝病，影响对毒物的解毒功能；患有呼吸系统疾病，对粉尘的危害较敏感等。

（5）文化水平和生活方式。如缺乏卫生及自我保健意识，以及吸烟、酗酒、缺乏体育锻炼、过度精神紧张等，均能增加职业性有害因素的致病机会和程度。

以上这些因素统称为个体危险因素。存在这些因素者在接触职业性有害因素时其反应比一般人强，即较易感，故称易感者或高危对象。在就业前或已接触人群中及时鉴别易感者，使其尽量避免或脱离职业性有害因素，对其加强医学监护，是职业病预防工作的一个重要环节。

《职业病防治法》定义职业病如下：职业病是指企业、事业单位和个体经济组织（以下统称用人单位）的劳动者在职业活动中，因接触粉尘、放射性物质和其他有毒、有害物质等因素而引起的疾病。

职业病的发生具有下列 5 个特点：

（1）病因有特异性，在控制接触后可以控制或消除发病。

（2）病因大多可以检测，一般有接触水平（剂量-反应）关系。

（3）在不同的接触人群中，均有发病。

（4）如能早期诊断，合理处理，预后较好。但仅只治疗病人，无助于保护仍在接触人群的健康。

（5）大多数职业病，目前尚缺乏特效治疗，应重点保护人群健康的预防措施。

二、粉尘与尘肺

1. 生产性粉尘

能够较长时间悬浮于空气中的固体微粒叫做粉尘。从胶体化学观点来看，粉尘是固态分散性气溶胶。其分散媒是空气，分散相是固体微粒。在生产中，与生产过程有关而形成的粉尘叫做生产性粉尘。生产性粉尘对人体有多方面的不良影响，尤其是含有游离二氧化硅的粉尘，能引起严重的职业病——矽肺。

不同分散度的生产性粉尘，因粉尘颗粒粒径大小的差异，其进入人体呼吸系统的情况存在差异，在生产性粉尘的采样监测与接触限值制定上，通常将其分为总粉尘与呼吸性粉尘两种类型：

（1）总粉尘：可进入整个呼吸道（鼻、咽和喉、胸腔支气管、细支气管和肺泡）的粉尘，简称总尘。技术上系用总粉尘采样器按标准方法在呼吸带测得的所有粉尘。

（2）呼吸性粉尘：按呼吸性粉尘标准测定方法所采集的可进入肺泡的粉尘粒子，其空气动力学直径均在 7.07 μm 以下，空气动力学直径 5 μm 粉尘粒子的采样效率为 50%，简称呼尘。

2. 生产性粉尘的致病机理

生产性粉尘的理化性质与其生物学作用及现场防尘措施等有密切关系。在卫生学上有意义的粉尘理化性质有分散度、溶解度、密度、形状、硬度、荷电性、爆炸性及粉尘的化学成分等。

一般认为，矽肺的发生和发展与从事接触矽尘作业的工龄、粉尘中游离二氧化硅的含量、二氧化硅的类型、生产场所粉尘浓度、分散度、防护措施以及个体条件等有关。劳动者一般在接触矽尘 5~10 a 才发病，有的潜伏期可长达 15~20 a。接触游离二氧化硅含量高的粉尘，也有 1~2 a 发病的。其机理是由于矽尘进入肺内，可引起肺泡的防御反应，成为尘细胞。其基本病变是矽结节的形成和弥漫性间质纤维增生，主要是引起肺纤维性改变。

3. 生产性粉尘引起的职业病

生产性粉尘的种类繁多，理化性状不同，对人体所造成的危害也是多种多样的。就其健康损害病理性质可概述以下几种：

（1）尘肺，如煤尘、矽尘、硅酸盐尘。

（2）局部刺激性，如生石灰、漂白粉、水泥、烟草等粉尘。

（3）全身中毒性，如铅、锰、砷化物等粉尘。

（4）变态反应性，如大麻、黄麻、面粉、羽毛、锌烟等粉尘。

（5）光感应性，如沥青粉尘。

（6）感染性，如破烂布屑、兽毛、谷粒等粉尘有时附有病原菌。

（7）致癌性，如铬、镍、砷、石棉及某些光感应性和放射性物质的粉尘。

生产性粉尘引起的职业健康损害中，以尘肺病对呼吸系统损害最为严重。尘肺是由于吸入生产性粉尘引起的以肺的纤维化为主要变化的职业病，是我国当前职业性疾病中影响面最广、危害最严重的一类疾病。据统计，尘肺病例约占我国职业病总人数的80%。国家卫生计生委《2014年全国职业病报告情况》显示，2014年全国报告的新发职业病29972例中，职业性尘肺病新病例26873例。其中，94.21%的病例为煤工尘肺和矽肺，分别为13846例和11471例。尘肺病报告病例数占2014年职业病报告总例数的89.66%。

2013年，国家卫生计生委、人力资源社会保障部、国家安全监管总局和全国总工会联合印发了《职业病分类和目录》（国卫疾控发〔2013〕48号），所列出的职业性尘肺病及其他呼吸系统疾病（19种），包括尘肺（13种）、其他呼吸系统疾病（6种）：

（1）尘肺病：矽肺、煤工尘肺、石墨尘肺、炭黑尘肺、石棉肺、滑石尘肺、水泥尘肺、云母尘肺、陶工尘肺、铝尘肺、电焊工尘肺、铸工尘肺以及根据《尘肺病诊断标准》和《尘肺病理诊断标准》可以诊断的其他尘肺病。

（2）其他呼吸系统疾病：过敏性肺炎、棉尘病、哮喘、金属及其化合物粉尘肺沉着病（锡、铁、锑、钡及其化合物等）、刺激性化学物所致慢性阻塞性肺疾病、硬金属肺病。

三、生产性毒物与职业中毒

（一）生产性毒物及其危害

凡少量化学物质进入机体后，能与机体组织发生化学或物理化学作用，破坏正常生理功能，引起机体暂时的或长期的病理状态的，称为毒物。

在生产经营活动中，通常会生产或使用化学物质，它们发散并存在于工作环境空气中，对劳动者的健康产生危害，这些化学物质称为生产性毒物（或化学性有害物质）。

1. 毒物毒性

毒物毒性的大小可以用引起某种毒性反应的剂量来表示。在引起同等效应的条件下，毒物剂量越小，表明该毒物的毒性越大。例如，60 mg的氯化钠一次进入人体，对健康无损害；60 mg的氰化钠一次进入人体，就有致人死亡的危险。这表明，氯化钠的毒性很小，氰化钠的毒性很大。化学物质的危害程度分级分为剧毒、高毒、中等毒、低毒和微毒5个级别。

2. 毒物的危害性

毒物的危害性不仅取决于毒物的毒性，还受生产条件、劳动者个体差异的影响。因此，毒性大的物质不一定危害性大；毒性与危害性不能画等号。例如，氮气是一种惰性气体，本身无毒，一般不产生危害性。但是，当它在空气中含量高，使得空气中的氧含量减少时，吸入者便发生窒息，严重时可导致死亡。在石油化工行业，用氮气的作业场所很多，稍有不慎，就有发生氮气窒息的危险，危害性很大。

影响毒物毒性作用的因素：

（1）化学结构。毒物的化学结构对其毒性有直接影响。在各类有机非电解质之间，其毒性大小依次为芳烃>醇>酮>环烃>脂肪烃。同类有机化合物中卤族元素取代氢时，毒性增加。

（2）物理特性。毒物的溶解度、分解度、挥发性等与毒物的毒性作用有密切关系。毒物在水中溶解度越大，其毒性越大；分解度越大，不仅化学活性增加，而且易进到呼吸道的深层部位而增加毒性作用；挥发性越大，危害性越大。一般，毒物沸点与空气中毒物浓度和危害程度成反比。

（3）毒物剂量。毒物进入人体内需要达到一定剂量才会引起中毒。在生产条件下，与毒物在工作场所空气中的浓度和接触时间有密切关系。

（4）毒物联合作用。在生产环境中，毒物往往不是单独存在的，而是与其他毒物共存，可对人体产生联合毒性作用。可表现为：相加作用、相乘作用、拮抗作用。

（5）生产环境与劳动条件。生产环境的温度、湿度、气压、气流等能影响毒物的毒性作用。高温可促进毒物挥发，增加人体吸收毒物的速度；湿度可促使某些毒物如氯化氢、氟化氢的毒性增加；高气压可使毒物在体液中的溶解度增加；劳动强度增大时，人体对毒物更敏感，或吸收量加大。

（6）个体状态。接触同一剂量的毒物，不同个体的反应可迥然不同。引起这种差异的个体因素包括健康状况、年龄、性别、营养、生活习惯和对毒物的敏感性等。一般，未成年人和妇女生理变动期（经期、孕期、哺乳期）对某些毒物敏感性较高。烟酒嗜好往往增加毒物的毒性作用。也有遗传缺陷或遗传疾病等遗传因素，造成个体对某些化学物质更为敏感。

（二）生产性毒物作用于人体的危害表现

生产性毒物作用于人体的危害，主要表现为局部刺激、腐蚀、急慢性中毒甚至职业性肿瘤等。例如，人接触氨气、氯气、二氧化硫等，可出现流泪、睁不开眼、鼻痒、鼻塞、咽干、咽痛等表现，这是因为这些气体有刺激性，严重时可出现剧烈咳嗽、痰中带血、胸闷、胸疼。高浓度的氨、硫酸、盐酸、氢氧化钠等酸碱物质，还可腐蚀皮肤、黏膜，引起化学灼伤，造成肺水肿等。长期吸入汞蒸气，可出现头痛、头晕、乏力、倦怠、情绪不稳等全身症状，还可有流涎、口腔溃疡、手颤等体征，实验室检查尿汞高，可诊断为汞中毒。此外，有的化学物质长期接触后，会造成女工自然流产、后代畸形；有的会增加群体肿瘤的发病率；有的则会改变免疫功能等。

（三）职业中毒

毒物可经呼吸道吸入，也可经皮肤吸收。劳动者在生产过程中过量接触生产性毒物引起的中毒，称为职业中毒。例如，一个工人在生产过程中遇到大量氯气泄漏，而又因种种原因未能采取有效的个人防护，吸入高浓度氯气，产生胸闷、憋气、剧烈的咳嗽和痰中带血，这就构成了氯气中毒。由于它是在生产过程中形成，与所从事的作业密切相关，所以称之为职业中毒。当然，职业中毒并不都是急性中毒，还有慢性中毒。

侵入人体的生产性毒物引起的职业中毒，按发病过程可分为三种类型：

（1）急性中毒。由毒物一次或短时间内大量进入人体所致。多数由生产事故或违反操作规程所引起。

（2）慢性中毒。慢性中毒是长期小剂量毒物进入机体所致。绝大多数是由蓄积作用的毒物引起的。

（3）亚急性中毒。亚急性中毒介于以上两者之间，在短时间内有较大量毒物进入人体所产生的中毒现象。

接触工业毒物，无中毒症状和体征，但实验室检查体内毒物或其代谢产物超过正常值的态称为带毒状态，如铅吸收带毒状态等。有些毒物有致癌性。接触有些毒物还可能对妇女有害，甚至会累及下一代。

《职业病分类和目录》（国卫疾控发〔2013〕48 号），列出职业性化学中毒 60 种，职业性肿瘤 11 种，其中 9 种职业性肿瘤为职业接触生产性毒物导致的职业病。

60 种职业性化学中毒包括：

（1）铅及其化合物中毒（不包括四乙基铅）。

（2）汞及其化合物中毒。

（3）锰及其化合物中毒。

（4）镉及其化合物中毒。

（5）铍病。

（6）铊及其化合物中毒。

（7）钡及其化合物中毒。

（8）钒及其化合物中毒。

（9）磷及其化合物中毒。

（10）砷及其化合物中毒。

（11）铀及其化合物中毒。

（12）砷化氢中毒。

（13）氯气中毒。

（14）二氧化硫中毒。

（15）光气中毒。

（16）氨中毒。

（17）偏二甲基肼中毒。

（18）氮氧化合物中毒。

（19）一氧化碳中毒。

（20）二硫化碳中毒。

（21）硫化氢中毒。

（22）磷化氢、磷化锌、磷化铝中毒。

（23）氟及其无机化合物中毒。

（24）氰及腈类化合物中毒。

（25）四乙基铅中毒。

（26）有机锡中毒。

（27）羰基镍中毒。

（28）苯中毒。

（29）甲苯中毒。

（30）二甲苯中毒。

（31）正己烷中毒。

（32）汽油中毒。

（33）一甲胺中毒。

（34）有机氟聚合物单体及其热裂解物中毒。

（35）二氯乙烷中毒。

（36）四氯化碳中毒。

（37）氯乙烯中毒。

（38）三氯乙烯中毒。

（39）氯丙烯中毒。

（40）氯丁二烯中毒。

（41）苯的氨基及硝基化合物（不包括三硝基甲苯）中毒。

（42）三硝基甲苯中毒。

（43）甲醇中毒。

（44）酚中毒。

（45）五氯酚（钠）中毒。

（46）甲醛中毒。

（47）硫酸二甲酯中毒。

（48）丙烯酰胺中毒。

（49）二甲基甲酰胺中毒。

（50）有机磷中毒。

（51）氨基甲酸酯类中毒。

（52）杀虫脒中毒。

（53）溴甲烷中毒。

（54）拟除虫菊酯类中毒。

（55）铟及其化合物中毒。

（56）溴丙烷中毒。

（57）碘甲烷中毒。

（58）氯乙酸中毒。

（59）环氧乙烷中毒。

（60）上述条目未提及的与职业有害因素接触之间存在直接因果联系的其他化学中毒。

11 种职业性肿瘤包括：

（1）石棉所致肺癌、间皮瘤。

（2）联苯胺所致膀胱癌。

（3）苯所致白血病。

（4）氯甲醚、双氯甲醚所致肺癌。

（5）砷及其化合物所致肺癌、皮肤癌。

（6）氯乙烯所致肝血管肉瘤。

（7）焦炉逸散物所致肺癌。

（8）六价铬化合物所致肺癌。

（9）毛沸石所致肺癌、胸膜间皮瘤。

（10）煤焦油、煤焦油沥青、石油沥青所致皮肤癌。

（11）β-萘胺所致膀胱癌。

中 篇

化学有害因素检测

第八章　职业病危害因素检测概述

第一节　检测的目的和意义

一、职业病危害因素及其分类

职业病危害因素，又称职业性有害因素，是指在职业活动中产生和（或）存在的、可能对职业人群健康、安全和作业能力造成不良影响的因素或条件，包括化学、物理、生物等因素。

2015 年，国家卫生计生委、安全监管总局、人力资源社会保障部和全国总工会联合对2002 年卫生部颁布实施的《职业病危害因素分类目录》进行了修订，新版《职业病危害因素分类目录》中，将职业病危害因素分为：粉尘、化学因素类、物理因素、放射性因素、生物因素和其他因素共六大类 459 种。

二、职业病危害因素检测

职业病危害因素检测是职业病防治工作中的一项重要内容。主要是利用采样设备和检测仪器，依照《职业病防治法》和国家职业卫生标准的要求，对生产过程中产生的职业病危害因素进行识别、检测与鉴定，掌握工作场所中职业病危害因素的性质、浓度或强度及时空分布情况，评价工作场所作业环境和劳动条件是否符合职业卫生标准的要求，为制定卫生防护对策和措施，改善不良劳动条件，预防控制职业病，保障劳动者健康提供基础数据和科学依据；是用人单位依法申报职业病危害项目的直接依据，是开展健康监护工作的针对性依据；是开展职业病诊断的先决条件；是设置职业病防护设施和职业危害警示标识的依据；是提示佩戴个人防护用品的重要依据；是实施职业卫生执法监督的重要依据。

目前，我国职业病危害因素的检测方法主要包括工作场所物理因素检测，工作场所有害物质的空气检测以及工作场所有害物质的生物检测等。

物理因素检测是指利用仪器设备对工作场所噪声、高温、振动、射频辐射、紫外辐射、激光等物理因素的强度及其接触时间进行测量，以评价工作场所的职业卫生状况和劳动者的接触程度及可能的健康影响。空气检测是指在一段时期内，通过定期（有计划）地检测工作场所空气中有害物质的浓度，以评价工作场所的职业卫生状况和劳动者接触有害物质的程度及可能的健康影响。生物检测是指在一段时期内，通过定期（有计划）地检测人体生物材料（血、尿、呼出气等）中有害物质或其代谢物的含量（浓度）或由它们所致的生物效应水平，以评价劳动者接触有害物质的程度及可能的健康影响。

作为评价劳动者接触有毒有害物质程度的两个方法，空气检测和生物检测各有其特点，具体内容见表8-1。

表8-1 空气检测和生物检测的比较

项目	空 气 检 测	生 物 检 测
定义	通过定期检测工作场所空气中毒物的浓度，以评价职业卫生状况和劳动者接触毒物的程度	通过定期检测人体生物材料中毒物及其代谢物含量，以评价劳动者接触毒物的程度
测定对象	样品：空气 对象：毒物	样品：生物材料 对象：毒物及其代谢物、引起机体的反应物
评价指标	最高容许浓度 时间加权平均容许浓度 短时间接触容许浓度	职业接触生物限值
优缺点	1. 适用范围广，可测各种毒物 2. 操作较易、较快 3. 适用于评价工作场所空气质量，不能反映个体差异 4. 测定结果仅能反映经呼吸道进入人体的可能剂量 5. 一个毒物只有1~2个评价指标 6. 结果解释明确	1. 适用范围小，可检测的毒物少 2. 操作较难、较慢 3. 适用于评价个体接触剂量，能反映个体差异 4. 测定结果能反映经各种途径进入人体的剂量，不能指明进入途径 5. 一个毒物可有多个评价指标 6. 得到特异的生物监测指标较困难 7. 结果解释需慎重

　　从表8-1的对比不难看出，空气检测是生物检测的基础，生物监测指标的确定和检测结果的评价，离不开空气检测，生物检测可以弥补空气检测在个体接触剂量评价中的不足，二者均用来评价职业接触程度。完整的职业卫生评价应需要空气检测和生物检测的结合（群体与个体相结合）。

　　目前，我国职业病危害因素检测主要以工作场所有毒有害物质的空气检测和工作场所物理因素的检测为主。

<h2 align="center">第二节 职业病危害因素检测工作程序</h2>

职业病危害因素检测的工作程序，如图8-1所示。

一、项目委托

检测机构根据检测项目来源、性质、检测对象和检测范围等，结合自身资质和技术能力，进行项目合同评审，接受来自企业客户、评价机构或者行政机关等的委托，双方签订技术服务合同。

二、现场调查

为了解工作场所空气中待测物浓度变化规律和劳动者的接触状况，正确选择采样点、

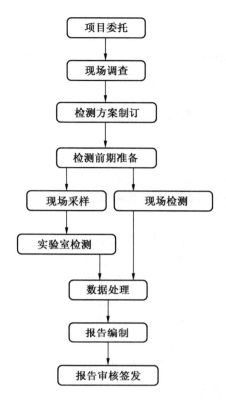

图 8-1　职业病危害因素检测工作程序

采样对象、采样方法和采样时机等，必须在采样前对工作场所进行现场卫生学调查，必要时可进行预采样。调查内容主要包括：

（1）被调查单位概况，如单位名称、地址、劳动定员、岗位划分、工作班制等。

（2）生产过程中使用的原料、辅助材料，产品、副产品和中间产物等的种类、数量、纯度、杂质及其理化性质等。

（3）生产工艺流程、原料投入方式、加热温度和时间、生产设备类型、数量及其布局等。

（4）劳动者的工作状况，包括劳动者数量、工作地点停留时间、工作方式、接触有害物质的程度、频度及持续时间等。

（5）工作地点空气中有害物质的产生和扩散规律、存在状态、估计浓度等。

（6）工作地点的卫生状况和环境条件、卫生防护设施及其使用情况、个人防护装备及使用状况等。

三、检测方案制订

检测方案应包括利用便携式仪器设备对物理因素的现场检测，以及对空气中有害物质的样品采集两个方面的内容。

应根据现场调查情况、GBZ 1、GBZ 2.1、GBZ 2.2、GBZ/T 300 和 GBZ 159 的要求，

确定各种职业病危害因素有代表性的现场检测点和样品采集地点、采样对象和数量，根据职业病危害因素的职业接触限值类型和检测方法制定现场采样和检测实施方案。

方案应包括检测范围（职业病危害因素的种类）、有害物质样品采集方式（个体或定点采样）、物理因素的检测时间和地点、化学有害因素的采样地点、采样对象、采样时间、采样时机和采样频次等。

检测方案的制定应与被检测单位相关负责人员做好沟通。

四、检测前期准备

为确保现场检测工作的效率和安全，实施现场采样检测前应做好人员、设备、材料、现场采样检测记录，以及相关辅助和安全防护设施等方面的准备工作。具体应包括以下几个方面：

（1）下达现场采样检测执行人员及各自任务分工。

（2）做好采样仪器和检测仪器的准备工作，选择符合采样要求的仪器设备，检查其正常运行操作、电池电量、充电器、计量检定有效期、防爆性能等情况。

（3）做好采样设备的充电工作和流量校准工作。

（4）准备采样介质、器材、材料及相关试剂，确保其质量完好、数量充足。

（5）准备足够的现场采样检测记录单。

（6）做好采样人员必要的个体防护，以及仪器设备搬运过程中的安全防护。

五、现场采样和现场检测

1. 现场采样

在正常生产状况下，按照上述检测方案开展工作，采样前观察和了解工作现场卫生状况和环境条件，确保现场采样的代表性和有效性，如实记录现场采样记录单相关信息，采样结束后采样记录单应经被检测单位相关陪同人员的签字确认。

2. 现场检测

对于物理因素以及部分化学有害因素，需通过现场检测设备进行现场测量或检测。在正常生产状况下，按照制定的检测方案开展工作，检测前观察和了解工作现场卫生状况和环境条件，确保检测的代表性和有效性，如实记录检测记录单相关信息，记录单应经被检测单位相关陪同人员的签字确认。

六、实验室检测

实验室检测主要指对现场采集的空气中有害化学物质样品的实验室分析和浓度测定。包括：现场采集样品的交接、采样记录单的交接、样品的编号和保存、实验室内样品的流转和分析测定。

七、数据处理

数据处理工作也是对原始采样记录和原始检测记录分析整理的过程，包括检测分析仪器产出的原始数据和原始图谱的计算整理、质控数据计算、采样时间和采样体积的计算、标准采样体积的计算、空气中有害物质浓度的换算、数字修约等方面。

八、报告编制

检测报告是整个职业病危害因素检测工作的最终产出，是对工作现场职业病危害因素存在浓度或强度及分布的归纳总结和结论，检测报告一旦签发盖章生效后将具有法律效力。因此，检测报告编制工作的相关人员必须严肃认真对待，保证检测报告中相关信息和结果的真实、准确可靠。同时，检测报告内容应清晰、整洁，便于查看结果。

九、报告审核签发

报告编制完成后，经过检测人员、校核人员、审核人员以及质量监督人员的逐次核对确认后，由授权签字人签发，加盖资质印章和检测机构检测专用印章，即可发送给委托方。报告签发盖章后，相关原始记录和报告应归档管理。

第三节　现　场　调　查

为了解工作场所空气中待测物的种类、浓度变化规律和劳动者的接触状况，正确选择采样点、采样对象、采样方法和采样时机等，必须在采样前对工作场所进行现场调查，必要时可进行预采样。

其中职业病危害因素的识别主要依据为《职业病危害因素分类目录》（国卫疾控发〔2015〕92 号），其中包含粉尘 52 个（含 1 个开放条款）、化学因素 375 个（含 1 个开放条款）、物理因素 15 个（含 1 个开放条款）、放射性因素 8 个（含 1 个开放条款）、生物因素 6 个（含 1 个开放条款）、其他因素 3 个。职业病危害因素的识别可根据工人的作业地点、生产的工艺流程、岗位（工种）等进行分析及识别。

通过现场调查，应明确用人单位工作场所产生或存在的职业病危害因素及其在人间、时间和空间的分布情况；明确用人单位岗位的设置情况、各岗位人员数量及其工作内容，各岗位员工接触的职业病危害因素种类、接触方式、接触时间及个人防护用品的配备和佩戴情况；明确用人单位产生职业病危害因素的工作场所的职业病防护设施的设置及运行情况。

职业卫生现场调查通常采用"查、问、听、看、记"的方式对企业基本情况、原辅材料、生产工艺、人员设置、防护设施、个人防护用品等情况进行调查。

一、现场调查的程序及步骤

1. 准备阶段

开展现场调查前，应做好充分的准备工作，首先要了解用人单位的行业类型、生产规模、生产工艺、产品种类等基本情况。制定详细的调查计划，确定调查的内容、调查人员、调查时间和进度安排，根据调查内容准备相应的现场调查使用的记录表格。

2. 实施调查

在现场调查过程中，必须与用人单位相关部门紧密联系，做好安排，既要搞好调查，又不能影响生产。调查人员需按照调查计划进行调查，并规范记录现场调查表格。

现场调查主要通过对企业基本情况、原辅材料、生产工艺、岗位职业病危害因素接触情况、职业病防护设施以及个人使用的职业病防护用品等6个方面进行调查。现场调查对象包括用人单位的主要负责人，职业卫生管理人员、车间的管理人员、车间技术人员、车间工人、物管员等相关人员。

企业基本情况包括企业的名称、地址，企业所属的行业，企业的人数、规模，生产的产品类型、产量等。企业员工的岗位划分、定员及相关岗位的工作班制（如常白班、三班两运转、五班四运转等），岗位工种的具体工作内容可与生产工艺一起进行详细的调查。

企业使用的原辅材料、中间产品、副产品及产品等相关信息的调查。需要了解的信息包括原辅材料的名称、用量、纯度、主要成分；产品、副产品的名称、产量、主要成分；生产过程中产生的中间产品、废料的名称、产量和主要成分，必要时通过工艺分析确定；原辅材料、产品、副产品、中间品、废料等的使用或产生地点、使用方式等信息；原辅材料的商标、MSDS或查阅文献、书籍，获得各物料的理化性质、在空气中的存在状态以及各化学品毒性资料、可能进入人体的途径，重点关注是否有致敏、致癌等特殊危害性，可查阅用人单位之前的职业危害检测评价报告，对未知的样品进行定性分析。

生产工艺的调查首先对用人单位的整体生产工艺进行调查和记录，在了解整体生产工艺后，根据车间、岗位或小的生产单元，进行细分，重点关注物料的使用和产品、中间品等产生的工艺过程。对细分后的生产单元进行详细的生产工艺的调查，关注设备设施情况，如名称、数量、型号、可能产生的危害、放置地点，现场工人的作业内容、作业方式、投料及取样要求、工艺是否有加热，废料的存放和处置，现场的风向、风速，中间产物的来源和去向，现场有害物质的存在地点，发散方式、工人的接触方式、接触时间及预估有害物质的浓度或强度，必要时可通过预采样或便携式设备初步了解现场职业病危害因素的接触水平。

岗位工种的调查主要是根据生产工艺设置相应的岗位，了解岗位的设置情况及其人数，工作班制，每班工人数，每班工作时间，班中休息时间；各岗位（工种）工作内容、工作方式、作业地点，其中需要根据工作内容及工艺了解固定作业人员接触职业病危害因素的浓度（强度）波动情况，多点作业人员的各工作地点及工作内容，对巡检员工要了解巡检路线，包括巡检频率，巡检一次用时，每个巡检点的具体巡检内容及用时，接触的职业病危害因素的种类，可通过巡检工人的工作日写实得到详细的资料。通过上述调查可获得各岗位作业工人的接触职业病危害因素的接触时间及接触频次。还需要了解特殊作业的频率及员工接触的职业病危害因素的种类。用人单位的岗位工种调查不能遗漏非正式人员，包括合同工、劳务派遣工、外包工、临时工等。

职业病防护设施的调查包括防护设施的种类、型号、数量及位置（设置地点），了解防护设施的性能指标及运转情况，必要时可测量防护设施的部分参数了解防护设施的合理性及防护能力。

工人个人使用的职业病防护用品的使用情况。通过现场观察了解员工的个人防护用品的佩戴情况，并询问用人单位的陪同人员及查阅相关的购买发放记录，了解各岗位工人个人防护用品的配备、发放情况及防护用品的性能指标，根据现场初步调查情况判断用人单位配备的个人防护用品与工人所接触职业病危害因素的适应情况；了解员工接受防护用品的培训情况，能否正确佩戴、使用。

3. 调查总结

调查结束后，要及时整理调查结果，填写现场调查记录，描述和记录必须客观真实。

现场调查的注意事项：

职业卫生现场调查的内容应全面，包含全部工作场所，以满足职业危害因素检测评价的需要，调查表格的设计应简单明了、方便记录和书写。

所有调查的内容应翔实，尽可能量化，做好现场记录，并经用人单位相关人员确认、签字。现场记录要详细、清晰，按照要求进行修改和存档，必要时留取影像资料，方便查阅，可溯源。

现场调查的内容和结论应当准确，真实反映用人单位的实际情况，不能进行修饰和掩盖。

现场调查需要至少 2 名专业技术人员，包括 1 名行业工程技术人员，调查的时间至少为 1 个工作日，满足工人工作日写实的要求。

二、工作日写实

在获得上述现场调查信息的同时，需要将工作岗位（工种）整个工作日内的各种活动及其时间消耗连续观察、如实记录，并进行整理和分析，即工作日写实。工人工作日写实包括工作时间、工作地点、工作内容、耗费工时、接触职业病危害因素等。

（1）工作时间：记录从工作日规定的上班时间起，按作业动作出现的顺序记录并对各条记录。"开始时间"是该项动作的开始时刻，也是上一项动作的结束时间，一定要记录准确，记录时间精确到分钟。"结束时间"是指该动作的结束时刻，也是下一项动作的开始时间，记录精确到分钟。作业中超过 1 min 以上的工间暂停与作业动作要分开并记录。若作业动作时间不足 1 min 应按 1 min 记录。工作班内的所有作业都要记录，包括休息时间。巡检工人可记录其一个巡检周期。

（2）工作地点：劳动者从事职业活动或进行生产管理过程中经常或定时停留的地点。无工作内容时，填写工人停留的地点，如休息室。

（3）工作内容：是对动作内容的概括，应简明扼要，工作内容主要根据动作内容确定，可使用岗位作业术语，如电路板清洗、吹扫等；按动作分类的要求填写，如休息、工间暂停、等待、吊运等。巡检工人也可记录巡检路线。

（4）耗费工时：有害因素"耗费工时"记录写实对象该阶段工作内容的具体时间，指该项动作维持的时间，可用本项动作的结束时间减去本项动作的开始时间得到。

（5）接触职业病危害因素：在该时间内在某一地点接触的全部职业病危害因素。

开展工作日写实时，一般每个岗位随机抽取 1~2 名有代表性的劳动者。对多条相同的生产线上的相同岗位，可选择有代表性的 1~2 条生产线并对选出的生产线上的岗位人员写实。对多台生产状况相同的单机作业的岗位或单人作业岗位，可随机抽取 1~2 人进行写实。

工作日写实的注意事项：①以人为主线进行；②包含工作日内从事各种活动的内容和

各种动作时间，不能合并记录，休息时间也要记录在内；③岗位不固定的如巡检作业要详细记录；④注意工人工作日写实的修正、变异与现场工作的一致性。

工作日写实是掌握作业人员接触情况的重要资料是制定采样计划的前提和正确选择采样点和采样时段的重要依据，同时也是减少现场采样工作量的重要手段以及职业病危害因素检测结果计算的基础，因此需要重视工人工作日写实的调查和记录。

第四节　职业病危害因素检测相关法规与标准

为了预防、控制和消除职业病危害，防治职业病，保护劳动者健康及其相关权益，《中华人民共和国职业病防治法》于 2001 年 10 月 27 日第九届全国人民代表大会常务委员会第二十次会议通过，自 2002 年 5 月 1 日起施行。2011 年 12 月 31 日第十一届全国人民代表大会常务委员会第二十四次会议通过了《关于修改〈中华人民共和国职业病防治法〉的决定》；中华人民共和国第十二届全国人民代表大会常务委员会第二十一次会议于 2016 年 7 月 2 日进行了修订。《中华人民共和国职业病防治法》的颁布实施，使职业病危害因素检测与评价有法可依，有章可循，对职业病危害因素检测与评价起到了巨大的推动作用，标志着我国职业病危害因素检测与评价走上了科学化、规范化、法制化管理的轨道。

我国职业病危害因素检测相关法律法规、标准主要包括以下内容。

1. 全国人民代表大会及其常务委员会、国务院及相关行政部门制定颁布的全国性法律法规

（1）《中华人民共和国职业病防治法》中华人民共和国主席令〔2001〕第 60 号（《关于修改〈中华人民共和国职业病防治法〉的决定》中华人民共和国主席令〔2011〕第 52 号，中华人民共和国主席令〔2016〕第 48 号修正）。

（2）《使用有毒物品作业场所劳动保护条例》国务院令〔2002〕第 352 号。

（3）《中华人民共和国尘肺病防治条例》国发〔1987〕105 号。

（4）《工作场所职业卫生监督管理规定》国家安全生产监督管理总局令〔2012〕第 47 号。

（5）《职业病危害项目申报办法》国家安全生产监督管理总局令〔2012〕第 48 号。

（6）《国家职业卫生标准管理办法》中华人民共和国卫生部令〔2002〕第 20 号。

（7）《职业病危害因素分类目录》国卫疾控发〔2015〕92 号文。

（8）《职业病分类和目录》国卫疾控发〔2013〕48 号文。

（9）《高毒物品目录》卫法监发〔2003〕142 号文。

（10）《建设项目职业病防护设施"三同时"监督管理办法》国家安全生产监督管理总局令〔2017〕第 90 号。

2. 职业卫生标准

职业卫生标准是根据《中华人民共和国职业病防治法》的要求，体现"预防为主"的卫生工作方针，按照预防、控制和消除职业病危害，防治职业病，保护劳动者身体健康及相关权益的实际需要，由法律授权部门对国家职业病防治技术和工作场所劳动条件及卫

生要求做出的统一规定。职业卫生标准是贯彻实施职业病危害因素防治法规的技术规范，是执行职业卫生监督和管理的法定依据。

职业卫生标准涵盖了职业活动中所有与职业病危害因素防治有关的卫生标准，包括化学毒物、粉尘、物理因素（如噪声、振动、激光、微波、超高频辐射等）等。与职业病危害因素检测有关的标准主要有：

（1）《工业企业设计卫生标准》（GBZ 1—2010）。

（2）《工作场所有害因素职业接触限值　第1部分：化学有害因素》（GBZ 2.1—2007）。

（3）《工作场所有害因素职业接触限值　第2部分：物理因素》（GBZ 2.2—2007）。

（4）《工作场所职业病危害警示标识》（GBZ 158—2003）。

（5）《工作场所空气中有害物质监测的采样规范》（GBZ 159—2004）。

（6）《工作场所空气有毒物质测定》（GBZ/T 300.1~300.160）。

（7）《工作场所空气中粉尘测定　第1部分：总粉尘浓度》（GBZ/T 192.1—2007）。

（8）《工作场所空气中粉尘测定　第2部分：呼吸性粉尘浓度》（GBZ/T 192.2—2007）。

（9）《工作场所空气中粉尘测定　第3部分：粉尘分散度》（GBZ/T 192.3—2007）。

（10）《工作场所空气中粉尘测定　第4部分：游离二氧化硅含量》（GBZ/T 192.4—2007）。

（11）《工作场所空气中粉尘测定　第5部分：石棉纤维浓度》（GBZ/T 192.5—2007）。

（12）《工作场所物理因素测量　第1部分：超高频辐射》（GBZ/T 189.1—2007）。

（13）《工作场所物理因素测量　第2部分：高频电磁场》（GBZ/T 189.2—2007）。

（14）《工作场所物理因素测量　第3部分：工频电场》（GBZ/T 189.3—2007）。

（15）《工作场所物理因素测量　第4部分：激光辐射》（GBZ/T 189.4—2007）。

（16）《工作场所物理因素测量　第5部分：微波辐射》（GBZ/T 189.5—2007）。

（17）《工作场所物理因素测量　第6部分：紫外辐射》（GBZ/T 189.6—2007）。

（18）《工作场所物理因素测量　第7部分：高温》（GBZ/T 189.7—2007）。

（19）《工作场所物理因素测量　第8部分：噪声》（GBZ/T 189.8—2007）。

（20）《工作场所物理因素测量　第9部分：手传振动》（GBZ/T 189.9—2007）。

（21）《工作场所物理因素测量　第10部分：体力劳动强度分级》（GBZ/T 189.10—2007）。

（22）《工作场所物理因素测量　第11部分：体力劳动时的心率》（GBZ/T 189.11—2007）。

（23）《建筑采光设计标准》（GB 50033—2013）。

（24）《建筑照明设计标准》（GB 50034—2013）。

（25）《作业场所空气采样仪器的技术规范》（GB/T 17061—1997）。

（26）《职业卫生生物监测质量保证规范》（GBZ/T 173—2006）。

（27）《工作场所职业病危害作业分级　第1部分：生产性粉尘》（GBZ/T 229.1—

2010）。

（28）《工作场所职业病危害作业分级　第 2 部分：化学物》（GBZ/T 229.2—2010）。

（29）《工作场所职业病危害作业分级　第 3 部分：高温》（GBZ/T 229.3—2010）。

（30）《工作场所职业病危害作业分级　第 4 部分：噪声》（GBZ/T 229.4—2012）。

（31）《职业卫生标准制定指南　第 1 部分：工作场所化学物质职业接触限值》（GBZ/T 210.1—2008）。

（32）《职业卫生标准制定指南　第 2 部分：工作场所粉尘职业接触限值》（GBZ/T 210.2—2008）。

（33）《职业卫生标准制定指南　第 3 部分：工作场所物理因素职业接触限值》（GBZ/T 210.3—2008）。

（34）《职业卫生标准制定指南　第 4 部分：工作场所空气中化学物质测定方法》（GBZ/T 210.4—2008）。

（35）《职业卫生标准制定指南　第 5 部分：生物材料中化学物质的测定方法》（GBZ/T 210.5—2008）。

（36）《职业卫生名词术语》（GBZ/T 224—2010）。

第九章　工作场所空气中有害物质采集

第一节　空气样品的采集技术

一、工作场所职业病危害因素来源

工作场所存在的职业病危害因素主要来源于生产工艺过程、劳动过程和生产环境三个方面。

1. 生产工艺过程中产生的有害因素

（1）化学因素：生产性毒物，如铅、苯系物、氯气、汞等；生产性粉尘，如矽尘、石棉、煤尘、有机粉尘等。

（2）物理因素：主要为异常气象条件如高温、高湿、低温等；异常气压如高气压、低气压等；噪声及振动；非电离辐射如紫外线、红外线、激光、射频辐射等；电离辐射如 X 射线等。

（3）生物因素：如动物皮毛上的炭疽杆菌、布氏杆菌；其他如森林脑炎病毒等传染性病原体。

2. 劳动过程中的有害因素

（1）劳动组织和制度不合理，劳动作息制度不合理等。

（2）精神（心理）性职业紧张。

（3）劳动强度过大或生产定额不当，不能合理地安排与劳动者身体状况相适应的作业。

（4）个别器官或系统过度紧张，如视力紧张等。

（5）长时间处于不良体位或姿势，或使用不合理的工具劳动。

3. 生产环境中的有害因素

（1）自然环境因素的作用，如炎热季节高温辐射，寒冷季节因窗门紧闭而带来通风不良等。

（2）厂房建筑或布局不合理，如有毒工段与无毒工段安排在一个车间。

（3）由不合理生产过程所致环境污染。

二、有害物质在空气中的存在状态

空气中有害物质的存在状态不同，需要的采样方法也有所不同，只有使用正确的采样方法才能得到理想的采样效果，因此掌握有害物质在空气中的存在状态是正确选择采样方法、确保采样检测准确的重要保障。

各种有害物质由于其理化性质不同，同时受职业现场环境及职业活动条件的影响，在工作场所空气中存在气体、蒸气和气溶胶三种状态。

1. 气体和蒸气

常温下是气体的有害物质如氯气、一氧化碳等，通常以气态存在于空气中。常温下是液体的有害物质如苯、丙酮等，以不同的挥发性呈蒸气态存在于空气中。常温下是固体的有害物质如酚、三氧化二砷等，也有一定的挥发性，特别在温度高的工作场所，也可以蒸气状态存在。空气中的气态和蒸气态有害物质除汞以原子状态存在外，都是以分子状态存在。空气中的原子和分子能迅速扩散，其扩散情况与它们的比重和扩散系数有关，比重小者（如甲烷等）向上飘浮，比重大者（如汞蒸气）就向下沉降；扩散系数大的，能迅速分散于空气中，基本上不受重力的影响，能随气流以相等速度流动，在采样时，能随空气进入收集器，不受采样流量大小的影响，在收集器内，能迅速扩散入收集剂中被采集（吸收或吸附）。

2. 气溶胶

以液体或固体为分散相，分散在气体介质中的颗粒状物质，称为气溶胶。根据气溶胶形成方式和方法的不同，可分成固态分散性气溶胶、固态凝集性气溶胶、液态分散性气溶胶和液态凝集性气溶胶四种类型。按气溶胶存在的形式可分成雾、烟和粉尘。

（1）雾：分散在空气中的液体微滴，多由蒸气冷凝或液体喷散形成（液态分散性气溶胶或液态凝集性气溶胶）。雾的粒径通常较大，在 10 μm 上下。

（2）烟：分散在空气中的直径小于 0.1 μm 的固体微粒。烟属于固态凝集性气溶胶，如铅烟、铜烟等。烟的粒径通常比雾小。

（3）粉尘：能够较长时间悬浮于空气中的固体微粒。粉尘属于固态分散性气溶胶，如铅尘等。尘的粒径范围较大，从 1 μm 到数十微米。

气溶胶对人体的危害程度与其粒径有关，粒径大的颗粒既不能在空气中长期悬浮，也不易于被吸入呼吸道。一般认为，5~15 μm 的颗粒易被阻留在上呼吸道，而无法进入体内，对人体危害较小；粒径小于 5 μm 的颗粒则更容易进入支气管和肺泡，容易被机体吸收，危害较大。

由于气溶胶颗粒会受重力作用下沉，特别是比重大、粒径大的颗粒，下沉速度会更快。因此，在采样时，需要一定的采样流量，才能克服重力的影响，有效地将气溶胶颗粒采入收集器内。

三、空气样品的采集方法

样品采集是进行工作场所空气中有害物质检测的第一步，也是十分重要的一步。要保证检测结果的准确可靠，必须确保能采集到正确的、具有代表性的、真实的和符合职业卫生标准要求的样品，因此，空气样品检测工作首先是选择正确的采样方法。正确的空气样品采集方法，应根据待测物在工作场所空气中的存在状态、各种采样方法的适用性，以及采样点的工作状况及环境条件等来选择。

（一）气态和蒸气态化学物质的采样方法

采集空气中气态或蒸气态有害物质，有直接采样法、有泵型采样法和无泵型采样法。

1. 直接采样法

此方法是用采样容器，如 100 mL 注射器、采气袋或其他容器，采集一定量体积空气样品，供测定用。这种方法适用于空气中挥发性强、吸附性小的待测物，待测物浓度较高或测定方法的灵敏度高，只需要少量空气样品就可满足检测要求的情况。在不宜采用有泵型采样法时，如在需要防爆的工作场所，可使用此法。

2. 有泵型采样法

此方法也叫有动力采样法，是用空气采样器（由电动抽气泵和流量计组成）作为抽气动力，将样品空气抽过样品收集器，空气中的待测物被样品收集器采集下来，供测定用，如图9-1所示。有泵型采样法根据使用的样品收集器不同，有液体吸收法、固体吸附剂法和浸渍滤料法等。

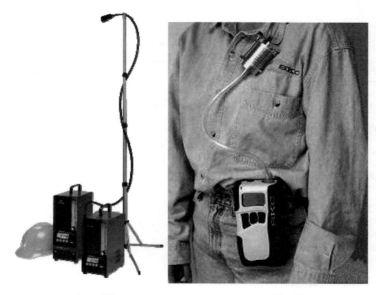

(a) 定点采样　　　　　　　　(b) 个体采样

图9-1　有泵型采样

（1）液体吸收法：将装有吸收液的吸收管作为样品收集器，当样品气流通过吸收液时，吸收液气泡中的有害物质分子迅速扩散入吸收液内，由于溶解或化学反应很快地被吸收液吸收。根据 GB/T 17061—1997《作业场所空气采样仪器的技术规范》要求，常用采样吸收管的使用要求和适用范围列于表9-1中。常用采样吸收管如图9-2至图9-5所示。

表9-1　采样吸收管的技术要求

吸收管	吸收液用量/mL	采样流量/(L·min⁻¹)	性能要求	规格	适用范围	备注
大型气泡吸收管	5~10	0.5~2.0	内、外管接口为标准磨口内管出气口内径（1.0±0.1）mm管尖距外管≤5 mm	优质无色或棕色玻璃	气态和蒸气态	
小型气泡吸收管	2	0.1~1.0			气态和蒸气态	

表 9-1（续）

吸收管	吸收液用量/mL	采样流量/(L·min⁻¹)	性 能 要 求	规格	适用范围	备　注
多孔玻板吸收管	5~10	0.1~1.0	玻板及孔径应均匀、细致、不产生特大气泡	优质无色或棕色玻璃	气态和蒸气态；雾态气溶胶	管内装5 mL液0.5 L/min抽气，气泡上升40~50 mm且均匀，无特大气泡，阻力4~5 kPa
冲击式吸收管	5~10	0.5~2.0；3（气溶胶）	内、外管接口为标准磨口内管垂直于外管底出气口内径（1.0±0.1）mm管尖距外管（5.0±0.5）mm		气态和蒸气态；气溶胶态	采气溶胶时以3 L/min采样

　　液体吸收法的优点：适用范围广，可用于各种化学物质的各种状态的采样；采样后，样品往往可以直接进行测定，不需经过样品处理；吸收管可以反复使用，费用小。缺点是吸收管易损坏，携带和使用不方便；不适用于个体采样和长时间采样；需要空气采样动力。

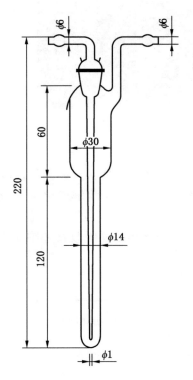

图 9-2　大型气泡吸收管

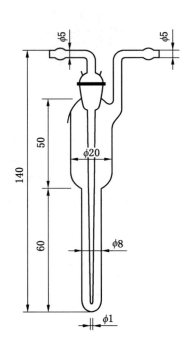

图 9-3　小型气泡吸收管

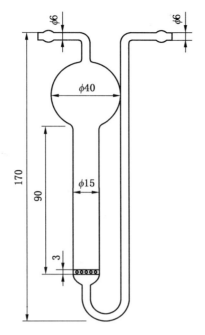

图 9-4　多孔玻板吸收管

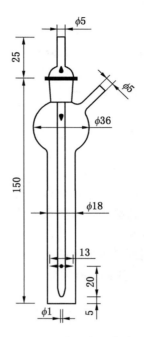

图 9-5　冲击式吸收管

液体吸收法的使用注意事项：

①根据待测物理化学性质及其在空气中存在状态，正确选用吸收管和吸收液。

②要正确和准确使用采样流量。

③采样时间要准确适当，使用易挥发的吸收液在高气温下采样时，采样时间不能长。

④吸收液用量要准确，采样过程中若有损失，采样后要补充到原来用量。

⑤吸收管与空气采样器的连接要正确，防止倒流，损害采样泵。

⑥采样前后要密闭进出气口，直立放置，防止吸收管破碎。

⑦采样后测定前，要用管内吸收液洗涤吸收管的进气管内壁 3~4 次，混匀后供测定。

⑧有的吸收液需避光保存，应注意使用条件和要求，保证吸收液的有效性。

（2）固体吸附剂法：当空气样品通过固体吸附剂管时，空气中的气态和蒸气态待测物被多孔性固体吸附剂吸附而采集。固体吸附剂都是多孔性物质，有大的比表面积，其吸附作用有物理性和化学性两种，物理性吸附是靠分子间的作用力，吸附比较弱，容易在物理作用下发生解吸。化学性吸附是靠化学亲和力（原子价）的作用，吸附较强，不易在物理作用下解吸。

用于空气采样的理想固体吸附剂应具有良好的机械强度、稳定的理化性质、足够强的吸附能力和容易解吸、价格较低等特性。常用的吸附剂有活性炭、硅胶、高分子多孔微球及其他具有较大外表面和内表面的物质。

①活性炭：属于非极性吸附剂，吸附非极性和弱极性的有机气体和蒸气，吸附容量大，吸附力强。水对活性炭的吸附能力影响不大。虽然活性炭的吸附能力很强，沸点高于 0 ℃ 的各种物质蒸气，常温下可以被有效地吸附，但是沸点低于 −150 ℃ 的物质，如一氧化

碳、甲烷等，不能用物理方法吸附。沸点在-100~0 ℃之间的物质，如氨、乙烯、甲醛、氯化氢、硫化氢等，常温下不能定量吸附。为了采集这些物质，可在冷冻下吸附，也可用浸渍化学试剂的活性炭，以增加化学吸附和吸收的能力。

②硅胶：是一种极性吸附剂，对极性物质有着强烈的吸附作用，可以吸附大量的水，以致降低甚至失去它的吸附性能。所以，硅胶适宜在较干燥的环境中采样，采样时间不宜长。

③高分子多孔微球：是一类合成的多孔性芳香族聚合物，它具有大的表面积、一定的机械强度、疏水性、耐腐蚀和耐高温（250~290 ℃）等性质，是一种较好的吸附剂。

④浸渍固体吸附剂：是将固体吸附剂涂渍化学试剂，利用浸渍的化学试剂与待测物发生化学反应，生成稳定的化合物被收集下来。浸渍固体吸附剂在物理吸附的基础上，增加了化学吸附，这样，可以扩大固体吸附剂的使用范围，增加吸附容量，提高采样效率。通常，采集酸性化合物时，可浸渍碱性物质；采集碱性化合物时，则浸渍酸性物质。

固体吸附剂管根据采样后处理方法不同而分为溶剂解吸型和热解吸型固体吸附剂管两类（图9-6）。表9-2所列为两种标准型固体吸附剂管的规格。

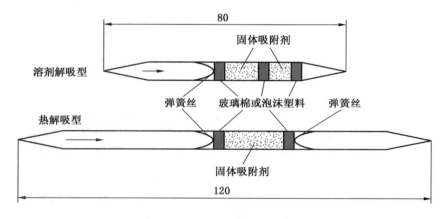

图9-6　标准活性炭管和硅胶管

表9-2　固体吸附剂管的规格

类型	管长/mm	内径/mm	外径/mm	固体吸附剂量/mg			
				活性炭管		硅胶管	
				前段	后段	前段	后段
溶剂解吸型	70~80	3.5~4.0	5.5~6.0	100	50	200	100
热解吸型	120	3.5~4.0	6.0±0.1	100		200	

固体吸附剂法的优点是：固体吸附剂管体积小，质量轻，携带和操作方便；适用范围广，有机和无机、极性和非极性化合物的气体和蒸气都适用；可用于短时间采样和定点采样，也可用于长时间采样和个体采样。固体吸附剂法的缺点是：对不同的有害物质有不同的穿透容量；硅胶管容易吸湿，不能在湿度大的工作场所过长时间持续采样，长时间采样时，应3 h左右更换一支，或发现硅胶变色后立即更换。

固体吸附剂法使用时应注意：防止穿透；防止污染；防止假穿透。固体吸附剂管要在稳定期内测定，既防止假穿透，又避免浓度下降。

（3）浸渍滤料法：滤料不能直接用于空气中气态和蒸气态待测物的采集，当滤料涂渍某种化学试剂后，待测物与化学试剂迅速反应，生成稳定的化合物，保留在滤料上而被采集下来。为了有利于化学反应，常常在浸渍液中加入甘油等试剂。因为浸渍滤料的厚度一般小于1 mm，所浸渍的试剂量有限，限制了采集待测物的量和采样流量。

浸渍滤料法的使用注意事项：

①采集待测物的量：受浸渍滤料所浸渍的试剂量的限制，注意滤料的吸收容量，及时更换滤料，防止穿透。

②采样流量：取决于待测物和试剂间的化学反应速度，流量设置要合理，考虑环境中物质浓度，温湿度影响因素，流量设置不能太小或太大。

③适用于空气中待测物浓度低或采样时间短的场所。

（4）空气采样器。空气采样器的基本技术性能要求：

①在最大流量和4 kPa的阻力下应能稳定运行4~8 h以上，流量保持稳定，变化≤5%。

②结构和形状要合理，外壳要坚固，整机的质量要轻，体积要小，携带方便，操作简单安全，在易燃易爆场所，必须使用防爆型采样器。

③应能在温度-10~+45 ℃相对湿度小于95%的环境下正常运行。

④气路连接要牢固耐用，不漏气。当封死进气口，用最大流量抽气时，应无流量显示。

⑤装有流量计的空气采样器，流量计的精度不得低于2%，刻度要清晰准确，易于读数和调节。

⑥开关、旋钮和安装收集器的装置等应完整、牢固，使用灵活。

⑦交流电源应为220 V，50 Hz；直流电源应为6~9 V，若为充电电池，充电一次，应能在最高流量和最大阻力下连续运行4~8 h以上。

⑧防爆型空气采样器必须符合防爆的国家标准，且标示明确。

⑨装有定时装置的空气采样器，定时装置的精度应小于或等于10%。

各采样器的技术参数要求见表9-3。

表9-3 各采样器的技术参数要求

名称	性　能　要　求	规　格
气体采样器	1. 流量范围0~2 L/min 或0~3 L/min；流量计最小刻度0.1 L/min 2. 噪声≤70 dB(A) 3. 抽气泵在使用流量下连续运行8 h以上，温升≤20 ℃	体积≤280 mm×160 mm×200 mm 质量≤2.5 kg
气体个体采样器	1. 流量0~1 L/min 或0~2 L/min，连续可调；可不装流量计 2. 噪声≤60 dB(A) 3. 采样器连续运行8 h以上，温升≤10 ℃ 4. 有佩戴装置，使用方便安全，不影响工作	体积应≤120 mm×80 mm×150 mm 质量≤1 kg

表9-3（续）

名称	性　能　要　求	规　　格
粉尘采样器	1. 流量 5~30 L/min 或 0~15 L/min，连续可调 2. 运行噪声≤70 dB（A） 3. 采样器连续运行 8 h 以上，温升≤30 ℃	体积≤300 mm×170 mm×200 mm 质量≤5 kg
粉尘个体采样器	1. 流量 0~5 L/min 或 0~10 L/min 可不带流量计 2. 运行噪声≤60 dB（A） 3. 采样器连续运行 8 h 以上，温升≤10 ℃ 4. 有佩戴装置，使用方便安全，不影响工作	体积≤150 mm×80 mm×150 mm 质量≤1 kg
呼吸性粉尘采样器	1. 流量范围应与收集器所需流量匹配 2. 运行噪声≤70 dB（A） 3. 采样器连续运行 8 h 以上，温升≤30 ℃ 4. 有配套固定装置，使用方便安全	呼尘粒径分布标准应符合英国医学研究协会标准 体积≤300 mm×170 mm×200 mm 质量≤5 kg
呼吸性粉尘个体采样器	1. 流量范围应与收集器所需流量匹配 2. 运行时的噪声≤70 dB（A） 3. 采样器连续运行 8 h 以上，温升≤30 ℃ 4. 应有配套的固定装置；使用方便安全	呼尘粒径分布标准应符合英国医学研究协会标准 体积≤150 mm×80 mm×150 mm 质量≤1 kg

3. 无泵型采样法

此方法也叫扩散采样法，是指采集空气中化学物质时，不需要抽气动力和流量装置，而是根据费克（Fick）扩散定律，利用化学物质分子在空气中的扩散作用来完成采样；无泵型采样器结构组成如图9-7所示。

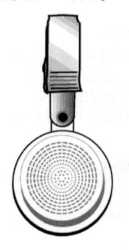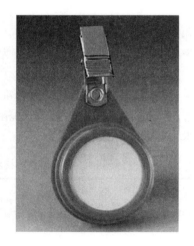

图9-7　无泵型（被动式）采样器

无泵型采样器的优点是：体积小、质量轻（几克至几十克）结构简单，不用抽气装置，携带和操作都很方便；适合用作个体采样和长时间采样，也可作为定点采样和短时间采样。缺点是：由于它的采样流量与待测物分子的扩散系数成正比，扩散系数低的待测物因采样流量太小只能进行长时间采样，空气中待测物扩散系数小而且浓度低的情况下不适用于短时间采样。无泵型采样器有一定的吸附容量，若超过吸附容量，采样性能将变坏，采样器本身不能反映这一现象。

使用无泵型采样器时应注意：

（1）采样前后要检查无泵型采样器的包装和扩散膜是否有破损，若有破损者应废弃。

（2）在高浓度的待测物和干扰物环境中采样时，要缩短采样时间，防止其收集介质的饱和。

（3）应在有一定风速下采样，以防止"饥饿"现象发生。

（4）只能采集气态和蒸气态物质，不能用于气溶胶的采样。

（5）采样前后要将无泵型采样器放在密闭的容器内运输和保存，以防污染。

（6）采样后应检查扩散膜是否有破损或沾污待测物液滴，若有，则这种样品不能采用，应弃去。

（二）气溶胶态化学物质的采样方法

常用的采样方法有滤料采样法、冲击式吸收管法和多孔玻板吸收管法。

1. 滤料采样法

此方法是采集气溶胶有害物质的主要采样方法，是利用气溶胶颗粒在滤料上发生直接阻截、惯性碰撞、扩散沉降、静电吸引和重力沉降等作用，采集在滤料上。用于空气样品采集的常用滤料有微孔滤膜、超细玻璃纤维滤纸和过氯乙烯滤膜（测尘滤膜）等。它们是由天然纤维素或合成纤维素制成的滤纸或滤膜。从滤料的显微结构来分，有筛孔状和纤维状两类。筛孔状滤料是由合成纤维素基质交联成筛孔，孔径比较均匀，可以根据采样的要求选择不同孔径的滤料，微孔滤膜（图9-8）属于这类。纤维状滤料由纤维素互相交织重叠成网孔，孔径均匀程度较筛孔状滤料差，一般不能选择孔径，超细玻璃纤维滤纸和过氯乙烯滤膜都属于这类滤料。理想的滤料需具备机械强度好、理化性质稳定、通气阻力低、采样效率高、空白值低、处理容易等特点。

在选择滤料时要根据采样和测定的需要、采样场所的环境条件，选择合适的滤料。主要考虑：采样效率要高，符合测定的需要，适合采样的环境条件。

采样滤料通常要放置在合适的采样夹中进行样品采集。图9-9至图9-11为常见的滤料采样夹及其结构。

滤料采集法的优点：适用于各种气溶胶的采样，采样效率高；采样流量范围宽，适用于短时间采样、长时间采样、定点采样和个体采样；操作简便，使用的设备材料便宜，不易破损伤；易于保存，携带方便，保存时间长；可根据分析的需要选择合适的滤料、抽气动力、采样流量和滤料大小等。

使用时应注意：

（1）选择合适的滤料，采集金属性烟尘首选微孔滤膜，采集有机化合物气溶胶选用玻璃纤维滤纸，采集粉尘时首选过氯乙烯滤膜（测尘滤膜）。

（2）选择质量好的滤料，孔径和厚度要均匀。

（3）采样过程中要防止污染。

（4）在高浓度的情况下采样时要防止滤料的过载。

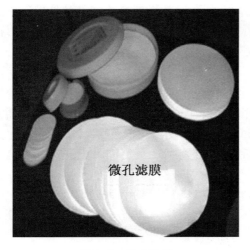

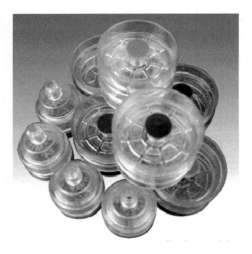

图 9-8　微孔滤膜　　　　　　　　　图 9-9　滤料采样夹

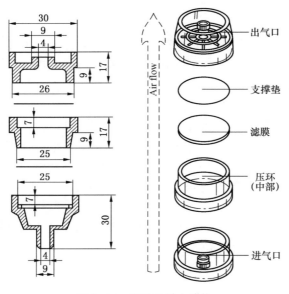

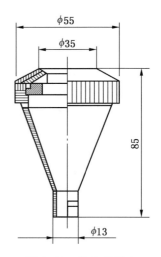

图 9-10　滤料采样夹结构　　　　　　图 9-11　粉尘采样夹

2. 冲击式吸收管法

此方法是利用空气样品中的颗粒以很大的速度冲击到盛有吸收液的管底部，因惯性作用被冲到管底上，再被吸收液洗下。因此采集气溶胶时必须使用 3 L/min 的采样流量。主要用于采集粒径较大的气溶胶颗粒。

3. 多孔玻板吸收管法

雾状待测物一部分在通过多孔玻板时，被弯曲的孔道所阻留进而洗入吸收液中；另一部分在通过多孔玻板后，被吸收液中很细的气泡吸收。此法通常不能采集烟尘。

（三）蒸气和气溶胶有害物质共存时的采样方法

在工作场所空气中，有些有害物质可呈蒸气和气溶胶共同存在，例如，三氧化二砷、三硝基甲苯（TNT）和一些多环芳烃等，在室温下，都有一定的挥发性，主要以气溶胶态存在于空气中，又有一定浓度的蒸气存在。采集蒸气和气溶胶态共存时的方法，常用的有浸渍滤料法、聚氨酯泡沫塑料、串联法及液体吸收管法。

1. 浸渍滤料法

此方法用于采集以气溶胶态为主、伴有少量蒸气态待测物的样品。

2. 聚氨酯泡沫塑料法

聚氨酯泡沫塑料是由无数的泡沫塑料细泡互相连通而成的多孔滤料，表面积大，通气阻力小，适用于较大流量采样。有些分子较大的有机化合物，如有机磷、有机氮和有机氯农药、多氯联苯、多环芳烃等，常呈气溶胶状态和低浓度的蒸气态共存于空气中，使用本法采样可得到满意的采样效率。聚氨酯泡沫塑料必须经过处理才能使用。

3. 串联法

此方法将采集气溶胶态的收集器与采集蒸气态的收集器串联起来采样。

4. 冲击式吸收管和多孔玻板吸收管

此方法也可用于气溶胶态和蒸气态共存时的样品采集。

四、影响采样效果的因素

1. 采样效率

采样效率是衡量采样方法的主要性能指标。好的采样方法必须有高的采样效率。采样效率是指能够被采样仪器采集到的待测物量占通过该采样仪器空气中待测物总量的百分数，按式（9-1）计算。用于职业危害检测采样的平均采样效率一般应≥90%。

$$K = \frac{m}{M} \times 100\% \qquad (9-1)$$

式中　　K——采样效率,%；

　　　　m——采样仪器采集到的待测物量，μg；

　　　　M——通过采样仪器空气中待测物的总量，μg。

2. 穿透容量

穿透容量是指当通过采样介质的空气中待测物量达到原空气中待测物量的5%时，采样介质所吸附的待测物的量。影响穿透容量的因素有：

（1）待测物的极性、扩散系数、化学活性等。

（2）吸附剂的性质。

（3）采样流量。

（4）气温和湿度。

第二节　采　样　策　略

采样策略的制定要满足检测的目的，根据统计和其他考虑，采集最小数目的样品，以得到最大数量的有用信息。因此只有在采样目标很明确后，开始制定采样策略。采样策略的要求是所进行的空气检测应具有代表性的采样对象和采样地点的样品，整体的采样结果能够反映真实的职业接触情况和风险。在采样策略中需要考虑采样对象的接触群体、采样的时段，采集样品的数量、频次及统计可信度。

采样策略包括最坏情况下的采样策略、随机采样策略及相似暴露群组采样策略。

（1）最坏情况下的采样策略，可用于评价中小企业工作场所最严重的职业接触情况，若存在多个职业群的企业工作场所，可优先检测由预期最高接触的职业群组。在一天内采集5~10个样品，包括劳动者个体及作业场所定点采样，适用于检测接触水平是否符合职业接触限值或评价劳动者的职业接触水平。如果在最坏情况下采集的样品或检测结果不超过职业接触限值，那么可以合理地得出其他较低的接触也符合限值。这种采样策略适用于以有限的预算，评价高风险接触水平的评估，与法定职业接触限值进行比较。

（2）随机采样策略：依据统计随机采样的方法是用劳动者在统计子组的接触来代表相似接触群所有劳动者的接触。使用随机采样策略需要采集较大的样品量，数量也随着提高统计可信度从90%到95%而增加。比较单日接触水平和职业接触限值，进行符合性测试，更适用于有完善的采样项目和充足预算的大型工作场所监测劳动者的接触和监控其健康。

（3）相似暴露群组采样策略：在每个相似接触群随机选择3个劳动者进行有代表性的个体接触浓度的测定。如果3个接触测定结果是小于职业接触限值的1/10，可以假定不会超过职业接触限值，如果任何一个结果超过职业接触限值的1/10，可以假定可能已经超越职业接触限值，然后在对每个相似接触群进行采样，从每个相似接触群组采取至少6个样品，每个采样对象至少采集2个样品（随机选择至少另外3个采样对象），用所有9个或更多样品的统计测试来确定每个相似接触群组整群对职业接触限值的符合性，相似接触群中每个人对职业接触限值的符合性。

第三节　空气样品的采集规范

工作场所空气样品的采集要遵守《工作场所空气中有害物质监测的采样规范》（GBZ 159）的要求。

一、样品采集的基本要求

（1）应满足工作场所有害物质职业接触限值对采样的要求。

（2）应满足职业卫生评价对采样的要求。

（3）应满足工作场所环境条件对采样的要求。

（4）在采样的同时应做样品空白，即将空气收集器带至采样点，除不连接空气采样器采集空气样品外，其余操作同样品。

（5）采样时应避免有害物质直接飞溅入空气收集器内，空气收集器的进气口应避免被衣物等阻隔，用无泵型采样器采样时应避免风扇等直吹。

（6）在易燃、易爆工作场所采样时，应采用防爆型空气采样器。

（7）采样过程中应保持采样流量稳定，长时间采样时应记录采样前后的流量，计算时用流量均值。

（8）工作场所空气样品的采样体积，在采样点温度低于 5 ℃ 和高于 35 ℃、大气压低于 98.8 kPa 和高于 103.4 kPa 时，应将采样体积换算成标准采样体积。

（9）在样品的采集、运输和保存过程中，应注意防止样品的污染。

（10）采样时，采样人员应注意个体防护。

（11）采样时，应在专用的采样记录表上，边采样边记录，采样记录表应至少包括以下信息：被检测单位名称、采样仪器名称、检测项目、样品唯一性编码标识、采样地点和日期、环境参数、采样流量和时间、两名采样者签字、被检单位陪同人签字等，特别要详细记录采样时采样点空气中待测物浓度的状况和劳动者接触状况。

二、定点采样

在 GBZ 2.1—2007 中，指出工作场所空气样品检测可以应用个体检测和定点检测。在进行定点采样时，首先要选择好采样点和采样时段。具体的采样点和采样时段的选择要根据采样的目的和工作场所的状况来确定，比较复杂，这里仅提出基本原则。

1. 采样点的选择原则

（1）选择有代表性的工作地点，其中应包括空气中有害物质浓度最高、劳动者接触时间最长的工作地点。

（2）在不影响劳动者工作的情况下，采样点尽可能靠近劳动者。空气收集器应尽量接近劳动者工作时的呼吸带。

（3）在评价工作场所防护设备或措施的防护效果时，应根据设备的情况选定采样点，在工作地点劳动者工作时的呼吸带进行采样。

（4）采样点应设在工作地点的下风向，应远离排气口和可能产生涡流的地点。

2. 采样点数目的确定原则

（1）工作场所按产品的生产工艺流程，凡逸散或存在有害物质的工作地点，至少应设置 1 个采样点。

（2）一个有代表性的工作场所内有多台同类生产设备时，1~3 台设置 1 个采样点；4~10 台设置 2 个采样点；10 台以上，至少设置 3 个采样点。

（3）一个有代表性的工作场所内，有 2 台以上不同类型的生产设备，逸散同一种有害物质时，采样点应设置在逸散有害物质浓度大的设备附近的工作地点。逸散不同种有害物质时，将采样点设置在逸散待测有害物质设备的工作地点，采样点的数目参照上述第 2 条原则确定。

（4）劳动者在多个工作地点工作时，在每个工作地点设置 1 个采样点。

（5）劳动者是流动工作时，在流动的范围内，一般每 10 m 设置 1 个采样点。

（6）仪表控制室和劳动者休息室，至少设置 1 个采样点。

3. 采样时段的选择原则

（1）采样必须在正常工作状态和环境下进行，避免人为因素的影响。

（2）空气中有害物质浓度随季节发生变化的工作场所，应将空气中有害物质浓度最高的季节选择为重点采样季节。

（3）在工作周内，应将空气中有害物质浓度最高的工作日选择为重点采样日。

（4）在工作日内，应将空气中有害物质浓度最高的时段选择为重点采样时段。

三、个体采样

在进行时间加权平均接触浓度检测时，最好采用个体采样检测方法。在采样检测前，首先要选择好采样对象和确定采样对象的数目，将有代表性的接触者选为采样对象，按照统计学的要求确定所需采样对象的数量。

1. 采样对象的选择原则

（1）要在现场调查的基础上，根据检测的目的和要求，选择采样对象。

（2）在工作过程中，凡接触和可能接触有害物质的劳动者都应列为采样对象选择范围。

（3）选择的采样对象中必须包括不同工作岗位的、接触有害物质浓度最高和接触时间最长的劳动者，其余的采样对象应随机选择。

2. 采样对象数量的确定

为了确保检测结果的代表性、准确性和可靠性，必须有一定的样品数量。在采样对象范围内，能够确定接触有害物质浓度最高和接触时间最长的劳动者时，每种工作岗位按表9-4选定采样对象的数量，其中应包括接触有害物质浓度最高和接触时间最长的劳动者。每种工作岗位劳动者数不足3名时，全部选为采样对象。

表9-4　采样对象的数量（能确定接触有害物浓度最高和接触时间最长劳动者时）

劳动者数	3~5	6~10	>10
采样对象数	2	3	4

如果在采样对象范围内，不能确定接触有害物质浓度最高和接触时间最长的劳动者时，每种工作岗位按表9-5选定采样对象的数量。每种工作岗位劳动者数不足6名时，全部选为采样对象。

表9-5　采样对象的数量（不能确定接触有害物浓度最高和接触时间最长劳动者时）

劳动者数	6	7~9	10~14	15~26	27~50	>50
采样对象数	5	6	7	8	9	11

四、三种容许浓度的检测样品的采集

（一）最高容许浓度的样品采集

用短时间检测方法进行检测；选定有代表性的、空气中有害物质浓度最高的工作地点作为重点采样检测点；将空气收集器的进气口尽量安装在劳动者工作时的呼吸带；在空气中有害物质浓度最高的时段进行采样；采样时间一般不超过15 min；空气中有害物质的最高浓度按下式计算：

$$C_{\text{MAC}} = \frac{c \cdot v}{F \cdot t} \tag{9-2}$$

式中　C_{MAC}——空气中有害物质的最高浓度，mg/m^3；

　　　　c——测得样品溶液中有害物质的浓度，$\mu g/mL$；

　　　　v——样品溶液体积，mL；

　　　　F——采样流量，L/min；

　　　　t——采样时间，min。

（二）短时间接触容许浓度的样品采集

与最高容许浓度的检测相同，采样时间一般为 15 min；空气中有害物质 15 min 短时间接触浓度 C_{STEL} 的计算同式（9-2）计算，$t=15$ min。一次采样时间不足 15 min，可进行 1 次以上采样，C_{STEL} 按 15 min 时间加权平均浓度计算。

（三）时间加权平均容许浓度的样品采集

根据工作场所空气中有害物质浓度的存在状况，或采样仪器的操作性能，可选择个体采样、定点采样、短时间采样或长时间采样方法。

1. 采用个体采样方法的采样

一般采用长时间采样方法；选择有代表性的、接触空气中有害物质浓度最高的劳动者作为重点采样对象；确定采样对象的数目；将个体采样仪器的空气收集器佩戴在采样对象的前胸上部，进气口尽量接近呼吸带；采样仪器能够满足全工作日连续一次性采样时，空气中有害物质 8 h 时间加权平均浓度按下式计算：

$$C_{TWA} = \frac{c \cdot T}{8} \tag{9-3}$$

式中　C_{TWA}——空气中有害物质 8 h 时间加权平均容许浓度，mg/m^3；

　　　　c——测得全天工人接触空气中有害物质浓度，mg/m^3；

　　　　T——劳动者在该有害物质浓度下的工作时间，h；

　　　　8——时间加权平均容许浓度规定的 8 h。

采样仪器不能满足全工作日连续一次性采样时，可根据采样仪器的操作时间，在工作日内进行 2 次或 2 次以上的采样。空气中 C_{TWA} 按下式计算：

$$C_{TWA} = \frac{C_1 T_1 + C_2 T_2 + \cdots + C_n T_n}{8} \tag{9-4}$$

式中　　　　　　C_{TWA}——空气中有害物质 8 h 时间加权平均容许浓度，mg/m^3；

　C_1，C_2，…，C_n——测得空气中有害物质浓度，mg/m^3；

　T_1，T_2，…，T_n——劳动者在相应的有害物质浓度下的工作时间，h；

　　　　　　　　8——时间加权平均容许浓度规定的 8 h。

2. 采用定点采样方法的采样

（1）劳动者在一个工作地点工作时采样，可采用长时间采样方法或短时间采样方法。

长时间采样方法：选定有代表性的、空气中有害物质浓度最高的工作地点作为重点采样点；将空气收集器的进气口尽量安装在劳动者工作时的呼吸带；全工作日连续一次性采样或进行 2 次或 2 次以上的采样，空气中有害物质的 C_{TWA} 按式（9-3）和式（9-4）分别计算。

短时间采样方法：在空气中有害物质不同浓度的时段分别进行采样，并记录每个时段劳动者的工作时间；每次采样时间一般为 15 min。

（2）劳动者在一个以上工作地点工作或移动工作时采样，在劳动者的每个工作地点或移动范围内设立采样点，分别进行采样；并记录每个采样点劳动者的工作时间；在每个采样点，应在劳动者工作时，空气中有害物质浓度最高的时段进行采样，每次采样时间一般为 15 min。

五、标准采样体积

我国规定的标准采样体积是指气温 20 ℃，大气压 101.3 kPa（760 mmHg）下，采集空气样品的体积，以 L 表示。由于空气的体积与气温和气压有关，因此，为便于统一，如果采样时现场采样点的实际温度和实际气压过高或过低（温度低于 5 ℃ 或高于 35 ℃、大气压低于 98.8 kPa 或高于 103.4 kPa），在计算空气中有毒物质浓度之前，须先将采集的空气体积换算为"标准采样体积"，换算公式如下：

$$V_0 = V_t \times \frac{293}{273 + t} \times \frac{P}{101.3} \tag{9-5}$$

式中　V_0——标准采样体积，L；

　　　V_t——温度为 t、大气压为 P 时的采样体积，L；

　　　t——采样点的气温，℃；

　　　P——采样点的大气压，kPa。

六、采样记录单

采样记录单是在采样过程中记录现场采样相关信息的表格。主要内容一般包括：项目编号、采样物质、被采样单位、采样地点、操作位、被采样对象、采样日期和时间、采样方法、采样介质、器材、采样流量、工作环境温湿度、气压等气象条件、采样人、陪同人等相关信息。

根据不同的采样形式和目的，分别有定点采样记录单和个体采样记录单。表 9-6 和表 9-7 为典型的采样记录单示例。

在现场采样过程中应及时、如实、详细地填写采样记录单，并注意以下细节：

（1）依据采样记录单，应完整、清晰地记录各项内容。

（2）不得使用除记录单之外的其他记录载体做临时记录。

（3）除记录采样开始和结束时间、采样对象、采样地点、采样流量、采样依据、仪器设备、采样方式、采样介质、现场的温度、湿度及气压等采样相关信息外，还应尽可能详细记录采样时间内现场工况、工作量、工作时间、个体防护配备及使用情况，还应询问作业人员在日常工作时的上述情况。

（4）做好样品的编号，并与采样记录单上编号信息保持一致，确保编号唯一、书写清晰、并保存完好。

（5）采样完成后，让被检测单位现场陪同人员在采样记录单上签字确认。

表 9-6　工作场所空气中有害物质定点短时间采样记录表（示例）

检测任务编号/检测报告编号/原始记录编号：

第　页　共　页

用人单位			检测类别	□评价　□定期　□其他		气压/kPa
采样仪器型号		校准仪器		采样介质	□活性碳管　□硅胶管　□吸收液　□滤膜　□其他	
采样依据		检测项目		采样流量 □L/min □mL/min	采样仪器编号	采样时间	温度/℃
样品编号	采样编号	采样地点	生产状况、职业病防护设施运行情况及个人防护用品使用情况			开始	结束	备注
						：	：	
						：	：	
						：	：	
						：	：	
						：	：	

采样人：　　　　　　　　　　　陪同人：　　　　　　　　　　　　　　　　年　月　日

143

表 9-7　工作场所空气中有害物质个体采样记录表（示例）

第　页　共　页

检测任务编号/检测报告编号/原始记录编号：

用人单位			检测类别	□评价 □定期 □其他		气压/kPa	
采样仪器型号		校准仪器					
采样依据		检测项目		采样介质	□活性炭管 □硅胶管 □滤膜 □其他___		
样品编号	采样编号	岗位（工种）	采样对象	生产情况以及工人个体防护用品使用情况	采样仪器编号	采样流量□L/min □mL/min		采样时间		温度/℃	备注
						采样前	采样后	开始	结束		
								:	:		
								:	:		
								:	:		
								:	:		
								:	:		

采样人：　　　　　　　　　　　　　　　　　陪同人：　　　　　　　　　　　　　　　　　年　月　日

第四节 现场采样和现场检测方案

在采样开始之前应编制现场采样和现场检测方案，现场采样和现场检测方案应明确检测的目的，现场样品采集的方式方法等内容，以有效的指导现场采样工作的开展。现场采样和现场检测方案应在详细现场调查基础上进行，有狭义和广义两种，狭义的方案一般是指现场采样和现场检测计划（简称采样计划）。广义的方案除包括现场采样和现场检测计划外，还包括项目的基本情况、现场职业病防护设施、个体防护用品等现场调查情况、现场采样质控措施、实验室检测方法和要求等信息。方案的制定要具有真实性、指导性及可操作性，编制时应以岗位（工种）为主线。

现场采样和检测计划的制定要在现场调查的基础上进行，因此，现场采样和检测计划应在现场调查之后进行，并在编制完成后由高资历的技术服务人员审核完成后经技术服务机构技术负责人批准。当现场比较简单时或该检测工作为常规性工作时，如某用人单位每年均进行职业病危害因素检测与评价，其生产工艺、原辅材料等未发生改变时，也可先根据该用人单位历年的职业病危害因素检测情况编制采样计划，在现场采样时进行适当修正。现场采样和检测计划应以职业病危害因素的接触限值的类型及采样方法、人员接触情况为依据，按照《工作场所空气中有害物质监测的采样规范》（GBZ 159）、《工作场所物理因素测量》（GBZ/T 189）和《工作场所空气中粉尘测定》（GBZ/T 192）等标准要求，确定有代表性的采样点和采样对象、采样数量、采样时段，根据职业病危害因素的职业接触限值类型确定采样方法，绘制现场采样点设置示意图。

现场采样和检测计划应当至少包括用人单位名称、检测类别、检测任务编号、检测项目名称（职业病危害因素名称）、岗位（工种）、采样点或采样对象、采样方式（个体采样或定点采样）、采样时段、采样时间、样品数量、采样日期、仪器设备、空气收集器、采样流量、样品保存期限和保存条件、编制人、审核人、批准人、编制日期等信息。

（1）岗位（工种）：岗位是企业根据生产的实际需要而设置的工作位置或工作类别。既可以指地点，也可以指人；当设置的岗位指人时，岗位和工种意义一样。工种是根据劳动管理的需要，按照生产劳动的性质、工艺技术的特征，或者服务活动的特点而划分的工作种类。

（2）职业病危害因素：根据现场调查及工作日写实情况，分析识别需要检测的职业病危害因素，对于成分不明的粉尘或含游离二氧化硅的粉尘，应进行游离二氧化硅含量测定，确定粉尘性质；对成分不明的有机物应进行定性分析，确定职业病危害因素的种类。

（3）采样方式：有害物质样品的采集应当优先采用个体采样方式。根据职业病危害因素的职业接触限值进行采样。

①职业接触限值为时间加权平均容许浓度的有害物质的采样，应优先采用长时间采样，采样时间尽可能覆盖整个工作班；采用定点短时间方式采样的，应当在有害物质浓度不同时段分别进行采样，且同一采样点至少采集 3 个不同时段的样品。作业人员在不同工

作地点工作或移动工作时，应当根据工作情况在每个工作地点或移动范围内分别设置采样点。

②职业接触限值为最高容许浓度、短时间接触容许浓度或需要计算超限倍数的有害物质的采样，应当选择接触有害物质浓度最高的作业人员或有害物质浓度最高的工作地点，在有害物质浓度最高的时段进行采样，不得随意选取采样对象或采样点。当现场浓度波动情况难以确定时，应当在 1 个工作班内不同时段进行多次采样。

③物理因素中的噪声优先选用个体方式进行整个工作班时间计权噪声的测量，辅助使用定点测量捕捉噪声源。其他物理因素如高温、微波辐射等采用定点检测。

（4）采样点或采样对象，根据现场调查情况，按照工人的岗位工种及职业危害接触情况，按照 GBZ 159 中的要求，选择具体的采样地点及采样对象。

①采样地点：根据监测需要和工作场所状况，选定具有代表性、用于空气样品采集的工作地点，具有代表性、浓度最高、时间最长的采样位置。

②采样对象：确定可能接触最严重的人员，按照采样对象的数量要求选取采样对象。

（5）采样时段。现场采样应当选定有代表性的采样时段，应当包括职业病危害因素浓度（强度）最高的工作日和时段，需包含最严重的状态。比如投料时段、取样时段等。

（6）采样时间。根据职业病危害因素的接触限值，满足《工作场所空气中有害物质监测的采样规范》（GBZ 159）中的要求。

①职业接触限值为最高容许浓度的有害物质的采样。采样时间一般不超过 15 min；当劳动者实际接触时间不足 15 min 时，按实际接触时间进行采样。

②职业接触限值为短时间接触容许浓度的有害物质的采样。采样时间一般为 15 min；采样时间不足 15 min 时，可进行 1 次以上的采样。

③职业接触限值为时间加权平均容许浓度的有害物质的采样。根据工作场所空气中有害物质浓度的存在状况，或采样仪器的操作性能，可选择长时间采样或短时间采样方法。采样以个体采样和长时间采样为主，尽可能覆盖整个工作班，至少包含 80% 的工作时间。

（7）采样天数。根据职业病危害因素检测类型进行确定，采样天数满足 GBZ 159 中的要求。

（8）样品数量。根据职业病危害因素的接触限值及采样方法，职业病危害因素现场调查及工人接触情况分析后确定。

（9）采样介质和采样流量。根据采样方法的要求选择采样介质和设定采样流量，采样流量可在一定范围内调整，同时应根据要求对采样流量进行校准，校准时应连接和采样相同的采样介质。

（10）保存条件和保存时限。每个化合物的检测标准方法中都规定了该化合物在一定条件下的保存时限，保存时限会因采样介质，化学物的理化性质、样品保存条件的不同而不同。一般来说，标准方法规定的保存时间是指在一定保存条件下样品下降不超过 10% 的时间，一旦超过该保存时间，样品结果会降低超过 10%，造成结果不准确。因此，在样品采集完成后应尽快完成测量，不能超过方法规定的保存时间。如确因现场实际情况不能在方法规定的时间内完成样品检测时，可采用冷藏等方式增加样品保存时间，但应有相应的保存时限数据。

（11）采样设备信息：根据采集的职业病危害因素的种类、数量，选择合适的采样及检测设备，包括设备的种类、数量、流量的校准情况、设备电量及续航时间等。

检测方案的制定要有真实性、指导性、可操作性，以岗位（工种）为主线，便于现场采样检测操作。采样方案编制完成后，应进行审核，并经技术负责人批准。还应将整个检测方案中涉及到的职业病危害因素按种类进行统计，统计信息包括采样方式、采样介质、采样流速、样品数量，样品保存期限等，便于采样前准备。

第十章　工作场所空气中粉尘的检测

生产性粉尘是指能较长时间飘浮在生产环境空气中的固体微粒。劳动者长期反复接触一定量的生产性粉尘可导致肺纤维化，对人体健康产生危害。工作场所空气中粉尘的检测是职业病危害因素检测的一个重要方面，主要包括：粉尘浓度的测定、粉尘分散度的测定、粉尘中游离二氧化硅含量的测定、石棉纤维浓度的测定等内容。

第一节　工作场所空气中粉尘浓度测定

生产性粉尘是指在生产过程中产生的能够较长时间漂浮于生产环境中的颗粒物，是污染作业环境、损害劳动者健康的重要职业性有害因素，可引起包括尘肺病在内的多种职业性肺部疾患。

一、定义

总粉尘是指可进入整个呼吸道（鼻、咽和喉、胸腔支气管、细支气管和肺泡）的粉尘，简称总尘。

呼吸性粉尘是指按呼吸性粉尘标准测定方法所采集的可进入肺泡的粉尘粒子，其空气动力学直径均在 7.07 μm 以下，空气动力学直径 5 μm 粉尘粒子的采集效率为 50%，简称呼尘；空气动力学直径是指某颗粒物（任何形状和密度）与相对密度为 1 的球体在静止或层流空气中若沉降速率相等，则球体的直径视作该颗粒物的空气动力学直径。

总粉尘浓度的测定采用滤膜称量法，具体可参考《工作场所空气中粉尘测定　第 1 部分：总粉尘浓度》（GBZ/T 192.1—2007）。

呼吸性粉尘浓度的测定一般采用预分离-滤膜称量法。具体可参考《工作场所空气中粉尘测定　第 2 部分：呼吸性粉尘浓度》（GBZ/T 192.2—2007）。

二、方法原理

空气中粉尘用已知质量的滤膜采集，由滤膜增量和采集的空气体积计算空气中粉尘浓度。

三、主要器材

1. 测尘滤膜

过氯乙烯滤膜或其他测尘滤膜；空气中粉尘浓度 ≤50 mg/m³ 时，用直径 37 mm 或 40 mm 的滤膜；粉尘浓度 >50 mg/m³ 时，用直径 75 mm 的滤膜。

2. 采样器

（1）预分离器：对粉尘粒子的分离性能应符合呼吸性粉尘采样器的要求，即采集的粉尘的空气动力学直径应在 7.07 μm 以下，且直径为 5 μm 的粉尘粒子的采集率应为 50%。

（2）采样器：性能和技术指标应符合 GB/T 17061 的规定，采样流量应与预分离器相匹配。需要防爆的工作场所应使用防爆型采样器。

技术性能应符合国家标准要求。

采样前检查仪器外观和配件，应完整无缺损伤；打开电源时，电源容量指示灯和电池电压应正常；操作应严格按照仪器使用说明书的规定；应定期计量检定，采样前做好流量校准；需要防爆时，应使用防爆粉尘采样器。

3. 天平

感量应为 0.1 mg 或 0.01 mg，应严格按天平使用说明操作，应定期计量检定。

4. 其他辅助器材

其他辅助器材包括：计时器、干燥器、除静电器、镊子等。

四、样品采集

现场采样按照 GBZ 159 执行。

1. 定点采样

根据检测目的和要求，可以采用短时间采样或长时间采样。

（1）短时间采样：在采样点，将装好滤膜的粉尘采样夹，置于呼吸带高度以 15~40 L/min 的流量采集空气样品 15 min。呼吸性粉尘采样流量应按照预分离器要求设置。

（2）长时间采样：在采样点，将装好滤膜的粉尘采样夹，置于呼吸带高度以 1~5 L/min 流量采集空气样品 1~8 h。呼吸性粉尘采样流量应按照预分离器要求设置。

2. 个体采样

将装好滤膜的粉尘采样夹，佩戴在采样对象的前胸上部，进气口尽量接近呼吸带，以 1~5 L/min 流量采集空气样品 1~8 h。呼吸性粉尘采样流量应按照预分离器要求设置。

采样后，取出滤膜，将滤膜的接尘面朝里对折两次，置于清洁容器内运输和保存。运输和保存过程中应防止粉尘脱落或污染。

五、测定

分别于采样前和采样后，将滤膜和含尘滤膜置于干燥器内 2 h 以上，除静电后，在分析天平上准确称量并记录其质量 m_1 和 m_2，按照下式计算粉尘浓度：

$$C = \frac{m_2 - m_1}{V \cdot t} \times 1000 \qquad (10-1)$$

式中　C——空气中粉尘的浓度，mg/m³；
　　　m_2——采样后的滤膜质量，mg；
　　　m_1——采样前的滤膜质量，mg；
　　　V——采样流量，L/min；
　　　t——采样时间，min。

六、滤膜上粉尘的增量（Δm）要求

无论定点采样或个体采样，要根据现场空气中粉尘的浓度、使用采样夹的大小、采

流量及采样时间,估算滤膜上粉尘的 Δm。滤膜粉尘 Δm 的要求与称量使用的分析天平感量和采样使用的测尘滤膜直径有关。采样时要通过调节采样流量和采样时间,控制滤膜粉尘 Δm 在表 10-1 要求的范围内。否则,有可能因过载造成粉尘脱落。采样过程中,若有过载可能,应及时更换采样夹。

表 10-1 滤膜粉尘的增量要求

分析天平感量/mg	滤膜直径/mm	Δm 的要求/mg
	≤37	$1 \leqslant \Delta m \leqslant 5$
0.1	40	$1 \leqslant \Delta m \leqslant 10$
	75	$\Delta m \geqslant 1$,最大增量不限
	≤37	$0.1 \leqslant \Delta m \leqslant 5$
0.01	40	$0.1 \leqslant \Delta m \leqslant 10$
	75	$\Delta m \geqslant 0.1$,最大增量不限

七、注意事项

当过氯乙烯滤膜不适用时(如在高温情况下采样),可用超细玻璃纤维滤纸。采样前后,滤膜称量应使用同一台分析天平。测尘滤膜通常带有静电,影响称量的准确性,因此,应在每次称量前去除静电。若粉尘浓度过高,应缩短采样时间,或更换滤膜后继续采样。

第二节 粉尘中游离二氧化硅含量的测定——焦磷酸法

在自然界中,游离二氧化硅分布很广,在 95% 的矿石中均含有数量不等的游离二氧化硅。石英中的游离二氧化硅的含量达 99%,故以石英尘作为矽尘的代表。游离二氧化硅按晶体结构分为结晶型、隐晶型和无定型三种。结晶型 SiO_2 的硅氧四面体排列规则,如石英、鳞石英,存在于石英石、花岗岩或夹杂于其他矿物内的硅石;隐晶型 SiO_2 的硅氧四面体排列不规则,主要有玛瑙、火石等;无定型 SiO_2 主要存在于硅藻土、硅胶和蛋白石、石英熔炼产生的二氧化硅蒸气和在空气中凝结的气溶胶中。

接触游离二氧化硅粉尘的作业非常广泛,遍及国民经济建设的许多领域。如各种金属、非金属、煤炭等矿山,采掘作业中的凿岩、掘进、爆破、运输等。通常接触含有 10% 以上游离二氧化硅的粉尘作业,称为矽尘作业。

粉尘中游离二氧化硅含量的测定可选择使用焦磷酸法、红外分光光度法或 X 射线衍射法。具体可参考《工作场所空气中粉尘测定 第 4 部分:游离二氧化硅含量》(GBZ/T 192.4—2007),这里主要对焦磷酸法进行简述。

一、方法原理

游离 SiO_2 指结晶型的 SiO_2(即石英),粉尘中游离 SiO_2 含量高于 10% 时,均按矽尘容许浓度对待。粉尘中硅酸盐及金属氧化物能溶于加热到 245～250 ℃的焦磷酸中，游离 SiO_2 几乎不溶，而实现分离，然后称量分离出游离 SiO_2，计算其在粉尘中的百分含量。

二、样品采集

将粉尘采样器架设在选定采尘点于呼吸带高度，大流量将空气中粉尘采集到直径 75 mm 的滤膜上。当受采样条件限制时，也可在选定测尘点于呼吸带高度采集新鲜沉降尘，本法所需要的粉尘样品量一般应大于 0.1 g。

三、测定

1. 测定步骤

（1）将采集的粉尘样品放在（105±3）℃的烘箱内干燥 2 h，稍冷，贮于干燥器备用。如果粉尘粒子较大，需用玛瑙研钵研磨至手捻有滑感为止。

（2）准确称取 0.1000～0.2000 g 粉尘样品于 25 mL 锥形瓶中，加入 15 mL 焦磷酸，搅拌，使样品全部湿润。将锥形瓶放在可调电炉上，迅速加热到 245～250 ℃，同时用带有温度计的玻璃棒不断搅拌，保持 15 min。

（3）若粉尘样品含有煤、其他碳素及有机物，应放在瓷坩埚或铂坩埚中，在 800～900 ℃下灰化 30 min 以上，使碳及有机物完全灰化。取出冷却后，将残渣用焦磷酸洗入锥形瓶中。若含有硫化矿物（如黄铁矿、黄铜矿、辉铜矿等），应加数毫克结晶硝酸铵于锥形瓶中。再按照（2）的方法处理。

（4）取下锥形瓶，在室温下冷却至 40～50 ℃，加 50～80 ℃的蒸馏水至 40～45 mL，一边加蒸馏水一边搅拌均匀。将锥形瓶中内容物小心转移入烧杯，并用热蒸馏水冲洗温度计、玻璃棒和锥形瓶，洗液倒入烧杯中，加蒸馏水至 150～200 mL。取慢速定量滤纸折叠成漏斗状，放于漏斗并用蒸馏水湿润。将烧杯放在电炉上煮沸内容物，稍静置，待混悬物略沉降，趁热过滤，滤液不超过滤纸的 2/3 处。过滤后，用 0.1 mol 盐酸洗涤烧杯，并移入漏斗中，将滤纸上的沉渣冲洗 3～5 次，再用热蒸馏水洗至无酸性反应为止（用 pH 试纸试验）。如用铂坩埚时，要洗至无磷酸根反应后再洗 3 次。上述过程应在当天完成。

（5）将有沉渣的滤纸折叠数次，放入已称至恒量（m_1）的瓷坩埚中，在电炉上干燥、炭化；炭化时要加盖并留一小缝。然后放入高温电炉内，在 800～900 ℃灰化 30 min；取出，室温下稍冷后，放入干燥器中冷却 1 h，在分析天平上称至恒重（m_2），并记录。

2. 计算

按式（10-2）计算粉尘中游离二氧化硅的含量：

$$SiO_2(F) = \frac{m_2 - m_1}{G} \times 100\% \qquad (10-2)$$

式中　$SiO_2(F)$——游离二氧化硅含量,%；

　　　m_1——坩埚质量, g；

　　　m_2——坩埚加沉渣质量, g；

　　　G——粉尘样品质量, g。

3. 焦磷酸难溶物质的处理

若粉尘中含有焦磷酸难溶物质时，如碳化硅、绿柱石、电气石、黄玉等，需在铂坩埚中用氢氟酸处理。具体操作可参考 GBZ/T 192.4—2007。

四、注意事项

焦磷酸溶解硅酸盐时温度不得超过 250 ℃，否则容易形成胶状物。酸与水混合时应缓慢并充分搅拌，避免形成胶状物。样品中含有碳酸盐时，遇酸产生气泡，宜缓慢加热，以免样品溅失。用氢氟酸处理时，必须在通风柜内操作，注意防止污染皮肤和吸入氢氟酸蒸气。用铂坩埚处理样品时，过滤沉渣必须洗至无磷酸根反应，否则会损坏铂坩埚。磷酸根检验方法可参考 GBZ/T 192.4—2007。

第三节　粉尘分散度的测定

一、粉尘分散度的定义

粉尘分散度是指物质被粉碎的程度，以粉尘粒径大小（μm）的数量或质量组成百分比表示；粉尘的分散度越高，表明粉尘粒径较小的颗粒越多，在空气中漂浮的时间越长，沉降速度越慢，被机体吸收的机会就越多；粉尘分散度越高，比表面积越大越易参与化学反应，对机体危害就越大。

粉尘分散度测定有滤膜溶解涂片法和自然沉降法两种方法选用。具体可参考《工作场所空气中粉尘测定　第 3 部分：粉尘分散度》（GBZ/T 192.3—2007）。

二、方法原理

1. 滤膜溶解涂片法

将采集有粉尘的过氯乙烯滤膜溶于有机溶剂中，形成粉尘颗粒的混悬液，制成标本，在显微镜下测量和计数粉尘的大小及数量，计算不同大小粉尘颗粒的百分比。

2. 自然沉降法

将含尘空气采集在沉降器内，粉尘自然沉降在盖玻片上，在显微镜下测量和计数粉尘的大小及数量，计算不同大小粉尘颗粒的百分比。对于可溶于乙酸丁酯的粉尘选用本法。

三、样品采集

1. 滤膜溶解涂片法

将粉尘采样器架设在选定测尘点上，在呼吸带高度以 15~40 L/min 的流量，将空气中的粉尘采集到直径 40 mm 的过氯乙烯滤膜上。

2. 自然沉降法

（1）清洗沉降器，将盖玻片用洗涤液清洗，用水冲洗干净后，再用 95% 乙醇擦洗干净，采样前将盖玻片放在沉降器底座的凹槽内，推动滑板至与底座平齐，盖上圆筒盖。

（2）采样点的选择参照 GBZ 159，可从总粉尘浓度测定的采样点中选择有代表性的采样点。

（3）采样方法：将滑板向凹槽方向推动，直至圆筒位于底座之外，取下筒盖，上下移动几次，使含尘空气进入圆筒内；盖上圆筒盖，推动滑板至与底座平齐。然后将沉降器水平静止 3 h，使尘粒自然沉降在盖玻片上。

四、测定

1. 滤膜溶解涂片法

（1）将采集有粉尘的过氯乙烯滤膜放入瓷坩埚或烧杯中，用吸管加入 1~2 mL 乙酸丁酯，用玻璃棒充分搅拌，制成均匀的粉尘混悬液。立即用滴管吸取 1 滴，滴于载物玻片上；用另一载物玻片成 45°角推片，待自然挥发，制成粉尘（透明）标本，贴上标签，注明样品标识。

（2）目镜测微尺的标定：将待标定目镜测微尺放入目镜筒内，物镜测微尺置于载物台上，先在低倍镜下找到物镜测微尺的刻度线，移至视野中央，然后换成 400~600 放大倍率，调至刻度线清晰，移动载物台，使物镜测微尺的任一刻度与目镜测微尺的任一刻度相重合（图 10-1）。然后找出两种测微尺另外一条重合的刻度线，分别数出两种测微尺重合部分的刻度数，按照式（10-3）计算出目镜测微尺刻度的间距 D。

$$D = \frac{a}{b} \times 10 \qquad (10-3)$$

式中　D——目镜测微尺刻度的间距，μm；

　　　a——物镜测微尺刻度数；

　　　b——目镜测微尺刻度数；

　　　10——物镜测微尺每刻度间距，μm。

（3）分散度的测定：取下物镜测微尺，将粉尘标本放在载物台上，先用低倍镜找到粉尘颗粒，然后在标定目镜测微尺所用的放大倍率下观察，用目镜测微尺随机地依次测定每个粉尘颗粒的大小，遇长径测长径，遇短径测短径。至少测量 200 个尘粒（图 10-2）。按表 10-2 分组记录，算出百分数。

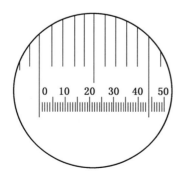

图 10-1　目镜测微尺的标定

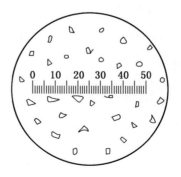

图 10-2　粉尘分散度的测量

表 10-2　粉尘分散度测量记录表

粒径/μm	<2	2~5	5~10	≥10
尘粒数/个				
百分数/%				

2. 自然沉降法

（1）制备测定标本：将滑板推出底座外，取出盖玻片，采尘面向下贴在有标签的载物玻片上，标签上注明样品的采集地点和时间。

（2）分散度测定：在显微镜下测量和计算，同滤膜溶解涂片法。

五、注意事项

（1）滤膜溶解涂片法镜检时，如发现涂片上粉尘密集而影响测量时，可向粉尘悬液中再加乙酸丁酯稀释，重新制备标本。制好的标本应放在玻璃培养皿中，避免外来粉尘的污染。本法不能测定可溶于乙酸丁酯的粉尘（可用自然沉降法）和纤维状粉尘。

（2）自然沉降法适用于各种颗粒性粉尘，包括能溶于乙酸丁酯的粉尘。使用的盖玻片和载物玻片均应无尘粒。沉降时间不能小于 3 h。

第四节　石棉纤维浓度的测定

石棉纤维粉尘计数浓度指 1 cm³ 空气中石棉纤维的根数，单位为 f/cm³。

石棉纤维粉尘计数浓度的测定采用滤膜/相差显微镜法，具体可参考 GBZ/T 192.5—2007《工作场所空气中粉尘测定　第 5 部分：石棉纤维浓度》。

一、方法原理

用滤膜采集空气中的石棉纤维粉尘，滤膜经透明固定后，在相差显微镜下计数石棉纤维数，计算单位体积空气中石棉纤维根数。

二、样品采集

现场采样按照 GBZ 159 执行。样本采集步骤参见 GBZ/T 192.1—2007。

采样流量：个体采样流量可采用 2 L/min，定点采样可采用 2~5 L/min。

采样时间：可采用 8 h 连续采样或分时段采样。每张滤膜的采样时间应根据空气中石棉纤维的浓度及采样流量来确定，要求在每 100 个视野中，石棉纤维应不低于 20 根，每个视野中不高于 10 根。当工作场所石棉纤维浓度高时，可缩短每张滤膜的采样时间或及时更换滤膜。

样品保存：采样结束后，小心取下粉尘采样头，取出滤膜夹，使受尘面向上放入滤膜盒中，不可将滤膜折叠或叠放；在运输过程中，应避免振动，以防止石棉纤维落失而影响测定结果。

三、测定

1. 样品处理

（1）用无齿小镊子小心取出采样后的滤膜，粉尘面向上置于干净的玻璃板或白瓷板上，用手术刀片或用剪子将测尘滤膜剪成楔形小块。取 1/6~1/8 楔形小块滤膜，放在载玻片上。

（2）滤膜的透明固定：两种方法，微孔滤膜用丙酮蒸气法；过氯乙烯滤膜用苯-草酸透明溶液法。具体方法参考 GBZ/T 192.5—2007。

2. 石棉纤维的计数测定

（1）按使用说明书调节好相差显微镜。

（2）目镜测微尺的校正：利用物镜测微尺对目镜测微尺的刻度进行校正，算出计数区的面积（mm²）及各标志的实际尺寸（μm）。

（3）将样品先放在低倍镜（10×）下，找到滤膜边缘，对准焦点，然后换成高倍镜（40×），用目镜测微尺观察计数。

（4）石棉纤维的计数规则：

①计数符合下列条件的纤维：其长度大于 5 μm，宽度小于 3 μm，长度与宽度之比大于 3:1 的石棉纤维。

②一根纤维完全在计数视野内时计为 1 根；只有一端在计数视野内者计为 0.5 根；纤维在计数区内而两端均在计数区之外计为 0 根，但计数视野数应统计在内；弯曲纤维两端均在计数区而纤维中段在外者计为 1 根（图 10-3）。

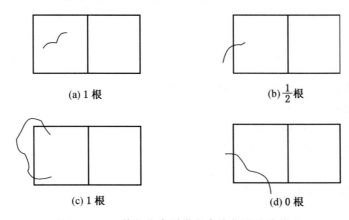

图 10-3　石棉纤维在测微尺中的位置及计数法

③不同形状和类型纤维的计数：

单根纤维按图 10-4a 进行计数。

分裂纤维按 1 根计数，如图 10-4b 所示。

交叉纤维或成组纤维，如能分辨出单根纤维者按单根计数原则计数；如不能分辨者则按一束计，束的宽度小于 3 μm 者计为 1 根，大于 3 μm 者不计（图 10-4c）。

纤维附着尘粒时，如尘粒小于 3 μm 者计为 1 根，大于 3 μm 者不计（图 10-4d）。

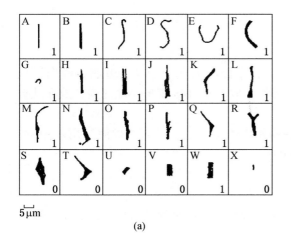

(a)

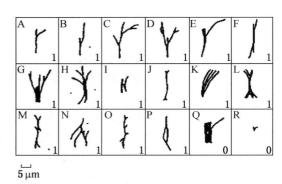

(b)

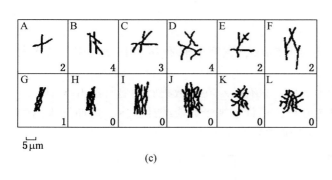

(c)

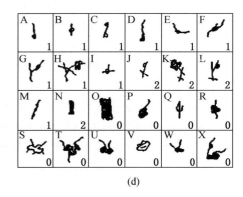

(d)

图 10-4　各种类型石棉纤维的计数规则

（5）计数指标：随机计数测定 20 个视野，当纤维数达到 100 根时，即可停止计数。如纤维数不足 100 根时，则应计数测定到 100 个视野。

（6）计数完一个视野后，移动推片器找下一个视野。移动时应按行列顺序，不能挑选，要随时停留在视野上，以避免重复计数测定和减少系统误差。

（7）计数时，滤膜上的纤维分布数量应合适，每 100 个视野中不应低于 20 根纤维，每个视野中不应多于 10 根。如不符合此要求，应重新制备样品计数测定；如仍不符合时，应重新采样进行计数测定。

3. 计算

石棉纤维计数浓度按式（10-4）计算：

$$C=\frac{A \times N}{a \times n \times F \times t \times 1000} \tag{10-4}$$

式中　C——空气中石棉纤维的数量浓度，f/cm³；

　　　A——滤膜的采尘面积，mm²；

　　　N——计数测定的纤维总根数，f；

a——目镜测微尺的计数视野面积，mm^2；

n——计数测定的视野总数；

F——采样流量，L/min；

t——采样时间，min。

四、注意事项

为了确定滤膜是否可以使用，在每盒滤膜中随机抽取 1 张按上述方法进行计数测定，在 100 个视野中不超过 3 根纤维为清洁滤膜，证明此盒滤膜可以使用。本法有系统误差和随机误差存在于采样和分析过程中，这种误差可用相对标准偏差（RSD）来衡量；RSD 与计数的纤维总数有关，当纤维总数达 100 根时，RSD 应小于 20%；当纤维总数只有 10 根时，RSD 应小于 40%。检测人员应定期对同一滤膜切片按本法要求计数测定 10 次以上，并求出各自的测定 RSD，并要达到上述要求。本法不能区别纤维的性质。若要区别不同纤维，需采用电子显微镜观测。呈链状排列的颗粒粉尘和其他纤维会干扰记数，若非纤维状粉尘浓度过高，会使视野内的纤维变得模糊，观测困难。

第十一章　工作场所空气中化学毒物检测技术

第一节　样品预处理

我国工作场所空气有毒物质测定标准方法中规定了160部分300余种化学毒物的检测方法，有的空气样品可以直接测定，不需要任何处理，例如，工作场所空气中的氯甲烷、二氯甲烷和溴甲烷可用采气袋或注射器采集，直接用气相色谱法测定。但在职业卫生检测中，大多数空气样品需要采用空气采样泵，将有害因素采集到滤料、活性炭管等采样介质上，带回实验室检测时需要经过样品处理后测定。样品类型不同，样品的采集和预处理方法也不尽相同，需根据采样介质、测定方法的要求来选择应用。

一、滤料样品的预处理

在工作场所空气有害物质检测中，金属、类金属及其化合物的样品采集主要用滤料或浸渍滤料作为采样介质，工作场所空气中一些非金属化合物以气溶胶态存在，如氰化物、硫酸、磷酸等，也可采用滤料进行采集。在测定前，必须将滤料上的待测物转移入溶液中，常用的处理方法有洗脱法和消解法。

1. 洗脱法

洗脱法是用溶剂或溶液（称为洗脱液）将滤料上的待测物溶洗下来的方法，例如，微孔滤膜采集铅烟或铅尘后，用硝酸溶液浸泡滤膜，将铅溶洗入硝酸溶液中，然后用分光光度法或原子吸收光谱法测定。洗脱液一般为酸溶液（测定无机金属、类金属化合物）、去离子水（测定无机非金属化合物）以及有机溶剂（测定有机化合物）等，洗脱过程可以是简单的溶解过程，也可以是经过化学反应生成可溶性化合物的过程，或是兼有两者。浸渍滤料采集某些气态和蒸气态化合物也常用洗脱法处理。

洗脱法的评价指标为洗脱效率，表示洗脱方法的洗脱能力，指能从滤料上洗脱下来的待测物量占滤料上阻留的待测物总量的百分比，一般要求洗脱效率应≥90%。用式（11-1）表示为

$$洗脱效率 = \frac{被洗脱的待测物量}{滤料上的待测物总量} \times 100\% \tag{11-1}$$

测试方法：取18份滤料，分为3组，每组6份，分别加入3个剂量的标准溶液，加入量一般为在0.5、1、2倍容许浓度下，检测方法规定的采样体积所采集的量。加入待测物标准溶液的体积应不大于100 μL。放置过夜，洗脱并测得每份滤料的待测物量；同时作

试剂空白和滤料空白，计算前减去空白值。按式（11-1）计算洗脱效率。

影响洗脱效率的因素有：

（1）洗脱液的性质，包括极性、对待测物的溶解度和化学活性等理化性质，例如，极性待测物要选择极性洗脱液；对待测物的溶解度越大，洗脱效率越高；能与待测物起化学反应，生成物易溶于洗脱液的，洗脱效率就高。

（2）随着洗脱时间的增加，洗脱效率提高，一定的洗脱时间后，达到高而稳定的洗脱效率。

（3）加热、振摇或超声等方法可以加快洗脱和提高洗脱效率。

洗脱法不使用浓酸，操作简单、省时、安全、经济；在洗脱操作中，滤料基本上不发生变化，微孔滤膜和过氯乙烯滤膜在洗脱液中不会发生纤维脱落，因此，洗脱液一般不必进行过滤或离心等操作，可以直接用于测定，或浓缩后测定。玻璃纤维滤纸在洗脱液中较易发生纤维脱落，若影响测定时，必须进行过滤或离心。洗脱法的使用有一定的局限性，有些金属及其化合物难溶于水和稀酸溶液，没有合适的洗脱液，难以得到满意的洗脱效率。

2. 消解法

消解法是利用高温和/或氧化作用将滤料及样品基质破坏，制成便于测定的样品溶液。消解法分为干灰化法和湿式消解法两种，在工作场所空气检测中，主要使用湿式消解法中的酸消解法，酸消解法是指利用氧化剂（主要是氧化性酸）将样品进行消解的方法。常用的消解液（氧化剂）有氧化性酸如硝酸、高氯酸及过氧化氢等。为了提高消解效率和加快消解速度，经常使用混合消解液，如 1：9 的高氯酸和硝酸的混合消解液常用于微孔滤膜样品的消解。加热是提高消解效率和加快消解的方法，加热温度一般在 300 ℃ 以下，通常在 200 ℃ 左右。特别对于易挥发的待测物样品处理，加热温度一般不超过 200 ℃。将样品在消解液中浸泡过夜，可以缩短消解时间。不要将消解液蒸发干，保留少量消解液，有利于样品的溶解和测定。若将消解液蒸干，再在较高温度下加热，有可能生成难溶的金属氧化物，影响测定。

消解法的评价指标是消解效率，又叫消解回收率，表示消解方法的消解能力，指滤料经消解处理后能够测得的待测物量占滤料上阻留的待测物总量的百分比。一般要求消解回收率应在 90% ~ 105% 范围内。用式（11-2）表示为

$$消解回收率 = \frac{测得待测物量}{滤料上的待测物总量} \times 100\% \qquad (11-2)$$

影响消解效率的因素有：

（1）消解方法常用电热消解法和微波消解法等，对不同的待测物要选择合适的消解方法，例如，测定易挥发性金属化合物，最好采用微波消解法，可以防止待测物因挥发而损失。

（2）消解的温度和时间，通常加热可以促进消解，缩短消解时间。但要控制好消解的温度和时间，温度过高或时间过长，会造成易挥发性金属化合物的损失，降低消解回收率。

与洗脱法相比，消解法应用范围广，适用于各种待测物样品的处理；但需要使用浓酸和加热，操作时须注意安全，防止烫伤、腐蚀皮肤黏膜和衣服，特别在使用高氯酸时，要

防止爆炸。

二、吸收液样品的预处理

大部分无机非金属类化合物以及部分有机化合物可采用吸收管法采集，用吸收管法采样后，所得吸收液样品通常可以直接用于测定，不必作预处理。但是，在某些情况下，例如，吸收液样品中待测物浓度太低或太高，样品中含有干扰的有害物质等，也需要进行预处理。常用的预处理方法有稀释、浓缩和溶剂萃取等。

1. 稀释或浓缩

吸收液样品中待测物浓度高于测定方法的测定范围时，可用吸收液稀释后测定。如果吸收液样品中待测物浓度高是由采样过程中吸收液的溶剂挥发损失而造成的，则应先补充溶剂，恢复吸收液原本组成后，再用吸收液进行适当稀释。吸收液样品中待测物的浓度低于测定方法的测定范围时，可将吸收液样品通过挥发或蒸馏等方法浓缩后测定。在进行稀释或浓缩时，要注意稀释或浓缩后样品基体的变化对测定结果的影响。

2. 溶剂萃取

吸收液样品中待测物的浓度低于测定方法的测定范围时，或样品中含有干扰的有害物质时，为了达到分离干扰物和浓缩待测物的目的，可以采用萃取法。吸收液采集的有机化合物一般采用萃取法处理。

三、固体吸附剂管样品的预处理

工作场所空气中有机化合物样品采集大多数采用固体吸附剂法，一些无机酸如盐酸、硫酸等也可采用固体吸附剂进行采集。在 NIOSH 方法中，一些无机气体如氨气、二氧化硫等气体也可采用经过特殊处理的固体吸附剂管进行采集。我国职业卫生标准方法中，固体吸附剂管主要用于气态和蒸气态有机化合物的采集。用固体吸附剂采集气体和蒸气态待测物后，需要将被吸附的待测物转移到溶液中，然后再测定溶液中的待测物含量。常用的方法是解吸，解吸法又分为溶剂解吸法和热解吸法。

（一）溶剂解吸法

溶剂解吸法是将采样后的固体吸附剂放入溶剂解吸瓶内，加入一定量的解吸液，密封溶剂解吸瓶，解吸一定时间，大量的解吸液分子将吸附在固体吸附剂上的待测物置换出来并进入解吸液中，解吸液供测定。为了加快解吸速度和提高解吸效率，可以振摇解吸瓶，或用超声波帮助解吸。

1. 解吸液的选择

解吸液应根据待测物及其所使用的固体吸附剂的性质来选择。通常非极性固体吸附剂，对非极性化合物的吸附能力强，解吸时用非极性解吸液。如用非极性固体吸附剂活性炭管吸附的有机蒸气，大多数用二硫化碳作为解吸液，而用极性固体吸附剂硅胶采集的醛醇等极性化合物通常用水或醇类化合物解吸。

选择解吸液时可以采用单相解吸液或多相解吸液，由所采集的化学物质在不同溶剂中的溶解特性决定。单相解吸液是指用一种溶剂作解吸液，如用二硫化碳解吸活性炭上吸附的苯、甲苯等。多相解吸液是指用两种或两种以上溶剂混合作为解吸液，如果其中两种溶剂相溶可以配成溶液，即一种溶剂溶于另一种溶剂中，解吸后得到的是单一样品溶液，测定时得到一个浓度值，如测定工作场所空气中丁醇和异戊醇，活性炭管采集后用含 2% 异丙醇的二硫化碳溶液作为解吸液效果较好；也可以配成相互不溶的混合液，解吸后，待测物分别在两种溶剂中，测定时，必须分别测定两种溶剂中的待测物，得到两个浓度值，测定结果是两个浓度值之和，如作业场所空气中 2-丁氧基乙醇的测定方法中样品处理就选择水和二硫化碳两相解吸。

2. 溶剂解吸法的优缺点

（1）优点：适用范围广；采用合适的解吸剂，通常可得到满意的解吸效率和准确精密的测定结果；操作简单，无须特殊仪器；所得解吸液样品可以多次测定。

（2）缺点：解吸液选择不当，可能对测定产生影响；解吸液有一定毒性，如二硫化碳，使用时应注意防护，要在通风柜内操作，尽量减少用量；溶剂解吸法因使用的解吸溶剂量较大，一般大于或等于 1 mL，而用气相色谱法测定时，进样体积仅 1~2 μL，仅是解吸液样品总量的 1/1000~2/1000，影响了测定方法的灵敏度。

（二）热解吸法

热解吸法是将热解吸型固体吸附剂管放在专用的热解吸器中，在一定温度下进行解吸，然后通入氮气等化学惰性气体作为载气，将解吸出来的待测物直接通入分析仪器（如气相色谱仪）进行测定，或先收集在容器（如 100 mL 注射器）中，然后取出一定体积样品气进行测定。如果将解吸出来的样品气全部送入分析仪器测定，具有高的测定灵敏度，但只能测定一次，不能重复测定；使用注射器收集后进行测定，则可根据解吸样品气中待测物浓度大小，取不同体积进样测定，以得到满意的结果，但灵敏度较前者低。

影响解吸效率的主要因素是解吸温度和解吸时间。解吸温度及解吸时间主要取决于待测物的性质，特别是它在固体吸附剂上的吸附性和对热的稳定性，吸附性强热稳定性好的待测物可以使用较高的热解吸温度，相反，应该使用较低的解吸温度。解吸温度和解吸时间选择的是否合适，衡量指标是能否得到理想的解吸效率和测定精密度。

热解吸法不使用解吸溶剂，但需要专用的热解吸器，热解吸器的性能优劣对解吸效率的稳定性和测定结果的准确度、精密度影响很大。

热解吸法使用的热解吸型固体吸附剂管，只装有一段固体吸附剂，采样时必须注意防止发生穿透，因为在采样时和采样后都不能判断是否发生穿透，只有在测定后，测得的固体吸附剂上的待测物不超过穿透容量时，测定结果才是准确和可用的。在进行热解吸操作时，应将固体吸附剂管的采样进气端安装在热解吸器的出气口，这样有利于解吸。

（三）解吸效率

解吸效率指被解吸下来的待测物量占固体吸附剂上吸附的待测物总量的百分数，按式（11-3）计算。

$$J = \frac{n}{N} \times 100\% \tag{11-3}$$

式中　J——解吸效率，%；

　　　n——被解吸的待测物量，μg；

　　　N——固体吸附剂上吸附的待测物总量，μg。

解吸效率是评价固体吸附剂管解吸方法的性能指标，我国有关规范要求固体吸附管解吸效率最好大于或等于90%，不得小于75%。由于使用的吸附剂类型不同、生产批号不同，可能有不同的解吸效率，影响测定结果，因此，对每一批固体吸附剂管在使用前应作解吸效率试验，以检查其解吸效率是否满足检测要求，并用于校正测定结果，即将测定结果除以解吸效率，得到校正值。

1. 影响溶剂解吸法解吸效率的因素

（1）解吸液的性质和用量。溶剂解吸法是通过物理和/或化学作用将待测物从固体吸附剂上解吸下来，物理解吸主要与固体吸附剂、待测物和解吸液的极性有关。解吸也可以利用解吸液与待测物发生化学反应，生成易被解吸的化合物。增加解吸液的用量，通常可以提高解吸效率，但可能降低测定的灵敏度。

（2）解吸时间和解吸方式。随着解吸时间的增加，解吸效率提高，一定的解吸时间后，达到稳定的解吸效率。为了加快解吸和提高解吸效率，可以采取加热、振摇或超声等方法。

2. 影响热解吸法解吸效率的因素

（1）解吸温度和时间。解吸温度和时间是主要影响因素，要根据待测物的性质，通过实验选择最佳的解吸温度和解吸时间，以获得高而稳定的解吸效率。

（2）载气流量和通气时间。热解吸过程需要一定的正确和稳定的载气流量和通气时间，才能保证解吸效率高而稳定。

（3）热解吸器。热解吸器的性能和质量是确保解吸温度、时间、载气流量准确和稳定的关键，是确保解吸效率高且稳定的关键，也是确保测定结果准确度和精密度的关键。

3. 解吸效率的测试方法

取18支固体吸附剂管，分为3组，每组6支，分别加入3个剂量的待测物（标准溶液或标准气），加入量一般为在0.5、1、2倍容许浓度下检测方法规定的采样体积所采集的量。加入待测物若是标准溶液，则加入溶液的体积应≤10 μL，放置过夜，解吸并测定每支管的待测物量；同时作试剂空白和固体吸附剂管空白，计算前减去空白值。按式（11-3）计算解吸效率。

第二节　无机金属及其化合物的检测

无机金属及其化合物常用的检测方法有原子吸收光谱法、原子荧光光谱法、电感耦合等离子体发射光谱法和分光光谱法等。

一、原子吸收光谱法

（一）原子吸收光谱法的原理及特点

1. 原子吸收光谱法的原理

原子吸收光谱法（AAS）是利用气态原子可以吸收一定波长的光辐射，使原子中外层的电子从基态跃迁到激发态的现象而建立的。由于各种原子核外电子的能级不同，将有选择性地共振吸收一定波长的辐射光，这个共振吸收波长恰好等于该原子受激发后发射光谱的波长，由此可作为元素定性的依据，而吸收辐射的强度在一定的浓度范围中遵循朗伯-比尔定律，作为定量的依据进行元素的定量分析。原子吸收光谱法在当前职业卫生金属样品的检测中应用最为广泛。

对于原子吸收值的测量及定量依据，在实际工作中，是以一定光强的单色光 I_0 通过原子蒸气，然后测出被吸收后的光强 I，吸收过程符合朗伯-比耳定律，即

$$I = I_0 e^{-KNL} \tag{11-4}$$

式中　　K——吸收系数；

　　　　N——自由原子总数（近似于基态原子数 N_0）；

　　　　L——吸收层厚度。

吸光度：
$$A = \lg \frac{I_0}{I} = 0.4343 K N_0 L \tag{11-5}$$

试样中待测元素的浓度与基态原子的浓度成正比。所以在一定浓度范围，吸光度与试样中待测元素浓度的关系可表示为

$$A = K'C \tag{11-6}$$

该式就是原子吸收光谱法定量分析的依据。

2. 原子吸收光谱法的特点

原子吸收光谱法具有以下优点：

（1）检出限低，灵敏度高。火焰原子吸收法的检出限可达到 ppb 级，石墨炉原子吸收法的检出限可达到 $10^{-10} \sim 10^{-14}$ g。

（2）分析精度好。火焰原子吸收法测定中等和高含量元素的相对标准差为＜1%，准确度接近经典化学方法。石墨炉原子吸收法的分析精度一般为 3%～5%。

（3）选择性好，在大多数情况下，共存元素对被测元素不产生干扰。

（4）应用范围广，可测定 70 多个元素。

（5）分析速度快，操作方便。

（6）仪器比较简单，一般实验室可配备。目前原子吸收光谱法已成为一种常规的分析测试手段，得到广泛的应用。

原子吸收法的缺点：测定一些难熔金属元素，如稀土元素锆、铪、铌等以及非金属元素不能令人满意；通常情况下一种元素对应一个空心阴极灯，多元素的同时分析测定受到限制。

（二）适用范围

在职业病危害因素检测中应用于绝大多数金属元素以及部分类金属的检测，如铅、铜、锰、镉、铬等。

（三）仪器组成

原子吸收光谱仪由光源、原子化器、分光器、检测器组成。

1. 光源

光源的作用是提供待测元素的特征谱线——共振线。要获得较高的灵敏度和准确度，对光源的基本要求如下：

（1）发射的共振线的半宽度要明显小于吸收线的半宽度——锐线光源。

（2）辐射强度大、背景低，低于特征共振辐射强度的 1%。

（3）稳定性好，30 min 之内漂移不超过 1%；噪声小于 0.1%。

（4）使用寿命长于 5 A·h。

空心阴极灯是能满足上述各项要求的理想的锐线光源，应用最广。

2. 原子化器

原子化器的功能是提供能量，使试样干燥，蒸发和原子化。在原子吸收光谱分析中，试样中被测元素的原子化是整个分析过程的关键环节。最常用的原子化器有火焰原子化器、石墨炉原子化器以及低温原子化器三种。

1）火焰原子化器

火焰原子化法中，常用的是预混合型原子化器，它是由雾化器、雾化室和燃烧器三部分组成。用火焰使试样原子化是目前广泛应用的一种方式，它是将液体试样经喷雾器形成雾粒，这些雾粒在雾化室中与气体（燃气与助燃气）均匀混合，除去大液滴后，再进入燃烧器形成火焰。此时，试液在火焰中产生原子蒸气。

（1）雾化器，又称喷雾器，主要作用是将样品溶液雾化，使之成为微米级的细雾。雾滴越小生成的基态原子就越多。

（2）雾化室。雾化室的作用是使燃气、助燃气与试液的细雾在雾化室内充分混合均匀，以保证得到稳定的火焰；同时也使未被细化的较大雾滴在雾化室内凝结为液珠，沿室壁流入泄漏管内排走。

（3）燃烧器。燃烧器的作用是形成火焰，使进入火焰的待测元素的化合物经过干燥、熔化、蒸发、解离及原子化过程转变成基态原子蒸气，要求燃烧器的原子化程度高，火焰稳定，吸收光程长及噪声小。

原子吸收测定中最常用的火焰是乙炔-空气火焰，此外，应用较多的还有氢-空气火焰和乙炔-氧化亚氮高温火焰。乙炔-空气火焰燃烧稳定，重现性好，噪声低，燃烧速度不是很大，温度足够高（约 2300 ℃），对大多数元素有足够的灵敏度。氢-空气火焰是氧化性火焰，燃烧速度较乙炔-空气火焰高，但温度较低（约 2050 ℃），优点是背景发射较弱，透射性能好。乙炔-氧化亚氮火焰的特点是火焰温度高（约 2955 ℃），而燃烧速度并不快，是目前应用较广泛的一种高温火焰，可测定 70 多种元素。

2）石墨炉原子化器

石墨炉原子化器由加热电源、保护气控制系统和石墨管状炉组成。加热电源供给原子化器能量，电流通过石墨管产生高热高温，最高温度可达到 3000 ℃。保护气控制系统是控制保护气的，仪器启动，保护气 Ar 流通，空烧完毕，切断 Ar 气流。外气路中的 Ar 气沿石墨管外壁流动，以保护石墨管不被烧蚀，内气路中 Ar 气从管两端流向管中心，由管中孔流出，以有效地除去在干燥和灰化过程中产生的基体蒸气，同时保护已经原子化的原子不再被氧化。在原子化阶段，停止通气，以延长原子在吸收区内的平均停留时间，避免对原子蒸气的稀释。石墨炉原子化器的优点是：可以控制温度，原子化效率高达 90%；样品消耗量小，通常液体样品体积为 1~50 μL，固体样品为 0.1~1 mg 数量级；绝对灵敏度比火焰法高 100~1000 倍，可达 10^{-9}~10^{-12} g，尤其适用于难挥发、难原子化元素和微量样品的分析。其缺点是测量精密度比火焰法差，基体影响大，干扰较复杂，操作不如火焰法简便。

3）低温原子化器

低温原子化是利用某些元素（如 Hg）本身或元素的氢化物（如 AsH₃）在低温下的易挥发性，将其导入气体流动吸收池内进行原子化。目前利用该原子化方式测定的元素有 Hg、As、Sb、Sn、Bi、Pb 等。生成氢化物是一个氧化还原过程，所生成的氢化物是共价分子型化合物，沸点低、易挥发分离分解。以 As 为例，反应过程可表示如下：

$$AsCl_3+4NaBH_4+HCl+8H_2O \Longrightarrow AsH_3+4NaCl+4HBO_2+13H_2 \tag{11-7}$$

AsH₃ 在热力学上是不稳定的，在 900 ℃温度下就能分解析出自由 As 原子，实现快速原子化。该法的一个显著特点是，形成氢化物气体的过程也是一个分离过程，因此基体干扰和化学干扰较少，具有较高的灵敏度，比火焰原子化法高约 3 个数量级。冷原子吸收法测汞选择适当的还原剂（如 SnCl₂），在常温下将样品中汞离子还原为金属汞，然后用空气将汞蒸气带入具有石英窗口的气体吸收管中，测量汞蒸气对汞发射线 253.7 nm 的原子吸收。如果样品中含有机汞，则在还原前在酸性条件下，用高锰酸钾等强氧化剂将其破坏成汞离子，除去过量的高锰酸钾后，再用 SnCl₂ 还原。该法设备简单，操作方便，干扰少，且灵敏度高（可检出 0.01 μg 的汞），是定量分析汞的好方法。

3. 分光器

分光器由入射和出射狭缝、反射镜和色散元件组成，其作用是将所需要的共振吸收线分离出来。分光器的关键部件是色散元件，现在商品仪器都是使用光栅。原子吸收光谱仪对分光器的分辨率要求不高，曾以能分辨出镍三线 Ni230.003 nm、Ni231.603 nm、Ni231.096 nm 为标准，后采用 Mn279.5 nm 和 279.8 nm 代替 Ni 三线来检定分辨率。光栅放置在原子化器之后，以阻止来自原子化器内的所有不需要的辐射进入检测器。

4. 检测器

原子吸收光谱仪中广泛使用的检测器是光电倍增管，最近也有采用电荷耦合器件作为检测器。

（四）分析方法

1. 仪器条件的选择

1）分析线

通常选用待测元素的共振吸收线作为分析线，这样可使测定具有较高的灵敏度。测定高含量元素时，可以选用灵敏度较低的非共振吸收线为分析线。As、Se 等共振吸收线位于 200 nm 以下的远紫外区，火焰组分对其有明显吸收，故用火焰原子吸收法测定这些元素时，不宜选用共振吸收线作为分析线。

2）空心阴极灯的工作电流

空心阴极灯的发射特性取决于工作电流。灯电流过小，放电不稳定，光输出的强度小；灯电流过大，发射谱线变宽，导致灵敏度下降，灯寿命缩短。选择灯电流时，应在保持稳定和有合适的光强输出的情况下，尽量选用较低的工作电流。一般商品的空心阴极灯都标有允许使用的最大电流与可使用的电流范围，通常选用最大电流的 1/2~2/3 为工作电流。实际工作中，最合适的电流应通过实验确定。通过测定吸收值随灯电流的变化而选定最适宜的工作电流。空心阴极灯使用前一般须预热 10~30 min。

3）火焰类型和特性

在火焰原子化法中，火焰类型和特性是影响原子化效率的主要因素。对低、中温元素，使用空气–乙炔火焰；对高温元素，宜采用氧化亚氮–乙炔高温火焰；对分析线位于短波区（200 nm 以下）的元素，使用空气–氢火焰是合适的。对于确定类型的火焰，稍富燃的火焰（燃气量大于化学计量）是有利的。对氧化物不十分稳定的元素如 Cu、Mg、Fe、Co、Ni 等，用化学计量火焰（燃气与助燃气的比例与它们之间化学反应计量相近）或贫燃火焰（燃气量小于化学计量）也是可以的。为了获得所需特性的火焰，需要调节燃气与助燃气的比例。

4）燃烧器的高度选择

燃烧器高度是用来控制光源光束通过火焰区域。在火焰区内，自由原子的空间分布是不均匀的，且随火焰条件而改变，因此应调节燃烧器的高度，以使来自空心阴极灯的光束从自由原子浓度最大的火焰区域通过，以获得高的灵敏度。

5）程序升温的条件选择

在石墨炉原子化法中，合理选择干燥、灰化、原子化及除残温度与时间是十分重要的。干燥应在稍低于溶剂沸点的温度下进行，以防止试液飞溅。灰化的目的是除去基体和局外组分，在保证被测元素没有损失的前提下应尽可能使用较高的灰化温度。原子化温度的选择原则是，选用达到最大吸收信号的最低温度作为原子化温度。原子化时间的选择，应以保证完全原子化为准。原子化阶段停止通保护气，以延长自由原子在石墨炉内的平均停留时间。除残的目的是为了消除残留物产生的记忆效应，除残温度应高于原子化温度。

6）狭缝宽度选择

适宜的狭缝宽度，一方面要保证将共振吸收线与非共振吸收线分开，另一方面又要考虑适宜的光强输出。一般对于谱线较简单的元素，如碱金属、碱土金属等，宜选用较宽的狭缝；而对于谱线复杂的元素，如过渡、稀土元素等，宜选用较窄的狭缝。

7）进样量的选择

如果进样量过小，则吸收信号弱，不便于测量；进样量过大，在火焰原子化法中，对火焰产生冷却效应，在石墨炉原子化法中，会增加除残的困难。在实际工作中，应测定吸光度随进样量的变化趋势，选取能达到最满意吸光度的进样量。

2. 定量分析方法——标准曲线法

配制一系列标准溶液，在同样的测量条件下，测定标准溶液和样品溶液的吸光度，绘制吸光度与标准溶液浓度间的标准曲线，然后依据样品的吸光度计算待测元素的浓度或含量。该法简单、快速，适用于大批量、组成简单或组成相似样品的分析。为确保分析准确，应注意以下几点：

（1）待测元素浓度高时，会出现标准曲线弯曲的现象，因此，所配制标准溶液的浓度范围应符合朗伯–比尔定律。最佳分析范围的吸光度应在 0.1~0.5 之间。绘制标准曲线的点应不少于 4 个。

（2）标准溶液与样品溶液应该用相同的试剂处理，且应具有相似的组成。因此，在配制标准溶液时，应加入与样品组成相同的基体。使用与样品具有相同基体且不含待测元素的空白溶液将仪器调零，或从样品的吸光度中扣除空白值。

（3）应使操作条件在整个分析过程中保持不变。

二、原子荧光光谱法

（一）原子荧光光谱法的原理及特点

1. 原子荧光光谱法的基本原理

气态自由原子吸收光源的特征辐射后，原子的外层电子跃迁到较高能级，然后又跃迁返回基态或较低能级，同时发射出与原激发辐射波长相同或不同的辐射即为原子荧光。原子荧光属光致发光，也是二次发光。

原子荧光光谱法是以原子在辐射能激发下发射的荧光强度进行定量分析的发射光谱分析法。

同其他光分析方法类似，当气态基态原子浓度较低时，检测器所检测的原子荧光强度可用式（11-8）表示：

$$I_f = \Phi A I_0 \varepsilon L N \tag{11-8}$$

式中　Φ——荧光量子效率，表示发射荧光光量子数与吸收激发光光量子数之比；

　　　A——受光源照射后在检测系统中观察到的有效面积；

　　　I_0——单位面积上接受入射光的强度；

　　　L——吸收光程长；

　　　ε——峰值吸收系数；

　　　N——能够吸收辐射的基态原子的浓度。

在实际工作中，仪器参数和测试条件保持不变，即 Φ、A、I_0、ε、L 均为常数。即可认为，原子荧光强度与基态原子的浓度成正比，也就是与待测元素浓度成正比，所以可得 $I_f = KN$，K 为常数，这是原子荧光光谱法定量分析的基本关系式。

2. 原子荧光光谱法的优点

（1）检出限低、灵敏度高、干扰较少、谱线比较简单。

（2）分析校准曲线线性范围宽，可达 3~5 个数量级。

（3）由于原子荧光是向空间各个方向发射的，较易制作多道仪器而实现多元素同时测定。

原子荧光光谱应用火焰及无火焰原子化法时，对于 20 多种元素，主要是吸收线小于 300 nm 的元素，如 Zn，Cd 等，其检出限优于原子吸收法和原子发射光谱法。

（二）适用范围

可用于原子荧光光谱检测的有害物质主要有汞、砷、锑、铋、硒、铅等 11 种元素。

（三）仪器组成

原子荧光光谱仪与原子吸收光谱仪的构造大致相同，其主要区别在于原子吸收光谱仪的锐线光源、原子化器、单色器和检测系统位于同一条直线上，而原子荧光光谱仪的锐线光源、原子化器和单色器、检测系统处于直角状态，如图 11-1 所示，因为只有这样，才能避免光源的辐射进入单色器和检测系统，影响荧光信号的检测。

原子荧光光谱仪分为色散型和非色散型两类。

1. 光源

在原子荧光光谱仪中，需要采用高强度空心阴极灯、无极放电灯、激光和等离子体

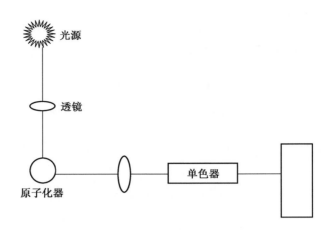

图 11-1　原子荧光光谱仪构造图

等。商品仪器中多采用高强度空心阴极灯、无极放电灯两种。

2. 光路

为了检测荧光信号，避免待测元素本身发射的谱线，要求光源、原子化器和检测器三者处于直角状态。

（四）分析方法及干扰消除

1. 定量分析方法

原子荧光光谱法测定的定量方法为标准曲线法，配制一定浓度的标准系列溶液，与样品在相同的条件下进行分析。

2. 干扰消除

原子荧光光谱仪的主要干扰是猝灭效应。这种干扰可采用减少溶液中其他干扰离子的浓度避免。其他干扰因素如光谱干扰、化学干扰、物理干扰等与原子吸收光谱法相似。

在原子荧光光谱法中由于光源的强度比荧光强度高几个数量级，因此散射光可产生较大的正干扰。减少散射干扰，主要是减少散射微粒，采用预混火焰、增高火焰观测高度和火焰温度，或使用高挥发性的溶剂等，均可以减少散射微粒，也可采用扣除散射光背景的方法消除其干扰。

三、电感耦合等离子体发射光谱法

（一）电感耦合等离子体发射光谱法的原理及特点

电感耦合等离子体发射光谱法（ICP），是依据各种元素的原子或离子在电感耦合等离子炬激发源的作用下变成激发态，利用受激发态原子或离子返回到基态时所发射的特征光谱来测定物质中元素组成和含量的分析方法。

等离子体（plasma）是指电离度大于 0.1% 的被电离气体，这种气体含有大量电子和离子，是电的良导体。电感耦合等离子炬 ICP，是指利用高频电流通过电感（感应线圈）耦合，电离加热工作气体而产生的火焰状等离子体。ICP 具有温度高、离子线的发射强度大等许多优良特性。

电感耦合等离子体原子发射光谱法具有以下的性能特点：

（1）分析精度高。可准确分析含量达到 10^{-9} 级的元素。

（2）样品范围广。采用溶液雾化后的液体进样方式，本法可实现对 70 多种元素的测定，且可在不改变分析条件的情况下，同时进行多元素的测定，或有顺序地进行常量、微量及痕量浓度的元素测定。

（3）动态线性范围宽。ICP-OES 的动态线性范围大于 10^6，避免了高浓度元素要稀释、微量元素要富集的操作，既提高了反应速度，又减少了繁琐的处理过程产生的误差。

（4）多种元素同时测定。可进行多种元素同时测定，不但可测金属元素，而且对很多样品中必测的非金属元素硫、磷、氯等也可一次完成。

（5）可进行定性分析。可利用丰富的标准谱线图库对未知样品进行快速的定性和半定量分析。

ICP 发射光谱的分析过程主要分为三步，即激发、分光和检测。

（1）利用 ICP 使试样蒸发汽化，离解或分解为原子状态，原子可能进一步电离成离子状态，原子及离子在激发光源中激发发光。

（2）利用分光光谱仪将从光源激发发射的光分解为按波长排列的光谱。

（3）利用光电器件检测光谱，按测定得到特征光谱波长对试样进行定性分析，按发射光强度进行定量分析。

（二）适用范围

可测定大部分金属元素及非金属元素共 70 多种，在现有职业卫生检测标准中使用 ICP 检测的有害物质有钡、锂、钼和钇。

（三）仪器组成

电感耦合等离子体发射光谱仪基本结构由 ICP 光源、进样装置、分光器、检测器和数据处理系统组成，如图 11-2 所示。

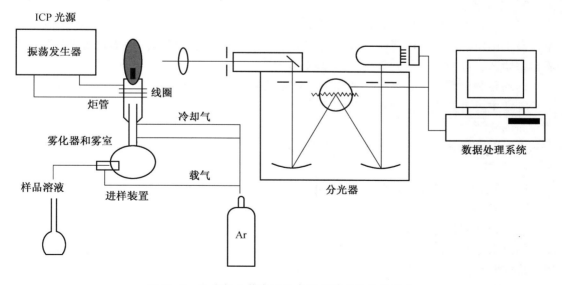

图 11-2　电感耦合等离子体发射光谱仪的仪器组成

其中 ICP 光源由高频发生器、炬管和高频感应线圈组成；进样装置是由蠕动泵、雾化器和雾室等组成；分光器由入射狭缝、分光元件、若干光学镜片及出射狭缝组成，分光元件主要有棱镜分光系统和光栅分光系统两种；检测器现在用的主要是光电倍增管和固态成像器件（目前主要有 CCD 和 CID）；数据处理系统主要由计算机、仪器控制及数据处理软件组成。

1. 电感耦合等离子体光源

ICP 光源的主要作用是使试样蒸发、解离、原子化、激发、跃迁产生光辐射。

ICP 装置工作原理：当有高频电流通过线圈时，产生轴向磁场，这时用高频点火装置产生火花，形成的载流子（离子与电子）在电磁场作用下，与原子碰撞并使之电离，形成更多载流子，当载流子多到足以使气体有足够的导电率时，在垂直于磁场方向的截面上就会感生出流经闭合圆形路径的涡流，强大的电流产生高热又将气体加热，瞬间使气体形成最高温度可达 10000 K（1 ℃ = K-273.15）的稳定的等离子炬。感应线圈将能量耦合给等离子体，并维持等离子炬。当载气携带试样气溶胶通过等离子体时，被后者加热至 6000 ~ 7000 K，并被原子化和激发产生发射光谱。

ICP 装置由高频发生器、等离子炬管和高频感应线圈三部分组成。

高频发生器的作用是产生高频磁场以供给等离子体能量。目前常用的两种类型为自激式发生器（频率漂移）和晶控式发生器（利用石英晶体压电效应产生高频振荡的他激式发生器，频率固定）。

炬管的主要作用是使等离子体放电与负载线圈隔开以防止短路，并借助于通入的外气流带走等离子体的热量（使其充分冷却）和限制等离子体的大小。炬管形状及结构参数对 ICP 放电性能及工作气体消耗量影响极大。在 ICP 光谱法中，一般要求炬管易点燃、能够获得恒定的具有环状结构的等离子体、Ar 气耗量小、功耗低以及具有良好的耦合效率（即功率转换效率高）。

2. 进样装置

气动雾化器结构简单，通常分为同轴型雾化器和直角型雾化器。同轴型雾化器结构简单，易于制作，应用较为普遍。直角型雾化器不易被悬浮物质堵塞。但雾化效率较低，喷嘴容易堵塞，进样速度受载气压力的影响。

蠕动泵驱动雾化器，可避免载气压力对样品提升量的影响。

雾室主要有旋流雾室和双筒雾室两种。

3. 分光系统

主要有棱镜分光系统和光栅分光系统两种。

4. 检测系统

ICP 常用的检测系统主要有 3 种类型。

1）感光板

感光板由照相乳剂均匀地涂布在玻璃板上而成。感光板上的照相乳剂感光后变黑的黑度，用测微光度计测量以确定谱线的强度。用感光板来接收与记录光谱的方法称为照相法，采用照相法记录光谱的原子发射光谱仪称为摄谱仪。

2）光电倍增管

用光电倍增管来接收和记录谱线的方法称为光电直读法。

3）CCD 检测器

电荷耦合器件 CCD（charge-coupled device）是一种新型固体多道光学检测器件，它是在大规模硅集成电路工艺基础上研制而成的模拟集成电路芯片。它可以借助必要的光学和电路系统，将光谱信息进行光电转换、储存和传输，在其输出端产生波长对强度的二维信号，信号经放大和计算机处理后在末端显示器上同步显示出人眼可见的图谱，无须像感光板那样的冲洗和测量黑度的过程。目前这类检测器已经在光谱分析的许多领域获得了应用。

（四）分析方法

1. 光谱定性分析

由于各种元素的原子结构不同，在光源的激发作用下，试样中每种元素都发射自己的特征光谱。光谱定性分析一般多采用摄谱法。试样中所含元素只要达到一定的含量，就可以有谱线摄谱在感光板上。摄谱法操作简单，价格便宜、快速，在几小时内可将含有的数十种元素定性检出。它是目前进行元素定性检出的最好方法。每种元素发射的特征谱线有多有少，多的可达几千条。当进行定性分析时，不需要将所有的谱线全部检出，只须检出几条合适的谱线即可。进行分析时所使用的谱线称为分析线。如果只见到某元素的一条谱线，不能断定该元素确实存在于试样中，因为有可能是其他元素谱线的干扰。检出某元素是否存在，必须有两条以上不受干扰的灵敏线与最后线。灵敏线是元素激发电位低、强度较大的谱线，多是共振线。最后线是指当样品中某元素的含量逐渐减少时，最后仍能观察到的几条谱线。它也是该元素的最灵敏线。

2. 定量分析——标准曲线法

在确定的分析条件下，用 3 个或 3 个以上含有不同浓度被测元素的标准样品与试样在相同条件下测定，以分析线强度 I，或内标法分析线对强度比 R 或 $\lg R$ 对浓度 c 或 $\lg c$ 做标准曲线。再由标准曲线求得试样中被测元素含量。

实践证明，电感耦合等离子体发射光谱之所以具有较高精度和准确度，和 ICP 光源中的干扰较小是分不开的，但是这并不是说它不存在干扰的问题，因此，识别和消除干扰是必要的。

（五）干扰及其消除

1. 物理干扰

由于 ICP 光谱分析的试样为溶液状态，因此溶液的黏度、密度及表面张力等均对雾化过程、雾滴粒径、气溶胶的传输以及溶剂的蒸发等都有影响，而黏度又与溶液的组成、酸的浓度和种类及温度等因素相关。溶液中含有机溶剂时，黏度与表面张力均会降低，雾化效率将有所提高，同时有机试剂大部分可燃，从而提高了尾焰的温度，结果使谱线强度有所提高，当溶液中含有有机溶剂时 ICP 的功率需适当提高，以抑制有机试剂中碳化物的分子光谱的强度。除有机溶剂外，酸的浓度和种类对溶液的物理性质也有明显的影响，在相同的酸度时，黏度以下列的次序递增 $HCl \leqslant HNO_3 < HClO_4 < H_3PO_4 \leqslant H_2SO_4$。其中 HCl 和 HNO_3 的黏度要接近些，且较小。而 H_2SO_4、H_3PO_4 的黏度大且沸点高，因此在 ICP 光谱分析的样品处理中，尽可能用 HCl 和 HNO_3，因为高浓度的腐蚀性酸对设备中接触到的管路及部件有腐蚀作用，因而尽量避免用 $HClO_4$、H_3PO_4 和 H_2SO_4。

避免物理因素干扰的最主要的办法是使标准试液与待测试样在基体元素的组成、总盐度、有机溶剂和酸的浓度等方面都保持完全一致。目前进样系统中采用蠕动泵进样对减轻上述物理干扰可起到一定作用，另外采用内标校正法也可适当地补偿物理干扰的影响。基体匹配或标准加入法能有效消除物理干扰，但工作量较大。

2. 化学干扰

ICP 光谱分析中的化学干扰，比起火焰原子吸收光谱或火焰原子发射光谱分析要轻得多，因此化学干扰在 ICP 发射光谱分析中可以忽略不计。

3. 光谱干扰

光谱干扰是 ICP 光谱分析中最令人头痛的问题，由于 ICP 的激发能力很强，几乎每一种存在于 ICP 中或引入 ICP 中的物质都会发射出相当丰富的谱线，从而产生大量的光谱"干扰"。光谱干扰主要分为两类，一类是谱线重叠干扰，它是由于光谱仪色散率和分辨率的不足，使某些共存元素的谱线重叠在分析上的干扰。另一类是背景干扰，这类干扰与基体成分及 ICP 光源本身所发射的强烈杂散光的影响有关。对于谱线重叠干扰，采用高分辨率的分光系统，决不是意味着可以完全消除这类光谱干扰，只能认为光谱干扰可以减轻至最小强度。因此，最常用的方法是选择另外一条干扰少的谱线作为分析线，或应用干扰因子校正法（IEC）给予校正。对于背景干扰，最有效的办法是利用现代仪器所具备的背景校正技术给予扣除。

4. 电离干扰与基体效应干扰

由于 ICP 中试样是在通道里进行蒸发、离解、电离和激发的，试样成分的变化对于高频趋肤效应的电学参数的影响很小，因而易电离元素的加入对离子线和原子线强度的影响比其他光源都要小，但实验表明这种易电离干扰效应仍对光谱分析有一定的影响。对于垂直观察 ICP 光源，适当地选择等离子体的参数，可使电离干扰抑制到最小的程度。但对于水平观察 ICP 光源，这种易电离干扰相对要严重一些，目前采用的双向观察技术，能比较有效地解决这种易电离干扰。此外，保持待测的样品溶液与分析标准溶液具有大致相同的组成也是十分必要的。例如，在岩矿分析中，常用碱溶法或偏硼酸锂分解样品，给溶液带来大量的碱金属盐类。任何时候，两者在物理、化学各方面性质的匹配是避免包括电离干扰在内的各种干扰，使之不出现系统误差的重要保证。基体效应来源于等离子体，对于任何分析线来说，这种效应与谱线激发电位有关，但由于 ICP 具有良好的检出能力，分析溶液可以适当稀释，使总盐量保持在 1 mg/mL 左右，在此稀溶液中基体干扰往往是无足轻重的。当基体物质的浓度达到几毫克/毫升时，则不能对基体效应完全置之不顾。相对而言，水平观察 ICP 光源的基体效应稍严重些，采用基体匹配、分离技术或标准加入法可消除或抑制基体效应。

第三节　无机非金属及其化合物的检测

职业卫生检测标准中，对于无机非金属的检测方法主要有分光光度法、离子色谱法、离子选择电极法和红外分析法等。

一、紫外-可见分光光度法

(一) 紫外-可见分光光度法的原理及特点

根据被测物质在紫外-可见光的特定波长处或一定波长范围内对光的吸收特性，而对该物质进行定性定量分析的方法称为紫外-可见分光光度法。

将不同波长的单色光依次通过一定浓度的同一溶液，分别测定吸收度，然后以吸收度为纵坐标，波长为横坐标画图可得到一条吸收曲线即吸收光谱（图11-3）。曲线显示了物质对不同波长光的吸收情况，曲线上吸收值最大处所对应的波长称为最大吸收波长，用λ_{max}表示，最大吸收波长在定量分析中常用作测定波长。

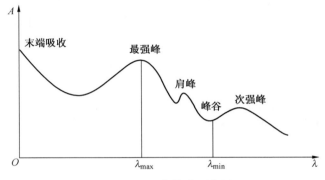

图11-3　吸收光谱示意图

紫外-可见分光光度法的定量依据是朗伯-比尔定律（Lambert-Beer），即在一定条件下溶液对单色光吸收的强弱与吸光物质的浓度和厚度成正比关系。其数学表达式为

$$A = KCL \tag{11-9}$$

式中　A——溶液吸光度；

　　　K——吸光系数（摩尔吸光常数）；

　　　C——溶液浓度，mol/L；

　　　L——液层厚度（比色皿厚度）。

吸光系数K在给定条件下（单色光波长、溶剂、温度等）是物质的特征常数，可作为定性依据。在吸收度与浓度之间的直线关系中，吸光系数K是斜率，是定量的依据，其数值越大则测定的灵敏度越高。

紫外-可见分光光度法具有灵敏度高、测量精度好、操作简便等优点。通常，待测物质含量为1%~0.00001%时，能够用分光光度法准确测定，所以它主要用于测定微量组分，几乎所有的无机离子和许多有机化合物均可以用分光光度法进行测定。若采用灵敏度高、选择性好的有机显色剂，并加入适当掩蔽剂，一般不经过分离即可直接进行分光光度法测定，其方法的相对误差为5%~10%。

(二) 适用范围

紫外-可见分光光度法是工作场所职业病化学危害因素检测中的常用方法，主要用于非金属无机化合物及部分金属及其化合物、有机物的测定。在我国现有职业卫生检测标准中使用分光光度法检测的有害物质主要有无机含氮化合物、氧化物、含磷化合物、含硫化合物、有机肼、二月桂酸二丁基锡等。

（三）仪器组成

常用紫外可见分光光度计的工作波长范围为 190~900 nm。主要仪器构成包括：光源、单色器、吸收池、检测器和信号显示系统五部分，其光学系统工作原理如图 11-4 所示。

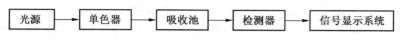

图 11-4 紫外可见分光光度计工作原理图

1. 光源

提供能量并激发被测物质分子，使之产生电子光谱谱带（提供宽带辐射），即发生符合要求的入射光光源。如氘灯、氢灯、氙灯（紫外可见区）；钨丝灯、卤钨灯（可见光区）。

2. 单色器

将光源发射的复合光分解成连续光谱并从中选出任一波长单色光的光学系统。

3. 吸收池

盛放分析试样（一般是液体）和对比样的分析池，又叫比色皿，是决定透光液层厚度的器件。主要有石英吸收池和玻璃吸收池两种。在紫外区须采用石英比色皿，可见区一般用玻璃比色皿。

4. 检测器

将光信号转变为电信号的检测装置。如光电管或光电倍增管等组成的检测器。

5. 信号显示系统

显示仪器所测数据，有数码管显示、液晶显示、计算机显示及处理系统等。

（四）分析条件的选择

1. 仪器测量条件的选择

1）适宜的吸光度范围

根据朗伯-比尔定律公式经过数学推导得出当 $A = 0.4343$ 时，吸光度测量误差最小，最适宜的吸光度范围为 0.2~0.8 之间。

2）入射光波长的选择

通常根据被测组分的吸收光谱，选择最强吸收带的最大吸收波长为入射波长。当最强吸收峰的峰形比较尖锐时，往往选用吸收稍低，峰形稍平坦的次强峰或肩峰进行测定。

3）狭缝宽度的选择

为了选择合适的狭缝宽度，应以减少狭缝宽度时，试样的吸光度不再增加为准，一般来说，狭缝宽度大约是试样吸收峰半宽度的 1/10。

2. 显色反应条件的选择

对多种物质进行测定，常利用显色反应将被测组分转变为在一定波长范围有吸收的物质。常见的显色反应有配位反应、氧化还原反应等。

显色反应必须满足的反应条件：

（1）反应生成物须在紫外-可见光区有较强吸光能力，即摩尔吸光系数较大。

（2）反应有较高的选择性，即被测组分生成的化合物吸收曲线应与共存物质的吸收光谱有明显的差别。

（3）反应产物应足够稳定，以保证测量过程中溶液的吸光度不变。

（4）反应产物组成恒定。

3. 参比溶液的选择

测定样品溶液的吸光度，需先用参比溶液调节透光度（吸光度为0）为100%，以消除其他成分及吸光池和溶剂等对光的反射和吸收带来的测定误差。

（五）分析方法

1. 目视比色法

用眼睛观察、比较溶液颜色深度以确定物质含量的方法称为目视比色法。将一系列不同量的标准溶液依次加入各比色管中，再分别加入等量的显色剂和其他试剂，并控制其他实验条件相同，最后稀释至同样体积，配成一套颜色逐渐加深的标准色阶。将一定量的被测溶液置于另一比色管中，在同样条件下进行显色，并稀释至同样体积，从管口垂直向下（有时由侧面）观察颜色。如果被测溶液与标准系列中某溶液的颜色相近，则被测溶液的浓度就等于该标准溶液的浓度。如果被测试液颜色介于相邻两种标准溶液之间，则试液浓度就介于这两个标准溶液浓度之间。

2. 标准曲线法

根据朗伯–比耳定律，保持液层厚度，入射光波长和其他测量条件也不变，则在一定浓度范围内，所测得吸光度与溶液中待测物质浓度成正比。因此，配制一系列已知的不同浓度的标准溶液，分别在选定波长处测其吸光度 A，然后以标准溶液的浓度 c 为横坐标，以相应的吸光度 A 为纵坐标，绘制出 A–c 关系曲线。如果符合光的吸收定律，则可获得一条直线，称为标准曲线或工作曲线。在相同条件下测量样品溶液的吸光度，就可以从标准曲线上查出样品浓度。

（六）样品检测注意事项

在使用紫外–可见分光光度法进行样品检测与分析的过程中，应注意以下几点：

（1）显色剂质量：注意其使用期限、保存方式（低温、避光、干燥）、显色剂纯度的区别和要求，尽量使用有效期限和方法要求的试剂纯度。

（2）显色条件：遵照实验要求，注意反应温度和时间等控制条件；注意显色的稳定时间，并在其稳定时间内进行检测。

（3）吸光度范围：为减少测量误差，受试液最适宜的吸光度范围应在 0.2~0.8 之间。

（4）试剂：注意检测所用试剂的分级和质量，应按检测要求使用。

（5）比色皿：保持比色皿洁净，并注意配对使用，切勿用手拿捏透光面。保证每次测试时，比色皿不倾斜放置，比色皿架推拉到位。

（6）干扰：对被检样品的干扰物质和干扰因素，要进行排除，必要时进行复检。

二、离子色谱法

（一）离子色谱法的原理及特点

1. 离子色谱法

离子色谱法（ion chromatography，IC）是利用色谱技术测定水溶液中带正电荷或负电荷的离子态物质的方法，属高效液相色谱法的一种。

根据分离机理不同，离子色谱可分为离子交换色谱（HPIC）、离子排斥色谱（HPIEC）和离子对色谱（MPIC）三种。用于三种分离方式的填料的树脂骨架基本都是苯乙烯-二乙烯基苯的共聚物，但树脂的离子交换功能基和容量各不相同。

1）离子交换色谱

主要分离机理是离子交换，用于亲水性阴、阳离子的分离。它是基于离子交换树脂上可离解的离子与流动相中具有相同电荷的离子之间进行的可逆交换，依据不同离子对交换剂的不同亲合力而被逐渐分离。

主要填料类型为有机离子交换树脂，它以苯乙烯-二乙烯苯共聚体为骨架，在苯环上引入磺酸基，形成强酸型阳离子交换树脂；引入叔胺基而成季胺型强碱性阴离子交换树脂。离子交换树脂耐酸碱，可在任何 pH 范围内使用，易再生处理，使用寿命长；缺点是机械强度差，易溶胀，易受有机物污染。硅质键合离子交换剂以硅胶为载体，将与离子交换基的有机硅烷基表面的硅醇基反应，形成化学键合型离子交换剂。其特点是柱效高，交换平衡快，机械强度高，可在较高温度（80 ℃）下使用；缺点是不耐酸碱，只宜在 pH 为 2~8 范围内使用，较适合作阳离子分离固定相。

2）离子排斥色谱

离子排斥柱填料主要为全磺化的聚苯乙烯-二乙烯苯共聚物。分离机理包括 Donnan 排斥、空间排阻和吸附过程。离子排斥色谱主要用于有机酸、无机弱酸（如硼酸、氟、亚砷酸、氢氰酸、氢碘酸、亚硫酸和碳酸）和醇类的分离。

离子排斥色谱的优点是可用于弱的无机酸和有机酸与在酸性介质中完全离解的强酸的分离。这是因为带负电荷的 Donnan 膜允许未解离的化合物通过而不允许完全解离的酸如盐酸通过。

3）离子对色谱

填料为不含离子交换基团的多孔树脂。可用于分离一般阴离子和金属络合物，也可分离多种胺类以及阴、阳离子类的表面活剂。

其原理是将一种（或多种）与溶质离子电荷相反的离子加到流动相中使其与溶质离子结合形成疏水性离子对化合物，使其能够在两相之间进行分配。其固定相主要是弱极性和高表面积的中性多孔聚苯乙烯-二乙烯基苯树脂和弱极性的辛烷或十八烷基键合的硅胶两类。分离的选择性主要由流动相决定。

2. 离子色谱的优点

1）分析过程快速、方便

离子色谱具有快速、灵敏、选择性好和同时测定多种离子的优点，对 7 种常见阴离子（F^-、Cl^-、Br^-、NO_2^-、NO_3^-、SO_4^{2-}、PO_4^{3-}）和 6 种常见阳离子（Li^+、Na^+、NH_4^+、K^+、Mg^{2+}、Ca^{2+}）的平均分析时间已分别小于 8 min。用高效快速分离柱对上述 7 种最重要的常见阴离子达基线分离只需 3 min。

2）灵敏度高

直接进样（25 μL），电导检测，对常见阴离子的检出限小于 10 μg/L。用浓缩柱可达 ng/L 级。

3）选择性好

根据无机和有机阴、阳离子的选择性来选择适当的分离方式、分离柱和检测器，运用相应的检测方法达到分离和分析物质的目的，针对性强。

4）可同时分析多种离子化合物

可同时分析多种阴离子、阳离子（碱金属、碱土金属、有机胺和铵等）、有机化合物（水溶性和极性化合物、有机酸、有机胺、糖类、氨基酸等）。

5）分离柱的稳定性好、容量高

与 HPLC 中所用的硅胶填料不同，IC 柱填料的高 pH 稳定性允许用强酸或强碱作淋洗液，有利于扩大应用范围。新型的高交联度树脂在有机溶剂中比较稳定，因此可用有机溶剂清洗柱子以除去有机污染物。高的 pH 稳定性和有机溶剂可匹配性以及高的柱容量，简化了样品前处理手续。

（二）适用范围

我国现有职业卫生检测标准中可采用离子色谱法检测的物质有硫酸、氟化氢、盐酸、碘和草酸；美国 NIOSH 标准中有无机酸、氨、二氧化硫、硫化氢等。

（三）仪器组成

离子色谱仪的构成与高效液相色谱基本相同，是由流动相输运系统、进样系统、分离系统、抑制或衍生系统、检测系统及数据处理系统等几部分组成（图 11-5）。其工作流程与液相色谱仪相似，只是在淋洗液通过分离柱后，先通过抑制柱（或抑制器）来降低淋洗液背景电导值后，再进入检测器。

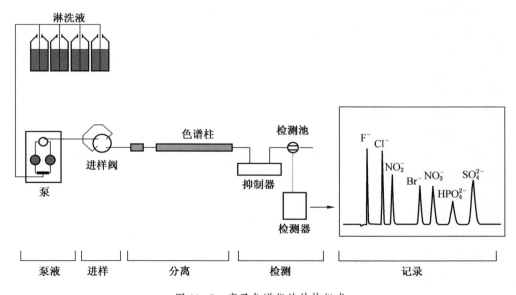

图 11-5　离子色谱仪的结构组成

1. 流动相输运系统

输运系统包括贮液罐、高压输液泵、梯度淋洗装置等，与高效液相色谱仪的输液系统基本相似。其主要不同之处是离子色谱仪的流动相要求系统耐酸碱腐蚀以及在可与水互溶的有机溶剂（如乙腈、甲醇和丙酮等）中不溶胀。因此，凡是流动相通过的管道、阀门、泵、柱子及接头等均不宜用不锈钢材料，而是用耐酸碱腐蚀的聚醚醚酮（PEEK）材料。

1）贮液罐

溶剂贮存主要用来供给足够数量并符合要求的流动相。由于离子的流动相一般是酸碱盐或络合物的水溶液，因此贮液系统一般是以玻璃或聚四氟乙烯为材料的容器。溶剂使用前必须脱气，因为色谱柱是带压力操作的，易在流路中释放气泡，造成检测器噪声增大、基线不稳。这在流动相含有有机溶剂时更为突出。脱气方法有多种，应用比较多的有以下方法：

（1）低压脱气法：通过水泵、真空泵抽真空，可同时加温或向溶剂吹氮。此法特别适用纯水溶剂配制的淋洗液。

（2）吹氦气或氮气脱气法：氦气或氮气经减压通入淋洗液，在一定压力下可将淋洗液的空气排出。

（3）超声波脱气法：将冲洗剂置于超声波清洗槽中，以水为介质超声脱气。一般超声30 min 左右，可以达到脱气目的。新型的离子色谱仪在高压泵上带有在线脱气装置，可自动对淋洗液进行在线自动脱气。

2）高压输液泵

高压输液泵是离子色谱仪的重要部件。它将流动相输入到分离系统，使样品在柱系统中完成分离过程。离子色谱一般在 20MPa 状态下工作，比高效液相色谱略低；离子色谱所有淋洗液含有酸或碱，泵应采用全塑 Peek 材料制作。

3）梯度淋洗装置

梯度淋洗装置和液相色谱中的梯度洗脱装置相似。

2. 进样系统

进样主要分为气动、手动和自动进样三种方式。

1）手动进样阀

采用六通阀，工作原理同高效液相色谱。

2）气动进样阀

气动阀采用氦气或氮气气压驱动，通过两路四通加载定量管后进行取样和进样。它有效地减少了手动进样因动作不同所带来的误差。

3）自动进样

色谱工作站控制下，自动进样器自动完成取样、进样、清洗等一系列操作。

3. 分离系统

色谱柱（分离柱）是离子色谱仪最重要的组成部分。柱管材料应是惰性的，一般均在室温下使用，填料由基质和功能基组成，基质具有一定的刚性，能承受一定的压力，作为载体，对分离不起明显作用；功能基是可离解的无机基团，与流动相接触，在固定相的表面形成带电荷的离子交换位置，与流动相中的同性电荷离子发生等量的离子交换。

离子色谱柱的柱填料和分离机理有密切关系，粒度一般在 $5\sim25~\mu m$ 之间，比高效液相色谱的柱填料略大，一般为单分散，而且呈球状，因此其压力比高效液相色谱的要小；填料一般分为高分子聚合物填料和硅胶型离子色谱填料，为达到柱效高、选择性好、分析速度快等要求，离子色谱柱的研究是离子色谱领域的一个关键课题。

4. 离子色谱的检测系统

离子色谱的检测器分为两大类，即电化学检测器和光学检测器。电化学检测器包括电导、安培检测器（直流、脉冲和积分安培检测器）。其中，电导检测器应用的最广泛。电导检测器又可分为抑制型（两柱型）和非抑制型（单柱型）两种。由于抑制型能够显著提高电导检测器的灵敏度和选择性已逐渐成为电导检测器的主流。而光学检测器主要是紫外-可见光检测器和荧光检测器。

1）电导检测器

电导检测器是 IC 中使用最广泛的检测器。其作用原理是用两组电极测量水溶液中离子型溶质的电导，由电导的变化确定洗脱液中被分离组分的浓度。

在抑制型电导检测器中抑制器发挥着重要的作用。抑制器的作用是降低流动相背景电导，同时增加被测物的电导，从而提高电导检测器的灵敏度。抑制器大致可以分为 4 种类型：

（1）树脂填充抑制柱。采用高交换容量的阳离子树脂填充柱（阴离子抑制），通过硫酸将树脂转化为氢型。它抑制容量不高，需要定期再生，而且死体积比较大，对弱酸根离子由于离子排斥的作用往往无法准确定量。这类抑制器目前已经基本不用。

（2）纤维抑制器。采用阳离子交换的中空纤维作为抑制器，外通硫酸作为再生液，可连续对淋洗液进行再生。这种抑制器的死体积比较大，抑制容量也不高。

（3）微膜抑制器。采用阳离子交换平板薄膜中间通过淋洗液，而外两侧通硫酸再生液。这种抑制器的交换容量比较高，死体积很小，可进行梯度淋洗。

（4）电解抑制器。采用阳离子交换平板薄膜，通过电解产生 H^+ 对淋洗液进行再生，只要用淋洗液自循环或去离子水电解就可能实现再生，抑制容量可控、死体积小。

2）安培检测器

通过测量样品物质在工作电极表面的氧化或还原作用所产生的电流大小与被测物浓度成正比。主要用于测定易氧化还原的物质，具有灵敏度高，选择性好的特点。可以分为直流安培检测器和脉冲安培检测器，直流安培检测器可以用于测定氰、硫离子和有机芳香胺、酚等化合物，而脉冲安培检测器（包括脉冲安培和积分脉冲安培）主要用于分离和检测糖类、氨基酸和脂肪胺类化合物及有机含硫化合物。积分脉冲安培检测器主要用于氨基酸类，其最大限度地缩小了基线的漂移，消除了负峰，并明显改善了样品峰形状。

3）紫外-可见光检测器

紫外-可见光检测器在 IC 中是仅次于电导检测器的重要检测方法。该检测器对环境温度、流动相组成、流速等的变化不敏感，可以用于梯度淋洗，这些特点正是电导检测器所欠缺的。该检测器选择性好、通用性强、灵敏度高，可很容易地进行 μg/L 级的测定，因而可以用于有紫外吸收的离子分析，适合于在高浓度氯离子存在下测定样品中痕量的 Br^-、I^-、NO_2^-、NO_3^-。紫外-可见光检测器主要有三种检测方式：直接紫外检测、间接紫外检测、衍生化紫外/可见光检测。

4）荧光检测器

此检测器具有极高灵敏度和良好选择性，检测所需试样很少，在药物和生化分析、环境中痕量有机污染物的分析中应用较广。

5. 数据处理系统

离子色谱一般柱效不高，与气相色谱和高效液相色谱相比，一般情况下离子色谱分离度不高，它对数据采集速度要求不高。因此能够用于其他类型的数据处理系统同样也可用于离子色谱中，而且在常规离子分析中，色谱峰峰形比较理想，可采用峰高或峰面积进行定量分析。

（四）分析方法

在进行物质分析之前，首先应了解待测化合物的分子结构和性质以及样品的基体情况，如无机还是有机离子，离子的电荷数，是酸还是碱，亲水还是疏水，是否为表面活性化合物等。待测离子的疏水性和水合能是决定选用何种分离方式的主要因素。水合能高和疏水性弱的离子，如 Cl^- 或 K^+，最好用离子交换分离。水合能低和疏水性强的离子，如高氯酸（ClO_4^-）或四丁基铵，最好用亲水性强的离子交换分离柱或离子对分离。有一定疏水性也有明显水合能的 pKa 值在 $1\sim7$ 之间的离子，如乙酸盐或丙酸盐，最好用离子排斥分离。有些离子，既可用阴离子交换分离，也可用阳离子交换分离，如氨基酸、生物碱和过渡金属等，就要进行适用性的选择。

很多离子可用多种检测方式。例如，测定过渡金属时，可用单柱法直接用电导或脉冲安培检测器，也可用柱后衍生反应，使金属离子与显色剂作用，再用 UV/VIS 检测。一般的规律是：对无紫外或可见吸收以及强离解的酸和碱，最好用电导检测器；具有电化学活性和弱离解的离子，最好用安培检测器；对离子本身或通过柱后反应后生成的络合物在紫外可见有吸收或能产生荧光的离子和化合物，最好用 UV/VIS 或荧光检测器。若对所要解决的问题有几种方案可选择，分析方案的确定主要由基体的类型、选择性、过程的复杂程度以及是否经济来决定。

常见的在水溶液中以离子形态存在的离子，包括无机和有机离子，以碱（$Na_2CO_3/NaHCO_3$、KOH、$NaOH$）或酸（H_2SO_4、甲基磺酸、HNO_3、HCl）为流动相，阴离子交换或阳离子交换分离，电导检测已是成熟的方法，有成熟的色谱条件可参照和使用。对近中性的水可溶的有机"大"分子（相对常见的小分子而言），若待测化合物为弱酸，则由于弱酸在强碱性溶液中会以阴离子形态存在，因此选用较强的碱为流动相，阴离子交换分离；若待测化合物为弱碱，则由于在强酸性溶液中会以阳离子形态存在，选用较强的酸作流动相，阳离子交换分离；若待测离子的疏水性较强，由于与固定相之间的吸附作用而使保留时间较长或峰拖尾，则可在流动相中加入适量有机溶剂，减弱吸附，缩短保留时间、改善峰形和选择性。此外，对弱保留离子可选用高容量柱和弱淋洗液以增强保留，对强保留离子则反之。

水溶液中离子态物质，即较强的酸或碱，应选用电导检测。具有对紫外或可见光有吸收基团或经柱后衍生反应后（IC 中较少用柱前衍生）生成有吸光基团的化合物，选用光学检测器。具有在外加电压下可发生氧化或还原反应基团的化合物，可选用直流安培或脉冲安培检测。对一些复杂样品，为了一次进样得到较多的信息，可将两种或三种检测器串联使用。

三、离子选择电极法

(一) 离子选择电极法原理及特点

离子选择电极是一种化学传感器，也称膜电极。利用膜材料对溶液中某种特定离子产生选择性响应，来指示该离子的离子活度。

离子选择电极的结构一般都是由敏感膜、内参比电极和内参比溶液组成。并且膜材料和内参比液中均含有与待测离子相同的离子，其中膜电位的产生机理是基于电极膜和溶液界面的离子交换作用。当电极置于溶液中，在电极膜和溶液界面将发生离子交换及扩散作用，这就改变了两相界面原有的电荷分布，因而形成了双电层，产生了膜电位。由于内参比电极电位固定，内参比溶液的有关离子活度恒定，所以离子选择电极电位只随溶液中待测离子的活度变化而变化，并且两者关系符合能斯特方程。

离子选择电极的测量原理：离子选择电极电位不能直接测出，通常是以离子选择电极作为指示电极，饱和甘汞电极作为参比电极，插入被测溶液中构成原电池，然后通过测量原电池电动势来求得被测离子的活度（或浓度）。在一定条件下原电池的电动势与被测离子活度的对数呈线性关系，通过测量原电池电动势，便可对被测离子进行定量测定。

离子选择电极的特点：

(1) 选择性好。对被测离子具有较高选择性响应的离子选择电极后，共存离子干扰很小，对一些组成复杂的试样往往不需经过分离、掩蔽处理。就可直接测定。不受试样颜色、浑浊、悬浮物或黏度的影响。

(2) 操作简单，分析速度快。离子选择电极响应速度快，单次分析只需 1~2 min。

(3) 灵敏度高，测量范围宽。

(4) 易实现连续分析和自动分析。

(二) 适用范围

我国现有职业卫生检测标准中，使用离子选择电极检测的职业病危害因素为氟化氢和氟化物。

(三) 仪器组成

随着离子选择电极分析技术的迅速发展，以及在各领域的广泛应用，适用于各种分析环境和对象的离子选择电极也越来越多，依据膜电位响应机理、膜的组成和结构，离子选择电极的分类如图 11-6 所示。

晶体膜电极的敏感膜材料一般为难溶盐加压或拉制成的单晶、多晶或混晶，对形成难溶盐的阳离子或阴离子产生响应。根据膜的制备方法，晶体膜电极可分为均相膜电极和非均相膜电极。均相膜电极又可分为单晶膜电极、多晶膜电极或混晶膜电极，单晶膜电极的敏感膜由难溶盐的单晶片制成。氟离子选择电极是最成功的单晶膜电极，其结构示意图如图 11-7 所示。

氟电极敏感膜为氟化镧单晶的切片，并在单晶中加入微量导电性能强的氟化铕。单晶片经过抛光后用环氧树脂粘接在聚氯乙烯电极管上，管内贮存浓度一定的氯化钠和氟化钠的混合液作为内参比溶液，内参比电极为 Ag-AgCl 电极。氟离子选择电极的电极电位与被测试液中氟离子活度符合能斯特方程。

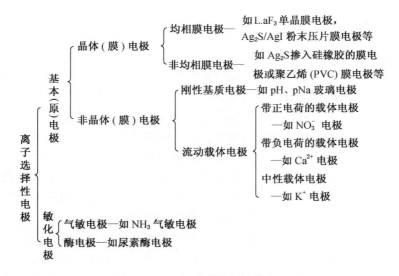

图 11-6　离子选择电极类型

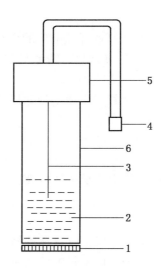

1—氟化镧；2—内参比溶液；3—内参比电极；4—电极插头；5—电极罩帽；6—电极支持杆

图 11-7　氟离子选择电极结构示意图

（四）分析方法

1. 校准曲线法

校准曲线是将离子选择电极与参比电极插入一系列已知活度的标准溶液中，测得一系列电池电动势 E，将 E 对 $\log\alpha$ 作图，即得校准曲线，在相同条件下测试溶液的 E_x，则可从曲线上查出 E_x 所对应的 $\log\alpha x$。

校准曲线法操作简单，适合于较简单体系试样的分析，但要求标准溶液的组成与试样溶液的组成相近，溶液的离子强度相同，因此，除了简单的试液外，必须加入适当的"总离子强度条件缓冲剂"，以确保试样溶液和标准溶液的离子强度一致，并起到控制溶液的

pH 和掩蔽干扰离子的作用。

2. 标准加入法

标准加入法是将准确体积的标准溶液加入到已知体积的试样溶液中，根据电池电动势的变化来求得被测离子的浓度。该方法不需要校准曲线，也不需要调节离子强度，仅需一种标准溶液，操作简单、快速、准确度高。

3. 格氏作图法

格氏作图法也称连续标准加入法，它是在测量过程中连续多次加入标准溶液，根据一系列的 ΔE 所对应的 V_s 作图来求得待测离子浓度。方法的准确度较一次标准加入法高。

4. 氟电极的检测线性范围

范围为 $10^{-1} \sim 10^{-6}$ mol/L，检出限为 10^{-7} mol/L。氟电极选择性高，不受磷酸根、乙酸根、卤素离子、硝酸根离子、硫酸根离子和碳酸氢根离子等离子的干扰。测定时，需控制试液的 pH 介于 $5 \sim 6$ 之间。

四、不分光红外分析法

（一）不分光红外气体分析仪原理及特点

1. 不分光红外气体分析仪原理

不分光红外气体分析仪也称非分光红外气体分析仪，是指光源发出连续光谱通过特定厚度的含有被测气体混合组分的气体层，由于被测气体的浓度不同，吸收固定红外的能量不同，因而转换成的热量不同。探测温度变化或在特殊结构的红外探测器将热量转换成压力变化，进而测定温度或压力参数以完成对气体的定性定量分析。

由单片机控制的红外光源发送一定频率的调制红外光。调制红外光到达充满待测气体的气室，经吸收后，又经滤光片的选择性透过，最后达到红外探测器。红外探测器测得吸收后的光能量的强度，并将光信号转换为微弱电压信号输出，然后经过高精密的前置放大电路和滤波放大电路，得到稳定的信号。信号经单片机采集，由相应的单片机软件处理、补偿等，最后得到被测气体浓度，并在数码管上显示浓度值。

当红外光通过待测气体时，由于气体分子有各自特定的吸收光谱，这些气体对特定波长的红外光有吸收，其吸收关系服从朗伯-比尔定律。

2. 不分光红外气体分析仪特点

灵敏度高、响应快、体积小、可靠性高，寿命长，可以实现连续性分析。

（二）适用范围

广泛用于气体检测，根据不同测试目的和被测物质选取不同的检测器。如二氧化碳、一氧化碳、甲烷、硫化氢、二氧化硫、氮氧化物等气体，我国职业卫生检测标准中规定了不分光红外气体仪检测二氧化碳和一氧化碳的标准方法。

（三）仪器组成

不分光红外气体分析仪由以下基本部分组成：红外光源、调制器、充气滤波气室、测量气室和探测器。

1. 红外光源

红外吸收法需红外光源激励气体分子。任何发生红外波段电磁波的物质，称为红外光源。

2. 气室

在红外气体分析中，根据是否有光学吸收气室，分为有气室检测和开路检测两种方式。气室的作用有两个，一是防止环境气体以及背景杂散光的干扰，使输入气体连续通过，并使得吸收光程只有输入气体；另外一个是传输红外光。

3. 滤光片

红外滤光片基于各种不同的光学特性进行工作，主要分为截止滤光片和带通滤光片两类。

4. 红外探测器

此设备是整个分析系统的核心部件，测量精度很大程度取决于传感器的性能高低。红外探测器一般可分为光子探测器和光热探测器。光子探测器可以直接将光辐射能转换成电信号，工作原理是基于光电信效应。光热探测元件把吸收的光辐射能量变为分子的热运动，从而引起探测元件温度上升，使探测元件的电学性质或其他物理性质发生变化。

第四节　有机化合物的检测

职业卫生检测标准中大多数的有机化合物为气相色谱法、液相色谱法、分光光度法等进行定量检测。其中以气相色谱法最为常用。

一、气相色谱法

气相色谱法是实验室最常用的有机化合物定量分析方法，工作场所空气中有毒物质测定系列标准中几乎每一类有机化合物、农药都有使用气相色谱进行分析检测的方法。下面对气相色谱法的基本原理及分析操作过程进行简述。

（一）气相色谱法的原理及特点

以气体为流动相的色谱法叫气相色谱法（gas chromatography，GC），它是在经典液相色谱法的基础上发展起来的一种分离分析方法，主要是利用物质的沸点、极性及吸附性质的差异来实现混合物的分离。

1. 原理

气相色谱分离是利用试样中各组分在色谱柱中的流动相和固定相间的分配系数不同，当汽化后的试样被载气带入色谱柱中运行时，组分就在其中的两相间进行反复多次的分配（吸附—脱附—放出）。由于固定相对各种组分的吸附能力不同（即保存作用不同），因此各组分在色谱柱中的运行速度就不同，经过一定的柱长后，便彼此分离，顺序离开色谱柱进入检测器，产生的离子流信号经放大后，在记录器上描绘出各组分的色谱峰。检测器将检测到的样品组分转变为电信号，而电信号的大小与被测组分的量或浓度成正比。这些信号放大并记录下来，就是气相色谱图。

2. 分类

固定相为固体吸附剂的叫气固色谱；固定相为液体（涂在固体担体上或毛细管壁上）的叫气液色谱。气固色谱属于吸附色谱，它是利用吸附剂表面对不同组分吸附性能差异进行分离。气液色谱属于分配色谱，它是利用不同组分在两相中分配系数的不同进行分离，在实际应用中气液色谱更为广泛。

3. 特点

（1）分离效能高：长 30 m 涂有 RTX-1701 的空心毛细管柱，理论塔板数可高至几十万，在 2 h 内，可以完成含有一百多个组分的混合物的分离和分析。

（2）选择性高：通过选择合适的色谱分析条件（如色谱柱固定相类型、柱温等），可将物理、化学性质相近的组分加以分开，如沸点相近的物质、各种异构体等。

（3）样品用量少：一次分析通常只需 1 μL 到几微升的溶液样品。

（4）灵敏度高：例如，GC 可分析几纳克的样品，氢火焰检测器可达 10^{-2} g/s，电子捕获器达 10^{-3} g/s；检测限为 10^{-9} g/L 和 10^{-12} g/L 的浓度。

（5）应用范围广：几乎可用于所有化合物的分离和测定，包括有机物、无机物、低分子或高分子化合物，甚至是生物大分子。

（6）分析操作简便、快速：几分钟到几十分钟就可以完成一次复杂样品的分离和分析。

气相色谱法不足之处是没有待测物的纯品或相应的色谱定性数据作对照时，不能从分离峰给出定性结果，需要与质谱联用才能达到定性目的。此外，不适用于沸点高于 450 ℃ 的难挥发物质和热稳定性差的物质分析。

（二）适用范围

我国现有职业卫生检测标准中采用气相色谱法检测的有害物质有大部分的有机化合物及部分无机化合物，如苯系物、卤化烷烃类化合物等。

（三）气相色谱仪的组成

气相色谱仪基本结构通常由气路系统、进样系统、分离系统、温控系统、检测系统、数据处理系统等组成。

1. 气路系统

气相色谱仪具有一个让载气连续运行、管路密闭的气路系统。通过该系统，可以获得纯净的、流速稳定的载气。气路系统中主要包括气源、气体净化装置、气流压力和流速的控制装置等。

（1）气源：即载气，要求化学惰性，不与有关物质反应，并与所用的检测器相配。常用载气有氮气、氦气、氩气等，气体纯度要求 99.99% 以上。

（2）气体净化：根据检测器或色谱柱的要求，气相色谱用气体的纯化程度有很大差别，气体中应除去的杂质包括水蒸气、碳氢化合物、氧气等。通常用变色硅胶或分子筛除去气体中的水蒸气，用活性炭除去气体中的碳氢化合物，用脱氧剂除去氮气中的氧气。

对于气相色谱中常用的热导检测器（TCD），只用变色硅胶或分子筛除去载气中的水蒸气即可；用氢火焰检测器（FID）时，还要用活性炭除去各种气体中的碳氢化合物；用电子捕获器（ECD）时，则要除去气体中的氧气，同时还要去除所含的卤素、硫、磷、铅等电负性特别强的杂质。

（3）气流控制：气相色谱用气贮存于高压气瓶中（氢空一体机除外），首先用减压阀将气体压力降至合适范围，再经过针型阀、气体净化干燥管、气体稳压阀等，最终使气体能以稳定的压力输入色谱仪。

2. 进样系统

进样系统的作用是将液体或固体试样瞬间气化，然后快速定量地转入到色谱柱中。进样量的大小、进样时间的长短、试样的气化速度等都会影响色谱的分离效果和分析结果的准确性和重现性。进样系统包括进样器和气化室两部分。

1）进样器

常用的进样器有两种。

（1）阀进样器：适用于气体样品，如六通阀的定量进样。

（2）微量注射器：一般用于液体样品。填充柱色谱常用 10 μL；毛细管色谱常用 1 μL；新型仪器带有全自动液体进样器，清洗、取样、进样、换样等过程自动完成，一次可放置数百个试样。

2）气化室

将液体样品气化成气体的装置，其温度一般根据检测物质的沸点来进行设定。为了让样品在气化室中瞬间气化而不分解，因此要求气化室热容量大，无催化效应。为了尽量减少柱前谱峰变宽，气化室的死体积应尽可能小。

3. 分离系统

分离系统是色谱分析的心脏部分，由色谱柱组成。色谱柱主要有两类：填充柱和毛细管柱。

（1）填充柱：由不锈钢或玻璃材料制成，内装固定相，一般内径为 2~4 mm，长 1~3 m。填充柱的形状有 U 型和螺旋型。

（2）毛细管柱：又叫空心柱，分为涂壁、多孔层和涂载体空心柱。空心毛细管柱材质为玻璃或石英。内径一般为 0.2~0.5 mm，长度 10~300 m，呈螺旋型。毛细管色谱柱渗透性好，传质阻力小，而柱子可以做到长几十米。与填充柱相比，其分离效率高（理论塔板数可达 10^6）、分析速度快、样品用量小，但柱容量低、要求检测器的灵敏度高。

4. 温控系统

温度直接影响色谱柱的选择分离、检测器的灵敏度和稳定性。控制温度主要是对柱箱、气化室、检测室的温度控制。色谱柱的温度控制方式有恒温和程序升温两种。对于沸点范围较宽的混合物，一般采用程序升温法进行分析。程序升温指在一个分析周期内柱温随时间由低温向高温作线性或非线性变化，以达到用最短时间获得最佳分离的目的。

5. 检测系统

检测器是把载气里被分离的各组分的浓度或质量转换成电信号的装置。一个优良的检测器应具有以下几个性能指标：灵敏度高；死体积小；响应迅速；线性范围宽和稳定性好。通用型检测器要求适用范围广；选择性检测器要求选择性好。

目前检测器的种类多达数十种。根据检测原理的不同，可将其分为浓度型检测器和质量型检测器两种：浓度型检测器测量的是载气中组分浓度的瞬间变化，即检测器的响应值正比于组分的浓度。如热导检测器（TCD）、电子捕获检测器（ECD）。质量型检测器测量的是载气中所携带的样品进入检测器的速度变化，即检测器的响应信号正比于单位时间内组分进入检测器的质量。如氢火焰离子化检测器（FID）和火焰光度检测器（FPD）。

1）热导检测器（thermal conductivity detector，TCD）

热导检测器是根据不同的物质具有不同的热导系数的原理制成的。热导检测器是一种结构简单，性能稳定，线性范围宽，对无机、有机物质都有响应，灵敏度适中的检测器，因此在气相色谱中广泛应用。其主要缺点是与气相色谱其他检测器相比灵敏度较低。

2）氢火焰离子化检测器（hydrogen flame ionization detector，FID）

它是典型的质量型检测器，具有结构简单、灵敏度高、死体积小、响应快、稳定性好的特点，是目前职业卫生领域常用的检测器。

氢火焰离子化检测器的检测原理是以氢气和空气燃烧的火焰作为能源，利用有机物 C_nH_m 在火焰中燃烧电离形成含碳自由基 CH_3^*、CH_2^*、CH^*，自由基发生反应：

$$2CH^* + O_2^* \longrightarrow 2CHO^+ + 2e^- \tag{11-10}$$

$$CHO^+ + H_2O \longrightarrow H_3O^+ + CO \tag{11-11}$$

CHO^+ 和 H_3O^+ 和 e^- 在外加直流电场作用下，定向运动产生电流被检测记录。但是，它仅对含碳有机化合物有响应，对某些物质，如永久性气体、水、一氧化碳、二氧化碳、氮氧化物、硫化氢等不产生信号或者信号很弱。

3）电子捕获检测器（electron capture detector，ECD）

电子捕获检测器是一个具有高灵敏度和高选择性的浓度型检测器，电子捕获检测器在应用上仅次于热导检测器和氢火焰离子化检测器。它只对具有电负性的物质，如含有卤素、硫、磷、氮的物质有响应，且电负性越强，检测器灵敏度越高，对大多数烃类没有响应。其线性范围较窄，在定量分析时应特别注意。

4）火焰光度检测器（flame photometric detector，FPD）

火焰光度检测器又叫硫磷检测器。它是一种对含硫、磷的有机化合物具有高选择性和高灵敏度的检测器。检测器主要由火焰喷嘴、滤光片、光电倍增管构成。根据硫、磷化合物在富氢火焰中燃烧时，生成化学发光物质，并能发射出特征频率的光，记录这些特征光谱，即可检测硫、磷化合物。

5）氮磷检测器（nitrogen phosphorus detector，NPD）

氮磷检测器是一种质量检测器，是一种对含氮、磷的化合物具有高选择性和高灵敏度的检测器。它具有与 FID 相似的结构，只是将一种涂有碱金属盐的陶瓷珠如铷珠，放置在燃烧的氢火焰和收集极之间，当试样蒸气和氢气流通过陶瓷珠表面时，含氮、磷的化合物便会从被还原的碱金属蒸气上获得电子，失去电子的碱金属形成盐再沉积到陶瓷珠的表面上。

6. 数据处理系统

数据处理系统首先取得检测器输出的信号（此信号的幅值对时间作图得到的是色谱图）；其次根据色谱图找出色谱峰的起点，最大值点和终点等，求出色谱峰的保留时间、峰面积（或峰高），从保留时间进行组分的定性推断，从峰面积（或峰高）依定量计算方法算出组分定量的结果。

（四）分析方法

1. 分离分析条件的选择

气相色谱分析的关键是物质的分离问题。两物质怎样才算达到完全分离呢？第一是两物质的色谱峰的距离足够远；第二是色谱峰必须很窄。因为仅仅二峰间有一定的距离，而每一峰都很宽而导致彼此交叠，则还是分不开。所以只有同时满足这两个条件，才能完全达到分离的目的。

1）载气及其流速

载气的流速不仅对色谱柱分离效率有重大影响，并且还决定分析所需要的时间。流速快，分析时间短；流速慢，分析时间增长。检测时，一般都有一个最佳流速，可以使柱子的分离效果最好。在实际工作中为了加快分析速度，选择的流速往往稍高于最佳流速，但不影响分离。

选择载气时，还应考虑检测器对载气的要求，例如，氩离子检测器必须用 Ar 作载气，热导检测器一般要选择热导系数大的 H_2 和 He 作载气。

在载气选择时，还应综合考虑载气的安全性、经济性及来源是否广泛等因素。

2）柱温

首先要考虑到每种固定液都有一定的温度范围。柱温不能高于固定液的最高使用温度，否则固定液因挥发而流失。

柱温升高，柱效升高，但是如果柱温过高，便会影响柱子的分离度。在气相色谱分析中，从分离的角度出发，宜采用低柱温。但柱温太低，会使峰形变宽、柱效下降并延长了分析时间。权衡利弊，柱温的选择原则应是：在对最难分离的物质保持较好分离度的前提下，尽可能采用较高柱温，但以保留时间适宜、峰形不拖尾为度。

在实际工作中，柱温的选择还须从试样沸点和固定液配比综合考虑。柱温一般选择在接近或略低于组分平均沸点时的温度。对于组分复杂、沸程宽的试样，采用程序升温的方法，使低沸点和高沸点样品都能达到良好的分离。

程序升温是重要的色谱技术之一。所谓程序升温，即柱温按预定的加热速度，随时间呈线性或非线性的增加，这样可使混合物中所有的组分均能在其最佳温度下在色谱柱中分离。在较低的初始温度，沸点较低的组分即最早流出的峰可以得到良好的分离；随着柱温的增加，较高沸点的组分也能较快的流出，并与低沸点组分一样得到良好的锐峰。

3）担体粒度和筛分范围

担体是一种化学惰性的多孔性的固体颗粒，它的作用是提供一个大的惰性表面，可以承担固定液，使固定液以薄膜状态分布在其表面上。

为了使色谱柱的分离效果好，担体粒度要细小（对于填充柱而言，粒度大小为柱内径的 1/20～1/25 为宜），筛分范围要窄（内径相同的填充柱，长柱子用 60～80 目担体，短柱用 80～100 目担体较为合适），装填要均匀。

4）固定液配比

固定液配比是固定液在担体上的涂渍量。一般指固定液与担体的百分比，配比通常在 5%～25% 之间。配比越低，担体上形成的液膜越薄，传质阻力越小，柱效越高，分析速度也越快。配比较低时，固定相的负载量低，允许的进样量较小。分析工作中通常倾向于使用较低的配比。

5）柱长 L

加大柱长对分离有利，但将使各组分的保留时间增加，分析时间延长。但柱过长，分析时间增加且峰宽也会增加，导致总分离效能下降，因此柱长 L 要选择刚好使各组分得到有效分离为宜。

6）进样条件

（1）进样时间：进样速度必须快，一般用注射器或进样阀进样时，进样时间都在 1 s 以内。若进样时间过长，试样原始宽度变大，致使峰变形。

（2）进样量：进样量太大，会使几个峰叠在一起，分离不好；进样量太少，会影响检出和增大误差。总的说来，在实际分析过程中进样量一般是比较少的，液体试样进样量一般为 1 μL，气体试样为 1 mL。

（3）气化温度：进样后要有足够的气化温度，使样品瞬间气化被载气带入柱中，在保证试样不分解的情况下，适当的提高气化温度对分离和定量有利，尤其当进样量大时更是如此。一般选择的气化温度比柱温高 30~70 ℃。

2. 色谱定性、定量分析

1）定性分析

色谱定性分析就是要确定各色谱峰所代表的化合物。当前色谱定性常用的方法有以下 5 种。

（1）根据色谱保留值进行定性分析。这是气相色谱定性分析中最方便的方法。这个方法基于在一定操作条件下，各组分的保留时间是一定值的原理。因此将已知纯物质在相同的色谱条件下的保留时间与未知物的保留时间进行比较，就可以定性鉴定未知物。若二者相同，则未知物可能是已知的纯物质；若不同，则未知物就不是该纯物质。纯物质对照法定性只适用于组分性质已有所了解，组成比较简单的物质。为了提高定性分析的可靠性，还可进一步改变色谱条件（分离柱、流动相、柱温等）或在样品中添加标准物质，如果被测物的保留时间仍与标准物质一致，则可认为它们为同一物质。如果未知样品较复杂，可采用在未知样中加入已知物，通过未知物中哪个峰增大，来确定未知物中的成分。

（2）利用检测器的选择性进行定性分析。同一样品可以采用多种检测方法检测，如果待测组分和标准物在不同的检测器上有相同的响应行为，则可初步判断两者是同一种物质。

（3）双柱定性。使用两支不同性质的色谱柱进行检测，如果待测组分在不同色谱柱上与标准物质保留值一致，则可初步判断为同一种物质。

（4）与其他仪器联用定性。将具有定性能力的分析仪器如质谱（MS）、红外（IR）、原子吸收光谱（AAS）、原子发射光谱（AES 和 ICP-MS）等仪器作为色谱仪的检测器即可获得比较准确的定性信息。

（5）柱前或柱后化学反应定性。在色谱柱后装 T 型分流器，将分离后的组分导入官能团试剂反应管，利用官能团的特征反应定性。也可在进样前将被分离化合物与某些特殊反应试剂反应生成新的衍生物，于是，该化合物在色谱图上的出峰位置或峰的大小就会发生变化甚至不被检测。由此得到被测化合物的结构信息。

2）定量分析

色谱定量分析的依据是被测物质的量与它在色谱图上的峰面积（或峰高）成正比。因为峰高比峰面积更容易受分析条件波动的影响，且峰高标准曲线的线性范围也较峰面积的窄，因此，通常情况是采用峰面积进行定量分析。

职业病危害因素检测中气相色谱定量分析一般采用标准曲线法。标准曲线法，亦称外标法。首先用纯物质配制一系列不同浓度的标准试样，在一定的色谱条件下准确定量进样，测量峰面积（或峰高），绘制标准曲线。进行样品测定时，要在与绘制标准曲线完全相同的色谱条件下准确进样，根据所得的峰面积（或峰高），从曲线查出被测组分的含量。外标法不使用校正因子，准确性较高，操作条件变化对结果准确性影响较大。对进样量的准确性控制要求较高，适用于大批量试样的快速分析。

二、高效液相色谱法

（一）高效液相色谱法的原理和特点

高效液相色谱法（HPLC）是在经典液相色谱基础上，采用了高压泵、高效固定相和高灵敏度检测器，实现了高效分离和自动化操作。高效液相色谱法具有高柱效、高选择性、分析速度快、灵敏度高、重复性好、应用范围广等优点。

与经典液相色谱法相比，由于配备了高压输液设备，分析速度快数百倍。根据固定相的不同，液相色谱分为液固色谱、液液色谱和键合相色谱。应用最广的是以硅胶为填料的液固色谱和以硅胶为基质的键合相色谱。根据固定相的形式，液相色谱法可以分为柱色谱法、纸色谱法及薄层色谱法。按吸附力可分为液固吸附色谱、液液分配色谱、离子交换色谱、体积排阻色谱和亲和色谱。

1. 液固吸附色谱

分离原理：固定相是固体吸附剂，流动相中各组分对固定相的吸附能力不同，使组分在固定相中保留时间不同而实现分离。

固定相可分为极性和非极性两大类。极性吸附剂如硅胶、氧化铝、氧化镁等，非极性吸附剂如活性炭。

流动相为弱极性有机溶剂或非极性溶剂与极性溶剂的混合物，如正构烷烃（己烷、戊烷、庚烷等）、二氯甲烷/甲醇、乙酸乙酯/乙腈等。流动相的选择原则是极性大的试样选用极性较强的流动相，极性小的则选用低极性流动相。必要时可采用混合溶剂法及梯度洗脱。

2. 液液分配色谱

分离原理：一个液相作为流动相，另一个液相则机械地吸附在惰性载体上作为固定相，此固定相的液相应与流动相不相溶。根据组分在两相中分配系数的差别而实现分离。

根据固定相和流动相的极性不同分配色谱分为：

（1）正相色谱。固定相载体上涂布的是极性固定液，流动相是非极性溶剂，可分离极性较强的水溶性样品，弱极性组分先洗脱出来。

（2）反相色谱。固定相载体上涂布的是非极性或弱极性固定液，流动相是极性溶剂，强极性组分先洗脱出来。

液液分配色谱固定相中的固定液往往容易溶解到流动相中去，所以重现性很差，且不能进行梯度洗脱，已经不大为人们所采用。近来发展一种新型的化学键合固定相，它是用化学方法把有机分子键合到载体表面上。键合固定相的优点是对极性有机溶剂有良好的化学稳定性、柱效高、寿命长、实验重现性好；几乎适于各种类的有机化合物的分离，尤其是可以梯度洗脱。

（二）适用范围

液相色谱法适用于检测大分子或高沸点有机化合物，我国现有职业卫生检测标准中可采用液相色谱法检测的物质有多环芳烃类化合物、酚类化合物、脂肪族醛类化合物等。

（三）仪器组成

常见的高效液相色谱仪是由高压输液系统、进样系统、分离系统、检测系统和数据处理系统 5 个基本部分和相关辅助部件构成。下面仅对部分部件进行介绍。

1. 高压输液系统

此系统由贮液罐、脱气装置、高压输液泵、过滤器、梯度洗脱装置等组成。

1）贮液罐

贮液罐为不锈钢、玻璃或氟塑料制容器，容量为 1~2 L，用来贮存足够数量、符合要求的流动相。贮液罐一般采用耐腐蚀的玻璃瓶或聚四氟乙烯瓶。贮液罐的放置位置要高于泵体，以保持输液静压差，使用过程应密闭，以防止因蒸发引起流动相组成改变，还可防止气体进入。

2）高压输液泵

高压输液泵是高效液相色谱仪中的关键部件之一。液相色谱为了获得高柱效，所用色谱柱径较细，所填固定相粒度很小。因此，填料对流动相的阻力较大，为了使流动相能较快地流过色谱柱，就需要以高压方式连续不断地输送流动相。

高压泵应能提供 150~450 kg/cm² 的压强，能在高压下连续工作 8~24 h。输出流量范围宽，分析型填充柱在 0.1~10 mL/min 内连续调节，输出流量稳定，要求无脉冲，流量精度和重复性为 0.5% 左右。耐腐蚀，适用于各种有机溶剂、水和缓冲溶液。密封性好。泵体易于清洗和维修。

3）输液系统的辅助装置

溶剂过滤器，用于除掉机械杂质及固体颗粒。由于液相色谱柱，进样器等都很精密，微小的机械杂质将导致这些部件的损害而不能正常工作，同时机械杂质在柱头的积累还影响柱子的使用，因此，需要对溶剂进行过滤处理。

脱气装置，用于除掉溶于流动相中的各类气体，以保证柱效能。可采用通氮脱气、超声波脱气、自动脱气机等方式脱气。

4）梯度洗脱装置

当样品组成复杂时，有时会出现先流出的峰分不开，后面的峰保留值又太大的现象。这时，可以采用梯度洗脱来调整混合溶剂的组成，改变溶剂强度或选择性。

梯度洗脱就是在分离过程中使两种或两种以上不同极性的溶剂按一定程序连续改变它们之间的比例，从而使流动相的强度、极性、pH 或离子强度相应地变化，达到提高分离效果、缩短分析时间的目的。梯度洗脱的实质是通过不断地变化流动相的强度，来调整混合样品中各组分的 k 值，使所有谱带都以最佳平均 k 值通过色谱柱。它在液相色谱中所起的作用相当于气相色谱中的程序升温。

2. 进样系统

进样方式有隔膜式注射进样器进样、高压进样阀进样和自动进样装置等。

1）隔膜式注射进样器

用微量注射器进样的优点是可柱头进样，减小死体积、充分发挥柱的效能，简单便宜；缺点是高压进样时漏液，会产生误差，隔垫使用次数有限，进样量小，重复性差。

2）六通阀进样

一般高效液相色谱使用耐高压的六通阀进样装置，进样量由定量环确定。操作时先将进样口与定量环接通，用微量注射器（体积应大于定量环体积）向样品环中注入样品溶液，然后定量环接入输液管路，由高压泵输送的流动相将样品送入色谱柱中。样品定量环的容积是固定的，因此进样重复性好，缺点是不能注入小体积样品，改变注入量时要更换定量环。

3. 分离系统

分离系统包括色谱柱、恒温器和连接管等部件。

1）色谱柱

进行色谱分离的首要工作是选择性能良好的色谱柱，即选择在确定的分离条件下分离效率高和分析时间短的色谱柱。

（1）柱材料及规格。柱管材料有玻璃、不锈钢、铝、铜及内衬光滑的聚合材料的其他金属。一般色谱柱长 5~40 cm，内径为 1~6 mm。凝胶色谱柱内径 3~12 mm；制备柱内径较大，可达 25 mm 以上。

（2）柱的填料。固定液涂在担体上而成。担体有两类：一类是表面多孔型担体；另一类是全多孔型担体。近年来又出现了全多孔型微粒担体，粒度为 5~10 μm，是由 10 nm 级的硅胶微粒堆积而成，又叫堆积硅珠。由于颗粒小、柱效高，是目前最广泛使用的一种担体。

（3）保护柱。一般在分离柱前有一个前置柱，前置柱内填充物和分离柱一样，安装在分析柱前。其作用是收集，阻断来自进样器的机械和化学杂质，以保护和延长分析柱的使用寿命。保护柱也可装填与分析柱不同的填料，如较粗颗粒的硅胶 10~15 μm。保护柱装填的填料较少、价格较低，通常分析 50~100 次样品，柱压力呈增大趋向时需要更换保护柱。

2）柱温控制

在高效液相色谱分析中，柱温一般为室温或接近室温。适当提高柱温可改善传质、提高柱效、缩短分析时间。因此，在分析时可以采用带有恒温加热系统的金属夹套来保持色谱柱的温度，并可在室温至 60 ℃ 之间调节。

3）柱连接方式

柱出口和入口的连接管的死体积越小越好，一般常用窄孔（内径 0.13 mm）的厚壁 1.5~2.0 mm 不锈钢管，以减少柱外死体积。

4. 检测系统

检测器的作用是将流动相中组分含量的变化，变成可测量的电信号（通常是电压），然后输入记录器。检测器应具有灵敏度高、重复性好、线性范围宽、死体积小以及对温度和流量的变化不敏感等特性。

高效液相色谱的检测器很多，包括光学（紫外、荧光、折光检测器）检测器和电化学（极谱、电导、库仑、离子选择电极）检测器等，用得最多的是紫外检测器。

1）紫外可见光检测器（ultraviolet visible detector，UV-VIS）

（1）工作原理与结构。紫外可见光检测器（UV-VIS）又称紫外检测器，约有80%的样品可使用这种检测器，是HPLC中应用最广泛的检测器。它可分为固定波长，可变波长和二极管阵列检测器三种类型。

紫外可见光检测器由光源、流通池和记录器组成，其工作原理是进入检测器的组分对特定波长的紫外光能产生选择性吸收，吸光度与浓度的关系符合光吸收定律。

（2）特点：紫外可见光检测器灵敏度高，检测下限约为 10^{-10} g/mL；线性范围广，对温度和流速不敏感，可用于梯度洗脱；不破坏样品，可用于制备。缺点是只对具有 $\pi-\pi$ 或 $P-\pi$ 共轭结构的化合物才能检测，属选择性检测器，对无紫外吸收的物质如饱和烃及有关衍生物无响应，需选用无紫外吸收特性的溶剂作流动相。

（3）二极管阵列检测器。普通UV-VIS检测器是先用单色器分光，只让特定波长的光进入流动池；而二极管阵列UV-VIS检测器是先让所有波长的光都通过流动池，然后通过一系列分光技术，使所有波长的光在接受器上被检测，能以实际的时间瞬时测定在所有波长上的吸光度，可得到立体的光谱-色谱图，为分析工作者提供了十分丰富的定性定量信息。

2）示差折光检测器（differential refractive index detector，RID）

示差折光检测器是除紫外可见光检测器之外应用最多的检测器。它是通过连续测定色谱柱流出液折光率的变化，根据不同物质具有不同折射率来进行组分检测的。凡是具有与流动相折射率不同的组分，均可以使用这种检测器。它对没有紫外吸收的物质，如高分子化合物，糖类，脂肪烷烃等都能检测。在凝胶色谱中示差折光检测器是必不可少的。

3）荧光检测器（fluorescence detector，FLD）

此设备适用于本身具有荧光的物质、或将无荧光物质衍生成荧光体物质。荧光检测器灵敏度非常高，其检出量可达 10^{-13} g，适用于痕量分析。

4）电化学检测器（electro-chemical detector，ED）

电化学检测器主要有安培检测器、电导检测器、库仑检测器、极谱检测器等。

5）其他检测器

液相色谱用的检测器还有蒸发光散射质量检测器（evaporative light-scatting mass detector，ELSD）和化学发光检测器（chemiluminescence detector，CLD）等。

（四）分析方法

1. 分离类型的选择

要正确选择色谱分离方法，首先须尽可能多的了解样品的有关性质、熟悉各种色谱方法的主要特点及其应用范围，主要根据样品的相对分子质量大小、在水中和有机溶剂中的溶解度、极性和稳定程度以及化学结构等物理化学性质来进行选择，如图11-8所示。

2. 固定相及分离柱的选择

气相色谱中的固定相及分离柱选择原则也适用于液相色谱。

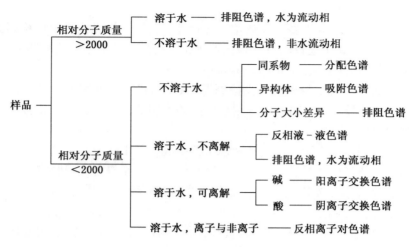

图 11-8　液相色谱分离类型选择参考

3. 流动相的选择

尽量使用高纯度试剂，避免流动相与固定相发生作用而使柱效下降或损害柱子，流动相黏度较小。试样在流动相中应有适当的溶解度，要能够溶于流动相中，防止在柱子中产生沉积。流动相不能影响试样的检测。

第十二章　检测工作的质量控制与检测结果的报告

职业病危害因素检测工作质量控制的目的在于：

（1）降低样品采集和测量误差到允许程度。

（2）规范采样和检测操作，减少工作量。

（3）改善实验室之间数据可比性的基础。

（4）为分析测试质量作出评价提供统计学基础，最终为保证进行的检测与评价结果准确可靠。质量控制应贯穿于职业病危害因素检测工作始终。

职业病危害因素检测工作的质量控制主要包括空气样品现场采集工作的质量控制和检测分析工作（含实验室检测和现场检测）的质量控制两个方面。

检测结果需要进行相关计算，将其与职业接触限值相关联，进行接触水平等相关分析，并最终形成检测报告。

检测报告是整个职业病危害因素检测工作的最终产出，是对工作现场职业病危害因素存在浓度或强度及分布的归纳总结和结论。职业病危害因素检测报告根据检测任务委托的实际情况分为检测报告和检测与评价报告两种类型。

第一节　空气样品采集工作的质量控制

空气样品的采集是工作场所中职业病危害因素检测的关键步骤，决定检测结果的可靠性，检测人员必须按照采样规范和相应的检测方法要求进行采样，对空气样品采集的各个环节进行严格的质量保证，以减少或消除采样误差。空气样品采集的质量保证工作主要包含采样点和采样对象的选择、采样时机的选择、采样频率的选择、采样效率的保证、减小采样过程误差、现场样品空白采集等内容。

一、采样点和采样对象的选择

采样点和采样对象的选择是职业卫生空气样品采集质量控制工作的重要内容，在采样之前应进行详细的现场调查，按照规范要求选择正确的采样点和采样对象，确定采样对象的数量，减少测量误差。

二、采样时机的选择

采样时机的选择原则是首先要满足职业卫生标准的要求，即采样要捕捉工作场所空气中待测物的最高浓度。其次，要根据职业卫生调查和评价的需要，即由检测目的确定采样时机和频率。也要考虑工作场所的工作情况、管理水平、职业卫生条件、环境条件和气候季节等。

对于工作场所的日常检测来说，采样时机应选择在一年中空气中待测物浓度最高的月份的工作日，并在浓度最高的时段进行采样检测。在一般情况下，采样应在职业活动处于正常和毒物浓度达到工作日内最高而稳定时进行，例如，在上班 2 h 后，空气中毒物浓度已达到比较稳定的通常的最高水平，这时采样具有代表性，能正确反映劳动者日常接触的浓度。

三、采样频率

采样频率一般根据采样检测的目的、待测物的毒性及其对健康的危险度、工作场所的工作情况、管理水平、职业卫生条件和环境条件等来确定。对于工作场所的日常检测来说，毒性及对健康危险度大的毒物，采样频率要高；管理水平高、职业卫生条件好，空气中待测物浓度能保持在容许浓度以下，这样的工作场所的采样频率可以降低。

四、采样时间

在实际应用中，采样时间直接影响检测结果，采用不同的采样时间，有时会得到完全不同的检测结果，尤其对于短时间接触容许浓度和最高容许浓度，采样时间有时对检测结果影响很大，必须加以严格限定。所以，在采样前，必须根据职业卫生标准和检测方法的要求确定正确的采样时间。

采样时间的长短首先由待测物的容许浓度的要求来决定。

（1）对于时间加权平均接触浓度的检测，要求采样时间最好是整个工作班，或者涵盖大部分工作班。

（2）对于短时间接触浓度的检测，采样时间一般为 15 min。

（3）最高容许浓度的采样时间不超过 15 min。

（4）采样时间的长短还依赖于测定方法的灵敏度及空气中待测物的实际浓度和采样流量等。

五、采样效率

在采样过程中，要得到理想的采样效率，必须了解它的影响因素，从而加以控制。影响采样效率的因素包括以下多个方面，采样时要作全面考虑进行控制。

1. 待测物的理化性质

采样的机理是利用收集介质与待测物之间发生物理作用和化学反应而将待测物采集下来，因此，待测物的极性、溶解度、扩散系数、化学活性等理化性质都与采样效率有关。极性物质需要用极性吸收液或极性固体吸附剂采集；水溶性好的物质用水溶液作吸收液，采样效率高。

2. 待测物在空气中的存在状态

不同的存在状态要用不同的方法采样，使用正确的采样方法，才能得到高的采样效率。以气态或蒸气态存在的待测物，若用滤料采集，则采样效率很低；而用吸收管或固体吸附剂管采集，则可得到满意的采样效率。相反，以气溶胶态存在的待测物，不易被气泡吸收管的吸收液所吸收或阻留，采样效率很低，而选用滤料采样，则可得到理想的采样效率。

3. 吸收液的吸收容量和吸附剂的吸附容量

吸收容量和吸附容量的大小决定着一个采样方法能采集多少毒物量，超过吸收容量或吸附容量，则毒物会漏过吸收液或吸附剂，采样效率明显下降。当空气中毒物浓度高、收集介质的吸收容量或吸附容量低的情况下，必须注意防止因吸收液或吸附剂的饱和导致采样效率下降。

液体吸收法的采样效率在很大程度上取决于待测物在吸收液中溶解度的大小，或与吸收液的化学反应速度的快慢。在选择吸收液时，一般选用对待测物溶解度大的或与待测物能迅速起化学反应的溶液作吸收液，最好选择能与待测物迅速起化学反应的吸收液。因单纯利用溶解作用，在采样过程中已被吸收的待测物还有可能从吸收液中挥发损失。

固体吸附剂法的采样效率与吸附剂的极性和用量有关。极性吸附剂对极性物质有高的吸附容量和吸附能力，因此有高的采样效率。

4. 采样流量

采样流量对采样效率的影响是显而易见的。对于液体吸收法、固体吸附剂法和滤料采样法来说，每种方法都有一定的采样流量范围，超出流量范围，采样效率可能会降低。

对于空气中的气溶胶待测物（尤其对于 0.1 μm 以上的颗粒）来说，采样流量不能低于一定值；采样流量应大于粉尘颗粒运动的速度，否则，可能有部分大颗粒因下落而不能进入收集器中。另外，采样流量不能过高，否则，采样效率可因待测物的漏失而下降。

5. 采样现场的环境条件

气温和气压除对采样体积有影响外，对采样效率有时也有一定的影响。气温高，造成气态有害物质在溶剂中的溶解度下降，吸附剂对有害物质的吸附效率降低，引起吸收液的蒸发损失增多，也会降低采样效率。同时，气温高的采样现场，用过氯乙烯滤膜采样时可能因滤膜受热变形，影响采样效率；固体吸附剂因温度高吸附容量减少，可能降低采样效率。气温低的采样现场，因待测物在吸收液中的溶解度及化学反应速度下降，可能导致采样效率降低。

湿度的大小也可影响采样效率。某些有害物质在不同湿度的空气中呈不同的存在状态，干燥环境中呈气态或蒸气态，在潮湿环境中则呈雾态。湿度大可降低硅胶等吸附剂的吸附容量从而降低采样效率，还影响转子流量计的流量测定。

另外，空气中共存的物质，由于竞争吸收或吸附作用，降低吸收液的吸收容量和吸附剂的吸附容量，从而影响采样效率。或者共存物与待测物发生理化反应，影响采集或测定。例如，待测物的分子或微细颗粒被共存的颗粒物吸附，影响吸收液的吸收。

六、采样过程中的误差

采样的各个环节出现的误差或差错在很大程度上是检测结果的主要误差来源，甚至是错误的来源。要想获得准确的检测结果，必须了解和掌握空气采样过程中产生误差和差错的因素，加以防范，减小和避免它们的发生。采样过程中产生误差的因素是多种多样的，采样的各个环节都可能出现误差，包括采样方法和采样仪器的选择和使用、样品的运输和保存等。

（一）采样设备器材带来的误差

采样仪器设备的误差主要来自使用性能不合格的或未经校正的采样仪器、受污染的收集器，以及采样过程中采样流量没有正确调节校准等方面。

1. 收集器

职业病危害因素样品采集工作中所用的收集器主要有采气袋、注射器、固体吸附管、冲击式吸收瓶、液体吸收管、采样夹及滤料等。使用上述每一种收集器都应保证其空白值符合要求。

（1）采气袋、注射器在使用前应用清洁空气清洗。

（2）固体吸附管在使用前应进行活化处理，空白小于方法空白样品值。

（3）液体吸收管应清洗干净，吸收液符合要求，空白小于方法空白样品值。

（4）采样夹应清洗干净，滤料空白符合要求，小于方法空白样品值，否则应用酸碱或有关试剂处理滤料。

2. 采样器

采样器是影响检测结果的重要影响因素。采样器应气密性良好且整个采样系统不能漏气，采样过程中应保持流量稳定。采样器流量应在采样前进行校准，流量较准时应连接采样介质，在和采样过程同样负载下进行校准。

（二）采样操作造成的误差

（1）采样装置漏气导致采样体积测量不准确。例如，空气采样装置安装不正确，滤料放置不平整，采气管没有连接好等造成采样过程中漏气，连接用的橡胶管使用久后因老化破裂造成采样流量下降。所以，在采样前要认真安装空气采样仪器，并仔细检查采样装置是否漏气。

（2）采样操作中的污染。在整个采样操作过程中，都可能带来污染。

（3）空气采样过程中吸收液的损失。在采样过程中，大量空气通过吸收液致使其因挥发而减少，尤其在吸收液挥发性较大、气温较高的环境中采样，或采样时间长，吸收液的损失更为明显。采样流量太快，超过了收集器的规定流量，不但采样效率下降，而且会有一些细小的吸收液雾滴被带走。

（4）采集的有害物质的量超过空气收集器的吸收容量或吸附容量。各种空气收集器都有一定的收集容量，一旦超过其收集容量，采样效率会下降。

（5）使用错误的采样流量。采样时，如果采样流量选择错误会使被测物采集不完全或穿透采样介质。

（6）空气采样时，塑料管或橡皮管可能吸附待测物或与待测物发生理化作用，因此在采样时通常是不允许在空气收集器前面连接塑料管或橡皮管等。

（7）收集器进气口位置不当。采样时收集器的进气口应放置在工人呼吸带水平，并且进气口处不能被遮挡。

（8）采样持续时间不合理。采样时没有按照容许浓度的要求进行采样，如进行 8 h 时间加权容许浓度检测样品采集时，采样时间少于 1 h。

（三）样品的运输和保存过程中带来的误差

样品采集完成后，可能由于样品封装不好、运输过程中搬运不善、样品存放不符合要求，导致样品受到不同程度的损失或污染。

因此，样品采集完成后应根据各自特点进行封存，并尽快送实验室进行分析测定，运输过程中应特别注意样品包装的平稳和完好，需要时使用冰盒运输样品。

七、现场样品空白

在现场采样过程中，必须同时作样品空白对照，其目的是了解样品在采集、运输和保存过程中，是否被污染以及其污染的程度，以便评价所采样品检测结果的准确性和可靠性。

在样品采集的同时，除不连接空气采样器采集空气样品外，其余操作完全与样品相同，包括采样仪器设备，从实验室到现场和从现场到实验室的运输，样品的保存、预处理和测定。其测定结果提供了一个从样品采集到分析测定整个过程的质量控制。当样品的空白对照值小于或等于测定方法的检出限，说明样品在各个环节没有受到污染，检测结果是准确可靠的；若大于检出限，但小于方法空白值时，说明采样过程没有污染，样品检测结果有效，但计算时则应修正样品测得值；若样品的空白值较大，这说明空白样品被污染，检测结果不可信，应弃去。

另外，还可以通过采样设备空白样品的检测结果，获知采样用的吸附剂、滤料等的待测物本底水平，检查采样设备清洗方法是否合适。采样设备空白样品有采样容器的清洗液、吸附剂的解吸液或滤料的洗脱液等。当测定结果大于方法空白样品值时，说明采样设备有污染，应清除。

第二节　实验室检测的质量控制

在实验室对现场采集的样品进行分析测定和采用便携设备进行现场检测时，为了保证分析结果的准确可靠，必须从人员、设备、试剂、方法、环境等方面加以控制，同时进行实验室内部质量控制和实验室外部质量控制。

一、人员

人员是保证检测结果准确的主要因素。职业病危害因素检测人员应具备相关专业知识，并经过相应的技术培训，能够熟练掌握本岗位技术，满足职业卫生技术服务机构检测人员的任职条件，持证上岗。实验室质量管理人员应精通所负责的技术工作，具有专业工作经验以及质量控制过程的经验。

二、仪器设备

仪器设备应满足实验室检测需求，并经过计量部门检定，精度和量程在合适的范围内，并经常性地通过观察试剂空白的测量结果、比较一段时期内仪器设备对标准样品的响应信号来确认仪器设备性能的稳定可靠。便携设备应注意使用前确保电源充足，并做好校准和零点调整等工作。

三、试剂

实验用试剂的质量是保证分析结果准确可靠的必要条件之一，因此所用实验试剂质量应符合要求。试剂的质量对检验结果的影响主要有两种情形，一种是试剂不纯（本身含有被测组分）而使结果偏高；另一种是试剂失效或灵敏度低而影响检测结果的准确性。

应定期对所用试剂（包括吸收液、解吸液、洗脱液、试剂溶液、有机溶剂等）进行检测，每批试剂应作一次，每次至少三个样品。其目的在于测定所用试剂引入的污染。当测定结果大于方法空白样品时，应对试剂进行检查，消除污染。

四、方法

在选择标准方法时，应优先采用国家标准、行业标准和地方标准，也可选用客户指定的国际、区域的最新有效标准方法。

实验室在开展新项目前，应能够正确地运用标准方法，必须通过空白试验、制备标准曲线、精密度试验、回收试验和测量结果不确定度分析或实验室间比对、能力验证来确认使用新方法的可靠性。用下列方法之一或其组合对新项目标准方法进行确认：

（1）对参考标准或标准物质进行校准：用标准参考物质评价方法的准确度。用同样的分析方法测定基体和浓度相同或相近的标准参考物质，根据测定结果与标准参考物质给定值的符合程度来估计方法的准确度。

（2）用其他认可的或经典方法进行比对：用不同的分析方法特别是认可的或经典的分析方法，对同一种样品进行分析，比较测定结果，根据其符合程度来估计方法的准确度。

（3）实验室比对：不同的实验室用同一种方法测定同一种样品，比较所得的测定值，用统计方法来估计方法的准确度。

（4）对测定结果的影响因素作系统性评审：根据对方法原理的科学理解和实践经验，对所得结果不确定度进行评定。评价值应包含结果的不确定度、检出限、方法的选择性、线性、重现性等。

五、实验室内部质量控制

（一）空白对照

1. 试剂空白

试剂空白对检测结果的影响较大，所以在分析样品时必须进行空白试剂的检测，测得的空白值应小于所用方法的检出限。通过对检测方法所用的试剂（包括吸收液、解吸液、洗脱液、试剂溶液、有机溶剂等）进行检测，可以检查测定过程中由实验室内所用的试剂、器材等引入的污染。当测定结果大于方法检出限时，应对试剂和器材进行检查，消除污染。

2. 方法空白

方法空白与样品的空白对照相似，但不经过采样现场，在实验室内完成操作。测定结果提供了实验室测定过程可能引入的污染。当测定结果大于试剂空白样品，说明采样介质受到污染，应更换采样介质。

3. 仪器空白

主要用于检查具有"记忆"效应特性、系统分析仪器，如发射光谱和色-质联用等仪器。它通常是由没有待测物的分析试剂如实验用水或有机溶剂等所组成；其检查结果提供仪器系统的"记忆"水平。当测定结果大于方法空白样品时，应清洗仪器系统，或减去"背景"水平。

4. 样品空白

主要用于检查从实验室到现场和从现场到实验室的运输、保存、处理和测定过程是否受到污染。具体内容见本章第一节。

（二）定量方法

在职业卫生检测工作中，可选择的定量方法有校准曲线法、单点校正法和标准加入法三种方法。由于单点校正法测定结果的准确度和精密度较差，因此在我国职业卫生检测标准中不推荐使用，标准加入法在样品中基体不明或基体浓度很高、变化大，难以配制相类似的标准溶液时使用。我国目前职业卫生空气样品检测标准中所采用的定量方法主要是校准曲线法。

校准曲线是描述待测物质浓度或量与相应测量仪器响应值或其他指示量之间的定量关系曲线。校准曲线包括标准曲线（标液的分析步骤有所省略，如不经过前处理等）和工作曲线（绘制标准曲线的溶液需与样品分析步骤完全相同）。每次分析样品时必须配制校准曲线，应由空白及 3~5 个已知浓度的标准溶液，按照与样品相同的测定步骤，包括样品的前处理操作制成。利用校准曲线（工作曲线）推测样品浓度时，样品浓度应在所作校准曲线的浓度范围以内，不得将校准曲线任意外延。

标准曲线是用待测物的纯品或用国家认可的标准溶液配制成一定浓度的标准系列，用与样品测定的相同条件进行测定，以待测物的浓度为横坐标，以测得的响应值为纵坐标绘制标准曲线或计算回归方程，样品的浓度或量由标准曲线查得或代入回归方程计算得出。

标准曲线法适用于样品基质比较简单、对测定结果干扰不大而且样品处理过程中样品损失较少的情况下，如测定工作场所空气中锰浓度时，用火焰原子吸收法，由于样品处理过程简单，基质干扰较小，滤膜空白值比较低，所以采用标准曲线法。如果样品基质对测定结果有影响，但可通过配制相同或相似基体的标准溶液进行校正或加入基体改进剂对干扰进行消除后对样品进行测定，也可使用标准曲线法。但需注意的是，样品中加入的基体改进剂也要加入标准溶液中。

工作曲线是将标准系列溶液加入到空白样品基质上，同样品一起处理，以消除样品处理过程或基质对测定带来的影响，确保结果的准确性。它适用于样品处理过程中待测物会发生变化，或者样品基质干扰较大不能通过基体改进剂消除影响时，可以如石墨炉原子吸收法测定血中铅的浓度时，基质干扰较大，且有本底值，所以采用工作曲线法。当样品前处理过程中待测物损失较大情况下，也可采用工作曲线法。

（三）检出限、测定下限和最低检出浓度

检测方法的检出限是在给定的概率 $P = 95\%$（显著水准为 5%）时，能够定性区别于零的待测物的最低浓度或含量。检测方法的测定下限（或定量下限）是在给定的概率 $P = 95\%$（显著水准为 5%）时，能够定量检测待测物的最低浓度或含量。最低检出浓度是在一定的采样体积下，该方法所能检测的工作场所空气中有害物质的最低浓度。

1. 检出限

（1）比色法和分光光度法。在最佳测试条件下，以重复多次（至少 6 次）测定的试剂空白吸光度的 3 倍标准差，或吸光度 0.02 处所对应的待测物浓度，两者中取其最大值。

（2）原子光谱法。在最佳测试条件下，以重复多次（至少 10 次）测定的约等于 5 倍预期测定下限浓度的含待测物标准溶液吸光度的 3 倍标准差，所对应的待测物浓度或含量作为检出限值。

（3）色谱法。色谱法包括气相色谱、高效液相色谱和离子色谱等的检出限，是在最佳测试条件下，以 3 倍噪声所对应的待测物浓度或含量作为检出限值。

2. 测定下限

（1）比色法和分光光度法。以试剂空白吸光度的 10 倍标准差，或吸光度 0.03 处所对应的待测物浓度或含量作为定量下限（测定下限）值，两者中取其最大值。

（2）原子光谱法。以 10 倍标准差所对应的待测物浓度或含量作为测定下限值。

（3）色谱法。色谱法包括气相色谱、高效液相色谱和离子色谱等的检出限，以 10 倍噪声所对应的待测物浓度或含量作为测定下限值。

3. 最低检出浓度和最低测定浓度

工作场所空气中有害物质最低检出浓度和最低测定浓度是根据方法检出限和测定下限，考虑样品处理过程，然后除以标准采样体积而得到的浓度。样品如果有稀释，计算时应乘以稀释倍数。最低检出浓度和最低测定浓度是职业卫生检测工作常用的两个数值，当方法检出限和测定下限确定后，其数值与采样体积有关，对于同一批同样未检出的样品，如果采样体积不同，计算得到的最低检出浓度和最低测定浓度也不相同。

某特定分析方法的检出限和测定下限，在实测时还与实验环境、实验用水等因素有关，因而可能随不同的实验室而有所变化，即使同一实验室在不同的时间也可能有变化。在某种程度上，"检出限"的高低体现了实验室质量管理的水平。原始记录中应同时记录检出限或测定下限的计算方法及其数值，可体现当时的实验室质量管理状况。职业卫生检测标准方法中给出的每种化合物的检出限和测定下限并不完全适用于所有检测实验室。在实际检测过程中，不同实验室应根据本实验室情况重新判定所检测化合物的检出限和测定下限。

在职业卫生检测中，若检测结果低于测定下限而高于检测限时，可报告此值。计算工作场所空气浓度时，可直接代入公式进行计算。若低于检出限时，样品空白结果可报告为"未检出"，样品结果应报告为"<检出限数值"，计算工作场所空气中浓度时，结果应报告为"<检出限/该样品标准采样体积的数值"。进行 TWA 或 STEL 计算时，可用该值的 1/2 代入公式计算。

（四）实验室检测质量控制方法

在职业卫生实验室检测过程中，为确保检测结果的准确性，在每批样品检测时必须同时分析质量控制样品进行质量控制，常用的质量控制方法包括测定权威机构给定准确量值标准物质和质控样品以及实验室制备的加标回收样品两种。

1. 测定标准物质和质控样品

标准物质和质控样品是指由权威机构给出准确量值，与实验室检测样品基质相同的物质。职业卫生实验室检测过程中，需将标准物质或质控样同样品同时处理和测定，计算测定值与标准物质和质控样给定值之间的误差。如果误差在标准物质和质控样品允许范围之内，或相对误差<±10%，则表明该次测定结果是准确可靠的。这是职业卫生检测实验室保证结果准确性的较理想的一种方法，但在实际工作中需注意，所选择的标准物质或质控样品需和样品基体相同，检测时需和样品同样处理和测定。如分析活性炭管采集的工作场所空气中的苯、甲苯、二甲苯等物质，为保证结果的准确性，可选择给定准确量值的活性炭管中的苯、甲苯、二甲苯标准物质或质控样品进行同时测定，保证结果的准确性。

2. 测定加标回收样品

如果不能获得相同基质的标准物质或质控样品时，加标回收率的测定是实验室内经常用于自控的一种质量控制技术。加标回收率方法由于简单、结果明确而成为职业卫生检测实验室常用的一种方法。

加标回收是将已知量的待测物标准加至样品中，同时测定样品和加标样品，然后通过公式计算加标回收率。加标回收分为空白加标回收和样品加标回收。在职业卫生检测中，通常采用空白加标回收的方法进行加标回收率测定。

空白加标回收：在没有被测物质的空白样品基质中加入一定量的标准物质，按样品的处理步骤分析，得到的结果与理论值的比值即为空白加标回收率。

样品加标回收：无标准物质或质控样品时，用加标回收率和平行双样进行质量控制。群体样品随机取1~2个样品，个体样品取全部样品。方法是：从一个样品中取出体积相同的3份子样，一份做加标回收，另两份作平行双样。然后按照操作步骤测定。

$$加标回收率 = \frac{加标样品测定值 - 平行双样均值}{加标量} \times 100\% \qquad (12-1)$$

进行加标回收率测定时，加标量不能过大，一般为待测物含量的0.5~2.0倍，且加标后的总含量不应超过方法的测定上限；加标物的浓度宜较高，加标物的体积应很小，一般以不超过原始试样体积的1%。加标量应和样品中所含待测物的测量精密度控制在相同的范围内，一般情况下作以下规定：

（1）加标量应尽量与样品中待测物含量相等或相近，并应注意对样品容积的影响。

（2）当样品中待测物含量接近方法检出限时，加标量应控制在校准曲线的低浓度范围。

（3）在任何情况下加标量均不得大于待测物含量的3倍。

（4）加标后的测定值不应超出方法的测定上限的90%。

（5）当样品中待测物浓度高于校准曲线的中间浓度时，加标量应控制在待测物浓度的半量。

六、实验室外部质量控制

实验室外部质量控制是在实验室内部质量控制的基础上进行的，主要是由上一级实验室（或相关技术机构）对下级实验室提供质控样品或盲样，检测结果由分发质控样品或盲样的实验室进行统计评价，以考核实验室的检测质量。通过分析比较，可以发现实验室是否有效地进行了实验室内部质量控制，也可以发现配制标准溶液时产生的误差，或应用低质量蒸馏水、其他溶剂、试剂等产生的误差。为了评定检验结果是否良好，在发放参比标准样品时可以采用控制图。其控制限一般均大于实验室内部质量控制图。这是因为不同实验室之间的变异，由于使用不同的仪器和玻璃器皿等的原因，总是大于一个实验室内部的变异的。

第三节　职业卫生检测结果的分析与处理

一、数值修约

1. 确定修约间隔

（1）指定修约间隔为 10^{-n}（n 为正整数），或指明将数值修约到 n 位小数。

（2）指定修约间隔为 1，或指明将数值修约到"个"数位。

（3）指定修约间隔为 10^n（n 为正整数），或指明将数值修约到 10^n 数位，或指明将数值修约到"十""百""千"……数位。

2. 进舍规则

（1）拟舍弃数字的最左一位数字小于 5，则舍去，保留其余各位数字不变。

例：将 12.1498 修约到个位数，得 12；将 12.1498 修约到一位小数，得 12.1。

（2）拟舍弃数字的最左一位数字大于 5，则进一，即保留数字的末位数字加 1。

例：将 1268 修约到"百"位数，得 13×10^2［特定场合可写为 1300，具体可参考《数值修约规则与极限数值的表示和判定》（GB/T 8170—2008）］。

（3）拟舍弃数字的最左一位数字是 5，且其后有非 0 数字时进一，即保留数字的末位数字加 1。

例：将 10.5002 修约到个数位，得 11。

（4）拟舍弃数字的最左一位数字为 5，且其后无数字或皆为 0 时，若所保留的末位数字为奇数（1，3，5，7，9）则进一，即保留数字的末位数字加 1；若所保留的末位数字为偶数（0，2，4，6，8），则舍去。

例1　修约间隔为 0.1（或 10^{-1}）

拟修约数值	1.050	0.35
修约值	10×10^{-1}（特定场合可写成 1.0）	4×10^{-1}（特定场合可写成 0.4）

例 2　修约间隔为 1000（或 10^3）

拟修约数值	2500	3500
修约值	$2×10^3$（特定场合可写成 2000）	$4×10^3$（特定场合可写成 4000）

（5）负数修约时，先将它的绝对数值按上述进舍规则（1）~（4）的规定进行修约，然后在所得值前面加上负号。

例 1　将下列数字修约到"十"位数

拟修约数值	−355	−325
修约值	−36×10（特定场合可写成−360）	−32×10（特定场合可写成−320）

例 2　将下列数字修约到三位小数，即修约间隔为 10^{-3}

拟修约数值	−0.0365
修约值	−36×10^{-3}（特定场合可写成−0.036）

3. 不允许连续修约

（1）拟修约数字应在确定修约间隔或指定修约数位后一次修约获得结果，不得多次按上述进舍规则连续修约。

例 1　修约 97.46，修约间隔为 1：

正确的做法：97.46→97。

不正确的做法：97.46→97.5→98。

例 2　修约 15.4546，修约间隔为 1：

正确的做法：15.4546→15。

不正确的做法：15.4546→15.455→15.46→15.5→16。

（2）在具体实施中，有时测试与计算部门先将获得数值按指定的修约数位多一位或几位报出，而后由其他部门判定。为避免产生连续修约的错误，应按下述步骤进行。

①报出数值最右的非零数字为 5 时，应在数值右上角加"+"或加"−"或不加符号，分别表明已进行过舍、进或未舍未进。

例：16.50⁺表示实际值大于 16.50，经修约舍弃为 16.50；16.50⁻表示实际值小于16.50，经修约进一为 16.50。

②如对报出值需要进行修约，当拟舍弃数字的最左一位数字为 5，且其后无数字或皆为零时，数值右上角有"+"者进一，有"−"者舍去，其他仍按上述进舍规则的规定进行。

例 1　将下列数字修约到个位数（报出值多留一位至一位小数）

实测值	报出值	修约值
15.4546	15.50⁻	15
−15.4546	−15.50⁻	−15
16.5203	16.50⁺	17
−16.5203	−16.50⁺	−17
17.5000	17.5	18

二、职业卫生检测数据处理

（1）职业接触限值为整数的，检测结果原则上应保留到小数点后一位；职业接触限值为非整数的，检测结果应比职业接触限值数值小数点后多保留一位。

（2）当样品未检出时，检测结果报告为低于最低检出浓度数值或低于最低定量浓度数值。

（3）当样品空白未检出时，检测结果报告为未检出。

（4）必要时应根据现场调查结果，结合工人接触情况和职业病危害因素限值标准，按照 GBZ 159 的要求将检测结果计算为可与该职业病危害因素标准限值可比较的结果。

三、职业卫生检测结果的判定

（1）职业接触限值为最高容许浓度的有害物质：

①根据 GBZ 159 的要求对职业接触限值为 MAC 的有害物质进行采样和计算。

②检测与评价报告应对不同工作岗位检测结果进行汇总，对同一岗位或接触人员进行多次检测时，检测结果应取最大值。当最大值 $C_M \leqslant MAC$ 时，为符合职业接触限值的要求。

（2）职业接触限值为 PC-TWA：

①对于制定有 PC-TWA 职业接触限值的有害物质，必须进行 C_{TWA} 的采样和检测，当现场浓度有波动时，还须同时进行短时间接触浓度的采样和检测，计算超限倍数。

②根据 GBZ 159 的要求对职业接触限值为 PC-TWA 的有害物质进行采样和计算。

③检测报告应对不同工作岗位 C_{TWA} 检测结果进行汇总和计算，当采用个体采样方法对同一岗位多名接触人员进行检测或采用定点采样方法进行多次定点 C_{TWA} 采样检测时，检测结果应分别报告和判定。$C_{TWA} \leqslant PC-TWA$ 的为符合职业接触限值的要求，如浓度波动较大，则要测量超限倍数，超限倍数应符合要求。

（3）职业接触限值为 PC-TWA 和 PC-STEL：

①对于制定有 PC-TWA 和 PC-STEL 职业接触限值的有害物质，必须进行 C_{TWA} 的采样和检测，当现场浓度有波动时，还须同时进行 C_{STEL} 的采样和检测。

②根据 GBZ 159 的要求对职业接触限值为 PC-TWA 和 PC-STEL 的有害物质进行采样和计算。C_{TWA} 结果判定方法按照（2）的要求进行。

③C_{STEL} 的判定应对不同工作岗位检测结果汇总后进行，对同一岗位或接触人员进行多次短时间接触浓度检测时，检测结果应取最大值。当最大值 $C_{STEL} \leqslant PC-STEL$ 时，为符合职业接触限值的要求。当最大值 $C_{STEL} > PC-STEL$ 时，为不符合职业接触限值的要求。

④如果对有害物质同时进行了 C_{TWA} 和 C_{STEL} 的采样检测，应结合两者结果进行判定。C_{TWA} 与 C_{STEL} 结果均小于或等于 PC-TWA 和 PC-STEL 为符合职业接触限值的要求。当 C_{TWA} 与 C_{STEL} 任一项不符合职业接触限值的要求时为不符合职业接触限值要求。

⑤对同一岗位同时进行 C_{TWA} 和 C_{STEL} 的采样检测，一般来说，C_{STEL} 的检测结果应大于或等于 C_{TWA} 的检测结果，若测得的 C_{STEL} 的结果小于 C_{TWA} 的结果，说明进行 C_{STEL} 检测采样时未捕捉到有害物质浓度最高的时段，不能反映工人接触的真正的 C_{STEL} 浓度值，该数据应判定为无效。

第四节　职业病危害因素检测结果的计算

通常实验室出具的检测结果为采集样品的含量，或者所采集样品代表的时间段内的有害物质的平均浓度，这些数据需要进行计算和分析后才能与职业接触限值进行比较。

一、C_{STEL} 的计算

1. 空气中有害物质 15 min 时间加权平均浓度的计算

（1）采样时间为 15 min 时，按式（12-2）计算：

$$STEL = \frac{cv}{F \times 15} \qquad (12-2)$$

式中　STEL——短时间接触浓度，mg/m^3；

　　　　c——测得样品溶液中有害物质的浓度，$\mu g/mL$；

　　　　v——样品溶液体积，mL；

　　　　F——采样流量，L/min；

　　　　15——采样时间，min。

（2）采样时间不足 15 min，进行 1 次以上采样时，按 15 min 时间加权平均浓度计算。

$$STEL = \frac{C_1 T_1 + C_2 T_2 + \cdots + C_n T_n}{15} \qquad (12-3)$$

式中　　　　　　　　STEL——短时间接触浓度，mg/m^3；

　　C_1，C_2，$\cdots$，C_n——测得空气中有害物质浓度，mg/m^3；

　　T_1，T_2，$\cdots$，T_n——劳动者在相应的有害物质浓度下的工作时间，min；

　　　　　　　　　　15——短时间接触容许浓度规定的 15 min。

（3）劳动者接触时间不足 15 min，按 15 min 时间加权平均浓度计算。

$$STEL = \frac{CT}{15} \qquad (12-4)$$

式中　STEL——短时间接触浓度，mg/m^3；

　　　　C——测得空气中有害物质浓度，mg/m^3；

　　　　T——劳动者在相应的有害物质浓度下的工作时间，min；

　　　　15——短时间接触容许浓度规定的 15 min。

2. C_{STEL} 的判定

工人工作的地点为多个，且每个点均进行短时间样品的采集。选择短时间接触浓度最高者为该岗位或该工种的 C_{STEL}。

二、C_{TWA} 的计算

1. 个体采样 C_{TWA} 的计算

（1）采样仪器能够满足全工作日连续一次性采样时，空气中有害物质 8 h 时间加权平均浓度按式（12-5）计算：

$$C_{TWA} = \frac{c \cdot T}{8} \qquad (12-5)$$

式中　C_{TWA}——空气中有害物质 8 h 时间加权平均浓度，mg/m³；

　　　c——测得空气中有害物质浓度，mg/m³；

　　　T——劳动者在相应的浓度下工作时间，h；

　　　8——时间加权平均容许浓度规定的 8 h。

（2）采样仪器不能满足全工作日连续一次性采样时，可根据采样仪器的操作时间，在全工作日内进行 2 次或 2 次以上的采样。空气中有害物质 8 h 时间加权平均浓度按式（12-6）计算：

$$C_{TWA} = \frac{C_1 T_1 + C_2 T_2 + \cdots + C_n T_n}{8} \qquad (12-6)$$

式中　　　　　　C_{TWA}——空气中有害物质 8 h 时间加权平均浓度，mg/m³；

C_1，C_2，…，C_n——测得空气中有害物质浓度，mg/m³；

T_1，T_2，…，T_n——劳动者在相应的有害物质浓度下的工作时间，h；

　　　　　　　　8——时间加权平均容许浓度规定的 8 h。

2. 采用定点采样方法的采样

（1）劳动者在一个工作地点工作时采样。可采用长时间采样方法或短时间采样方法采样。

①用长时间采样方法的采样：选定有代表性的、空气中有害物质浓度最高的工作地点作为重点采样点；将空气收集器的进气口尽量安装在劳动者工作时的呼吸带；采样仪器能够满足全工作日连续一次性采样时，空气中有害物质 8 h 时间加权平均浓度按式（12-5）计算；采样仪器不能满足全工作日连续一次性采样时，可根据采样仪器的操作时间，在全工作日内进行 2 次或 2 次以上的采样，空气中有害物质 8 h 时间加权平均浓度按式（12-6）计算。

②用短时间采样方法的采样：选定有代表性的、空气中有害物质浓度最高的工作地点作为重点采样点；将空气收集器的进气口尽量安装在劳动者工作时的呼吸带；在空气中有害物质不同浓度的时段分别进行采样；并记录每个时段劳动者的工作时间；每次采样时间一般为 15 min；空气中有害物质 8 h 时间加权平均浓度按式（12-6）计算。

（2）劳动者在一个以上工作地点工作或移动工作时采样。

①在劳动者的每个工作地点或移动范围内设立采样点，分别进行采样；并记录每个采样点劳动者的工作时间。

②在每个采样点，应在劳动者工作时，空气中有害物质浓度最高的时段进行采样。

③将空气收集器的进气口尽量安装在劳动者工作时的呼吸带。

④每次采样时间一般为 15 min。

⑤空气中有害物质 8 h 时间加权平均浓度按式（12-6）计算。

3. C_M 结果计算

对于职业接触限值为 MAC 的，通常采样时间不超过 15 min；如若工人接触时间超过 15 min，可按 15 min 进行采样，若工人接触时间不足 15 min 的，以工人实际接触时间进行相应样品的采集，这时得到的样品检测结果为 C_M。

4. 超限倍数的计算

首先计算出工人接触职业病危害因素的短时间接触浓度，将其除以时间加权平均容许浓度（PC-TWA）即为超限倍数。

第五节　检测报告编制

一、总则

检测机构应准确、清晰、明确和客观地报告每一项检测结果，或一系列的检测结果，检测结果通常应以书面报告的形式出具，并符合检测方法中规定的要求。

检测报告同时应包括客户要求的、说明检测结果所必需的和所用检测方法要求的全部信息。这些信息通常是以下第二条和第三条中要求的内容。

在与客户有书面协议的情况下，可用简化的方式报告结果。对于第二条至第三条中所列却未向客户报告的信息，应能方便地从检测机构中获得。

二、基本要求

除非有充分理由，每份检测报告应至少包括下列信息：

（1）标题（如"检测报告"）。

（2）被检测机构的名称和地址，进行检测的地点（如果与被检测机构的地址不同或检测结果与检测地点有关时）。

（3）检测报告应有唯一性标识（如系列号）和每一页上的标识，以确保能识别该页是属于检测报告的一部分，以及表明检测报告结束的清晰标识（检测报告硬拷贝应有页码和总页数）。

（4）所用标准或方法的标识。

（5）检测类别。

（6）检测样品的描述、状态和唯一性标识。

（7）采样日期、样品接收日期和检测日期。

（8）检测使用的主要仪器设备的名称及设备的唯一性标识。

（9）检测的结果，结果应采用法定计量单位。

（10）检测人员、复/校核人员、授权签字人的签名或等效的标识。

（11）必要时，结果仅与被检测样品有关的声明。

（12）未经检测机构书面批准，不得复制（全文复制除外）检测报告的声明。

三、意见和解释

（1）当需对检测结果做出解释时，除第二条中所列要求之外，检测报告中还将包括下列内容：

①对检测方法的偏离、增添或删节，以及特定检测条件的信息，如环境条件。

②相关时，符合（或不符合）要求和（或）规范的声明。

③适用时，评定测量不确定度的声明。当不确定度与检测结果的有效性或应用有关，或客户有要求，或不确定度影响到对规范限度的符合性时，检测报告中还应包括有关不确定度的信息。

④适用且需要时，提出意见和解释。

⑤特定方法、客户或客户群体要求的附加信息。

（2）当需对检测报告中样品信息做出解释时，对含采样结果在内的检测报告，除了第二条和第三条中所列要求之外，还将包括下列内容：

①采样日期和采样人、校核人和陪同人。

②采集样品的清晰标识（唯一性标识）。

③采样位置；包括任何简图、草图或照片。

④所用的采样方案。

⑤采样过程中可能影响检测结果解释的环境条件的详细信息。

⑥与采样方法或程序有关的标准或规范，以及对这些规范的偏离、增添或删节。

四、从分包方获得的检测结果

当检测报告包含了由分包方所出具的检测结果时，这些结果应予以清晰标明。检测机构应要求分包方提供书面或电子报告。

五、检测与评价报告的格式

职业病危害因素检测与评价报告的格式应设计为适用于所进行的检测类型，并尽量减小产生误解或误用的可能性；报告编排应合理，尤其是检测数据的表达方式，应易于读者理解；表头应当尽可能地标准化。

1. 检测与评价报告的基本格式

一个完整的职业病危害因素检测与评价报告应包括但不限于以下内容：

（1）封面。

（2）标题（如"检测与评价报告"）、报告编号、技术服务机构名称等。

（3）委托单位和受检单位名称、受检场所、检测与评价范围、检测日期、检测性质或任务来源等。

（4）检测与评价依据。列出和本检测与评价项目有关的检测、评价技术规范和标准。

（5）正文。按照检测与评价报告正文的基本要求编制正文。

（6）检测人员、复/校核人员、授权签字人的签名或等效的标识。

2. 检测与评价报告正文的基本要求

（1）现场情况描述。简要描述采样与现场检测当天该企业生产情况，气象条件，劳动者作业情况、个体防护用品使用情况、防护设施情况、生产设备布局情况等。

（2）职业病危害因素识别与分析：

①用简洁的文字、图表等描述生产工艺过程中主要的职业病危害因素来源及分布。

②用人单位设置各工种的工作方式、各工作地点停留时间情况。

③各工种作业人员接触主要的职业病危害因素情况。

④分析并确定应检测的职业病危害因素。

（3）职业病危害因素检测结果。根据现场和实验室检测结果，结合工人接触情况对检测结果进行计算，计算出各岗位或接触工人接触职业病危害因素的 C_{TWA}、C_{STEL} 等结果，并按工作岗位或危害因素类别等对结果进行汇总分析，用简洁的文字、结果与限值列表比较，并对结果进行判定。

（4）结论与建议。针对工作场所的职业病危害因素浓（强）度情况，给出是否符合国家职业卫生限值标准要求的结论。必要时分析超标原因，并提出整改措施建议。

下 篇

通风与应急救援设施

第十三章 局部排风装置

第一节 局部排风装置概述

局部排风是在产生有害物质的地点设置局部排风罩，利用局部排风气流捕集有害物质并排至室外，使有害物质不致扩散到作业人员的工作地点，是排除有害物质最有效的方法，也是目前工业生产中控制有害物扩散、消除有害物危害最有效的一种方法。局部排风系统一般由排风罩、通风管道、风机和净化装置4部分构成，如图13-1所示。

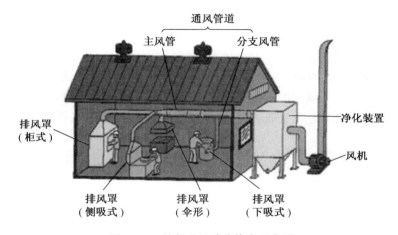

图13-1 局部通风系统构成示意图

（1）排风罩是局部通风系统的重要装置，用来捕集粉尘和有害气体等有害物，或将新鲜空气或经净化后符合卫生要求的空气送至局部作业地点。其性能的好坏直接影响到系统的技术经济指标。

（2）风管是通风系统中输送气体的管道，它把通风系统中各种设备或部件连成一个整体。为了提高系统的经济性，应合理选定风管中的气流速度，管路应力求短、直。根据粉尘和有害物质特性以及技术经济等因素，满足各类风管不同的要求。

（3）净化装置是把有害物质从气流中分离出来并加以收集，把有害物质经吸收、吸附等处理后变为无害或加以综合利用或将要送入空气中的有害物质过滤收集，从而达到空气净化的目的。

（4）风机是向局部通风系统提供气流流动的动力装置，使含尘气体、有害气体或新鲜空气经排风罩、风管、净化装置所需要的机械装置。为了防止风机的磨损和腐蚀，通常把风机放在净化装置的后面。

第二节　局部排风装置设计程序与方法

为防止有害物质污染室内空气，应对散发有害物质的污染源加以控制，并设置局部排风系统。局部排风系统的设计原则如下：

（1）凡属于下列情况之一时，局部排风系统可合并为一个系统：

①两个或两个以上的工艺设备散发相同性质的有害物时。

②两个或两个以上的工艺设备散发不同性质的有害物质，但混合后不会产生爆炸或燃烧时。

（2）凡属于下列情况之一时，局部排风系统应分别设置排风系统：

①两个或两个以上的工艺设备，当其散发的有害物质混合后能引起燃烧或爆炸时。

②工艺设备散发的有害物质混合后形成毒害大或腐蚀性的混合物或化合物时。

③工艺设备散发的有害物质混合后易使蒸气凝结并积聚粉尘时。

（3）散发温度高于 80 ℃ 的气体、蒸气和相对湿度在 85% 以上的气体，其工艺设备的排风系统应单独设置。

（4）下列工艺设备应设置独立的排风系统：

氰化槽、酸洗槽、盐溶炉、油槽、硝石槽、水槽、木工机床、砂轮机、抛光机。

（5）实验室每个排风系统的抽风点不宜超过 3~4 个，不同楼层宜分别设置排风系统。通风机宜集中设置在顶层走廊上部层面通风机室内，并应设置电气检修开关。

第三节　排风罩的设计与选择

排风罩是决定局部排风系统设置符合性指标的重要因素之一，按照工作原理的不同，排风罩可分为密闭罩、柜式排风罩、外部吸气罩（包括上吸式、侧吸式和下吸式）、接受式排风罩、吹吸罩和大门空气幕等几种基本类型，排风罩分类如图 13-2 所示。

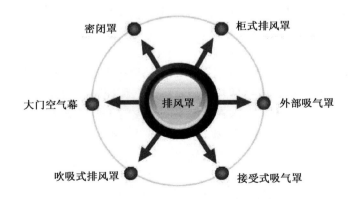

图 13-2　局部排风罩的基本类型

一、密闭罩

密闭罩是将粉尘和有害物源全部或大部分围挡起来的排风罩，密闭罩把有害物质发生源全部密闭在罩内，在罩上设有工作孔，从罩外吸入空气，罩内污染空气由排风口排出。密闭罩的排风量小，控制有害物质的效果好，不受环境气流影响，但影响操作，主要用于操作和有害物危害较大，控制要求高的场合。在设计局部排风系统时，应首先采用。缺点是影响设备检修。

1. 密闭罩分类

按照密闭罩和工艺设备的配置关系，密闭罩可分为局部密闭罩、整体密闭罩和大容积密闭罩 3 类。常见密闭罩示意图如图 13-3 所示。

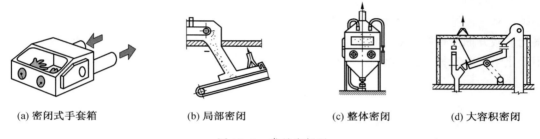

(a) 密闭式手套箱　　　(b) 局部密闭　　　(c) 整体密闭　　　(d) 大容积密闭

图 13-3　常见密闭罩

（1）局部密闭罩：只将工艺设备放散有害物的部分加以密闭的排风罩。它的排风量小，经济性好，适用于含尘（毒）气流速度低、瞬间增压不大的扬尘点。

（2）整体密闭罩：将放散有害物的设备大部分或全部密闭的排风罩。适用于有振动或含尘（毒）气流速度高的设备。

（3）大容积密闭罩（密闭小室）：在较大范围内，将放散有害物的设备或有关工艺过程全部密闭起来的排风罩，工人可直接进入室内检修。这种密闭方式适用于尘毒发散源多、阵发性产尘（毒）、含尘（毒）气流速度大的设备或地点。其缺点是占地面积大、材料消耗多。

2. 排风口设置原则

为了有效控制有毒气体、粉尘的外逸，设备进行密闭后，还必须进行排风，以消除正压，使罩内保持负压。排风口应按以下原则设置：

（1）排风口应设在罩内压力较高的部位，有利于消除罩内正压。例如，在输送带转运点，当落差大于 1 m 时，排风口应设在下部输送带处，必要时上部输送带处可增设排风口。斗式提升机输送冷料时，应把排风口设在下部受料点；输送物理温度在 150 ℃ 以上时，因热压作用需在上部排风；物料温度为 50~150 ℃ 时，需上、下同时排风。

（2）粉状物料下落时产生的飞溅，无法用排风方法去防止。正确的防止方法是避免在飞溅区内有孔口和缝隙，或者设置宽大的密闭罩，使污染物气流到达罩壁上的空口前，速度已大大减弱。因此，在带式输送机上排风口至卸料溜槽的距离至少应保持 300~500 mm。

（3）为减少把粉状物料吸入排风系统，排风口不应设在气流含尘高的部位或飞溅区内。排风口风速不宜过高，通常采用下列数值：

筛落的极细粉尘：$v=0.4\sim0.6$ m/s。

粉碎或磨碎的粉尘：$v<2$ m/s。

粗颗粒物料：$v<3$ m/s。

设计排风口时应考虑罩内的压力分布，尽量把排风口设在压力较高的部位。在确定密闭罩的局部排风量时，必须考虑工艺设备运行的特点、罩的结构形式和罩内的气流运动情况。由于设备种类很多，密闭罩的结构各不相同，目前大多按经验数据确定排风量，设计时可参考有关手册。

二、柜式排风罩（通风柜）

柜式排风罩的工作原理与密闭罩类似，产生有害物的工艺操作完全在罩内进行。柜式排风罩有一面敞开的工作面，其他面均密闭。柜式排风罩上一般设有可开闭的操作孔和观察孔。敞开面上保持一定的吸风速度（或控制风速），以保证柜内有害物质不逸出。主要用于化学实验室操作台等污染区的通风。常见柜式排风罩如图 13-4 所示。

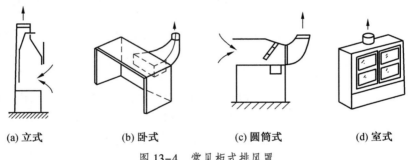

(a) 立式　　　　(b) 卧式　　　　(c) 圆筒式　　　　(d) 室式

图 13-4　常见柜式排风罩

为了防止由于柜式排风罩内机械设备的扰动、化学反应或热源引起的热压以及室内横向气流的抽吸等原因引起的有害物外逸，必须对柜式排风罩进行抽风，使柜内形成负压。通风柜的排风量可按式（13-1）计算：

$$L=L_1+Fv\beta \qquad\qquad (13-1)$$

式中　　L——柜式排风罩的排风量，m^3/s；

　　　　L_1——柜内有害气体散发量，m^3/s；

　　　　v——工作孔或缝隙处空气的吸入速度，m/s；

　　　　F——工作孔及不严密缝隙面积，m^2；

　　　　β——安全系数，一般取 $\beta=1.1\sim1.2$。

工作孔的空气吸入速度 v 要根据工艺操作特点和有害物毒性大小确定，对于化学实验室用的通风柜，工作孔上的吸入速度可按表 13-1 确定。

表 13-1　通风柜的吸入速度　　　　　　　　　　　　　　　　　　　m/s

有害物质	无毒有害物质	有毒或有危险性的有害物质	剧毒或有少量放射性
吸入速度 v	0.25~0.375	0.4~0.5	0.5~0.6

按照排风方式不同，通风柜常分为上部排风（图13-5）、下部排风（图13-6）、上下同时排风（图13-7）三种形式。

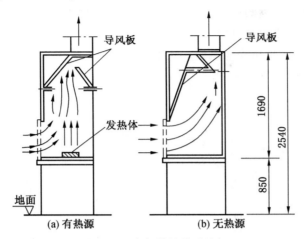

图 13-5 上部排风的通风柜

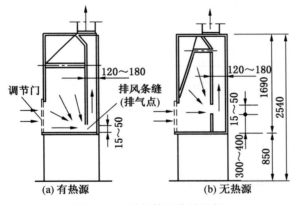

图 13-6 下部排风的通风柜

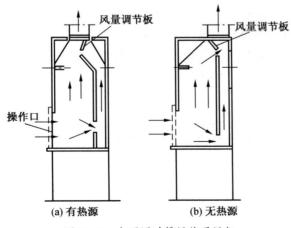

图 13-7 上下同时排风的通风柜

为保证工作孔上速度分布均匀，对冷过程的通风柜应采用下部排风；热过程的通风柜应采用上部排风；对发热量不稳定的过程，可在上、下均设排风口，根据柜内发热量的变化，调节上、下排风量的比例。

当通风柜设置在采暖或对温度、湿度有控制要求的房间时，为节约采暖、空调能耗，可采用如图 13-8 所示的送风式通风柜。从工作孔上部送入取自室外（或相邻房间）的空气，送风量约为排风量的 70%～75%。

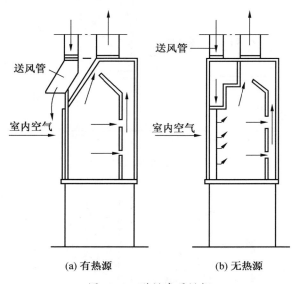

(a) 有热源　　　　　　　(b) 无热源

图 13-8　送风式通风柜

三、外部吸气罩

有时由于工艺条件的限制，生产设备无法进行密闭，只能把局部排风罩设置在有害物附近，依靠罩口外吸气气流的运动，把有害物全部吸入罩内，这类局部排风罩统称为外部吸气罩。其对生产操作影响小，安装维护方便，但排风量大，控制有害物质效果相对较差。主要用于因工艺或操作条件的限制，不能将污染源密闭的场合。

外部吸气罩是在有害物质发生地点（控制点）造成一定的气流运动，将有害物质吸入罩内，加以捕集。控制点上必需的气流速度称为控制风速。控制风速的大小与工艺操作、有害物质毒性、周围干扰气流运动状况等多种因素有关，设计时可参照表 13-2 和表 13-3 确定。

表 13-2　控制点的控制风速 V_x

污染物发射情况	最小控制风速 $V_x/(\mathrm{m \cdot s^{-1}})$	举　例
以轻微的速度发散到相对平静的空气中	0.25～0.5	槽内液体的蒸发，气体或烟从敞口容器中外逸
以较低的初速发散到尚属平静的空气中	0.5～1.0	喷漆室内喷漆，断续的倾倒有尘屑的干物料到容器中，焊接

表 13-2（续）

污染物发射情况	最小控制风速 V_x/(m·s⁻¹)	举 例
以相对大的速度发散出来，或是发散到空气流动迅速的区域	1~1.25	在小喷漆室内用高压力喷漆，快速装袋或装桶，往运输器上给料
以高速发散出来，或是发散到空气流动很迅速的区域	2.5~10	磨削，重破碎，滚筒清理

表 13-3 V_x 的选用限值

范 围 下 限	范 围 上 限
室内空气流动小或有利于捕集	室内有扰动气流
有害物质毒性低	有害物质毒性高
间歇生产产量低	连续生产产量高
大罩子大风量	小罩子局部控制

1. 外部吸气罩排风量的计算

对于前面无障碍的外部吸气罩，四周无法兰边和四周有法兰边的圆形排风口上的速度分布如图 13-9 所示。

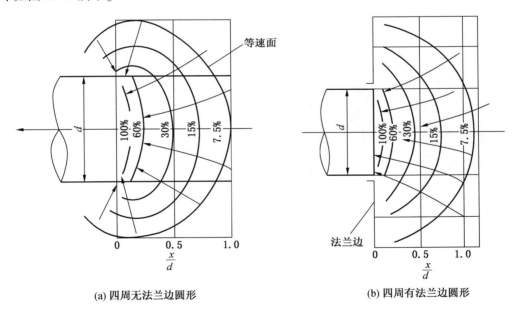

(a) 四周无法兰边圆形　　　　　　　(b) 四周有法兰边圆形

图 13-9 圆形排风口的速度分布图

1）四周无法兰边的圆形排风口

$$\frac{v_0}{v_x} = \frac{10x^2 + A}{A} \tag{13-2}$$

式中　v_0——罩口风速，m/s；

v_x——距罩口 x（m）处的控制风速，m/s；

A——罩口面积，m^2。

其排风量
$$L = （10x^2 + A） \cdot v_x \tag{13-3}$$

式中　L——罩口排风量，m^3/s；

其他符号同上。

2）四周有法兰边的圆形排风口

$$\frac{v_0}{v_x} = 0.75 \times \frac{10x^2 + A}{A} \tag{13-4}$$

其排风量
$$L = 0.75 \times （10x^2 + A） \cdot v_x \tag{13-5}$$

3）矩形排风罩

矩形排风口的速度衰减随 b/a 的增大而增大（a 为罩口的长边尺寸，b 为罩口的短边尺寸）。矩形排风罩口（四周无法兰边）的速度分布如图 13-10 所示。根据 x/b，由图 13-10 求得 $\dfrac{v_x}{v_0}$，即可算出罩口排风量。

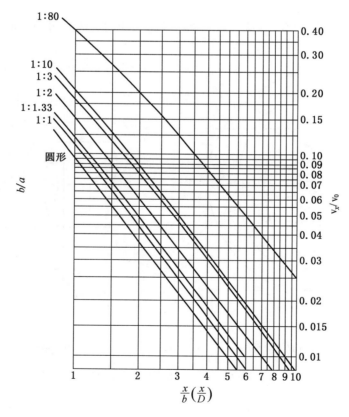

图 13-10　矩形排风罩口的速度分布图

对于四周有法兰边的矩形排风口，其排风量修正可与式（13-5）相似，即为无法兰边时的 75%。

4）设在工作台上的侧吸罩

设在工作台上的侧吸罩（图 13-11）可以看成是一个假想大排风罩的一半，其排风量可按下式计算：

$$L = \frac{1}{2}(10x^2 + 2A) \cdot v_x = (5x^2 + A) \cdot v_x \qquad (13\text{-}6)$$

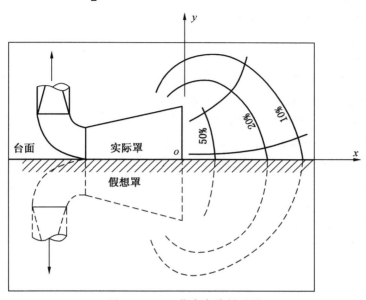

图 13-11 工作台上的侧吸罩

5）上吸式排风罩

排风罩设在工艺设备上方时，罩口的流场分布及尺寸，如图 13-12 所示。为避免横向气流影响，要求 H 尽可能小于或等于 $0.3a$（a 为罩口长边尺寸）。排风量按下式计算：

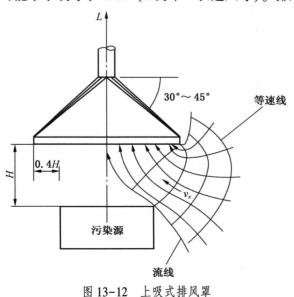

图 13-12 上吸式排风罩

223

$$L = K \cdot l \cdot H \cdot v_x \qquad\qquad (13-7)$$

式中　　L——上吸式排风罩的排风量，m^3/s；

　　　　l——排风罩敞开面的周长，m；

　　　　H——罩口至有害物发生源的距离，m；

　　　　v_x——边缘控制点的控制风速，m/s；

　　　　K——考虑沿高度分布不均匀的安全系数，通常取 $K=1.4$。

2. 外部吸气罩的设计原则

外部吸气罩的设计原则如下：

（1）在不妨碍工艺操作的前提下，排风罩口应尽可能靠近有害物质发散源。

（2）在排风罩口周围增设法兰边，可使排风量减少 25% 左右。在一般情况下，法兰边宽度为 150~200 mm。根据国内外学者研究，法兰边宽度可近似取罩口宽度的一半。

（3）对于上吸式排风罩，工艺条件允许时可在罩口四周设固定式活动挡板。

（4）排风罩的扩张角 α 对罩口的速度分布及排风罩的压力损失有较大影响。表 13-4 表示在不同 α 角下 v_c/v_0 的变化。v_c 是罩口的中心速度，v_0 是罩口的平均速度。图 13-13 所示是不同 α 下排风罩局部阻力系数的变化曲线。在 $\alpha=30°~60°$ 时，压力损失最小。设计外部吸气罩时，其扩张角 $\alpha \leqslant 60°$。

表 13-4　不同 α 角下的速度比

α	v_c/v_0	α	v_c/v_0
30°	1.07	60°	1.33
40°	1.13	90°	2.0

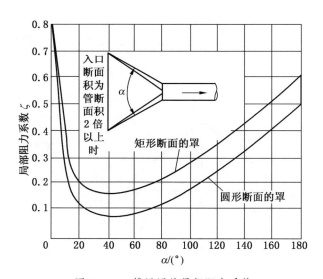

图 13-13　排风罩的局部阻力系数

（5）当罩口尺寸较大，难以满足上述要求时，可采取图 13-14 所示的措施。

①把一个大排风罩分割成若干个小排风罩（图 13-14a）。

②在罩内设挡板（图13-14b）。

③在罩口上设条缝口，要求条缝口风速在10 m/s以上，而静压箱内风速不超过条缝口风速的1/2（图13-14c）。

④在罩口设气流分布板（图13-14d）。

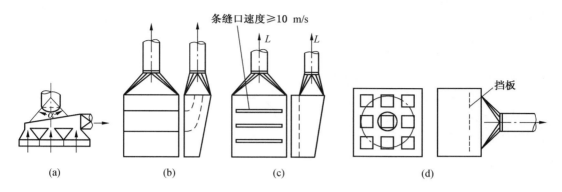

图13-14 保证排风罩口气流均匀的措施

3. 外部吸气罩的分类

外部吸气罩可分上吸罩（又称顶吸罩或伞形罩）、侧吸罩、下吸罩等。常见外部吸气罩如图13-15所示。

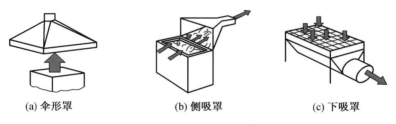

图13-15 常见外部吸气罩

外部吸气罩是目前应用较多的排风罩类型，应根据职业病危害因素发生（散）源、职业病危害因素理化性质、作业位置等确定适宜的外部吸气罩，此外，还应充分考虑是否设置法兰和围挡，因为法兰和围挡可以有效提高通风效率。如伞形罩四周敞开式、三面敞开式、二面敞开式、一面敞开式的通风效果依次增强。

（1）伞形罩。伞形罩是较简单但广泛应用的一种吸气罩，一般悬挂于有害物发生源的上方，离发生源有一定的距离，通常用于工艺和设备不允许完全密闭的情况下。伞形罩的作用是在有害物发生源的上方，造成一定的上升风速，将产生的有害物吸进罩内。

伞形罩（用于冷设备）的排风量计算公式：

$$L = 3600 \times A v_0 \tag{13-8}$$

式中 L——伞形罩排风量，m^3/h；

A——罩口面积，m^2；

v_0——罩口断面平均风速，m/s。

v_0 值可按围挡程度和罩口悬挂高度、罩口面积、工作台面最不利边缘点所必需的控制风速两种方法计算。一般罩口断面风速要求见表 13-5。

表 13-5　伞形罩罩口断面风速

有 害 气 体	伞形罩型式		罩口断面风速 $v_0/(\mathrm{m \cdot s^{-1}})$
排除无刺激性的有害气体(热、湿)时	—		0.3~0.5
排除有刺激性的有害气体时	四面敞开		1.05~1.25
	三面敞开		0.9~1.05
	二面敞开		0.75~0.9
	一面敞开		0.5~0.75

（2）侧吸罩。对于工人需经常俯身在台面上工作，或工件经常在工作面上方移动，以致台面上方不可能安装伞形罩的情况下，则把吸气罩安装在有害物发生源的侧面，称为侧吸罩。

不同类型侧吸罩的风量计算公式见表 13-6。

表 13-6　不同类型侧吸罩的风量计算公式

侧吸罩型式	名称	边比 a/b	排风量 $Q/(\mathrm{m^3 \cdot h^{-1}})$	
	条缝罩	<0.2	$Q = 13000 x \cdot b \cdot v_x$	(13-9)
	有边条缝罩	<0.2	$Q = 10000 x \cdot b \cdot v_x$	(13-10)
	平口罩	>0.2	$Q = 3600(10x^2 + F)v_x$ $F = a \cdot b$	(13-11)

表13-6（续）

侧吸罩型式	名称	边比 a/b	排风量 $Q/(\mathrm{m^3 \cdot h^{-1}})$	
	平台上平口罩	>0.2	$Q = 3600(5x^2 + F)v_x$ $F = a \cdot b$	(13-12)
	有边平口罩	>0.2	$Q = 2700(10x^2 + F)v_x$ $F = a \cdot b$	(13-13)

注：x 为控制点与罩口的距离，m；v_x 为控制点风速，m/s。

有害物放散直到耗尽最初能量，放散速度降低到环境中无规则气流速度大小时的位置称为控制点，在控制点处的有害物吸入罩内所需的最小风速称为控制风速。控制风速是需要控制的最远点或最不利点的必须风速。也就是说，是能够有效地将控制点（最远点或最不利点）散发的有害物质捕集到吸气罩中的该点风速。控制点和控制风速如图 13-16 所示。

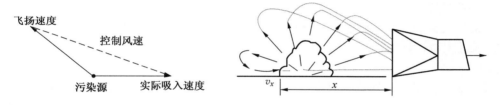

图 13-16　控制点和控制风速示意图

计算外部罩的排风量时，首先需确定控制点的控制风速 v_x，v_x 值与工艺过程和室内气流运动情况有关，一般通过实测求得，如果缺乏现场实测数据，设计时可参考相关文献确定。

（3）槽边吸气罩。槽边吸气罩专门适用于各种工业槽（如酸洗槽、电镀槽、中和槽、盐浴炉池等）。它的特点是不影响工艺操作，有害气体在进入人的呼吸区之前就被槽边上设置的条缝形吸气口抽走。

根据罩的布置和罩口形式不同，槽边吸气罩可划分为不同形式。

按布置方式分，槽边吸气罩可分为单侧式、双侧式和周边式（环形）。单侧式用于槽宽 $b \leqslant 700$ mm；双侧式用于 $b > 700$ mm；当 $b > 1200$ mm 时，应采取吹吸式排风罩；当槽的直径 $d = 500 \sim 1000$ mm 时，宜采用环形排风罩。

按罩口形式分，槽边吸气罩可分为平口式和条缝式两种。平口式罩口上不设法兰边，吸气范围大；条缝式槽边吸气罩截面高度 E 较大，$E < 250$ mm 的称为低截面，$E \geqslant 250$ mm 的称为高截面。增大截面高度如同在罩口上设置挡板，可减少吸气范围。因此它的吸气量比平口式小。条缝式广泛应用于电镀车间的自动生产线上。

条缝式槽边吸气罩的排风量按下列原则计算：

$$Q = \alpha \cdot \beta \cdot v_x \cdot F \tag{13-14}$$

式中　　α——截面修正系数，高截面取 2，低截面取 3；

β——形式修正系数，单侧取 $\beta = \left(\dfrac{b}{a}\right)^{0.2}$，双侧取 $\beta = \left(\dfrac{b}{2a}\right)^{0.2}$；

F——槽面积，矩形槽面积 $F = a \cdot b$，圆形槽面积 $F = \dfrac{\pi \cdot d^2}{4}$；

v_x——控制风速，根据要控制有害物的特性来定。

四、接受式吸气罩

有些生产过程（或设备）本身会产生或诱导一定的气流，带动有害物一起运动。对于这种情况，通常把局部排风罩设在污染气流的前方或上方，让这股气流直接进入罩内。这种局部排风罩称为接受式吸气罩（又称接受罩）。接受罩的作用原理和外部吸气罩是不同的，外部吸气罩罩口外气流的运动是罩子的抽吸作用造成的，而接受罩罩口外气流的运动是生产过程本身造成的，与罩子无关。

接受式吸气罩的特点是，直接接受生产过程本身诱导出来的污染气流，它的排风量取决于它所接受的污染空气量。根据理论分析，只要接受罩的排风量等于罩口断面上热射流的流量，接受罩的断面尺寸等于罩口断面上热射流的尺寸，污染气流就能全部排除。实际上由于横向气流的影响，热射流会发散偏转，可能逸入室内。接受罩的安装高度 H 越大，横向气流的影响越严重。因此，生产上采用的接受罩，罩口尺寸和排风量都必须适当加大。

接受罩（接受式吸气罩）可将排风罩罩口迎着含尘或有害物气流来流方向，使其直接进入罩内。由于有害物混合气流的定向运动，罩口排风量只要能将有害物排走即可控制有害物的扩散。主要用于热工艺过程、砂轮磨削等有害物具有定向运动的污染源的通风。与外部罩的区别在于：接受罩罩口外的气流运动是生产过程引起的，与罩子的排风无关；外部吸气罩罩口外气流的运动是罩子排风时的抽吸作用造成的。常见接受式吸气罩如图 13-17 所示。

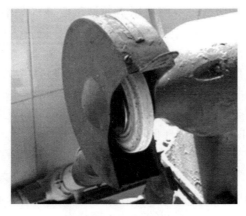

图 13-17　常见接受式吸气罩

根据安装高度 H 的不同，热源上部的接受罩可分为两类，$H \leqslant 1.5 \sqrt{A_p}$ 的称为低悬罩，

$H > 1.5 \sqrt{A_p}$ 的称为高悬罩。A_p 为热源的水平投影面积。由于低悬罩位于收缩断面附近，罩口断面上的热射流横断面积一般是小于或等于热源的平面尺寸。在横向气流影响小的场合，排风罩口尺寸应比热源尺寸扩大 150~200 mm。高悬罩排风量大，易受横向气流影响，工作不稳定，设计时应尽可能降低其安装高度。在工艺条件允许时，可在接受罩上设活动卷帘。

五、吹吸式排风罩

吹吸式排风罩是由吹风和排风两部分组成，在相同条件下，排风量比外部排风罩的少，抗外界干扰气流能力强，控制效果好，不影响工艺操作，但增加了射流系统。主要用于因生产条件限制，外部吸气罩离有害物源较远，仅靠吸风控制有害物质较困难的场合。常见吹吸式排风罩如图 13-18 所示。

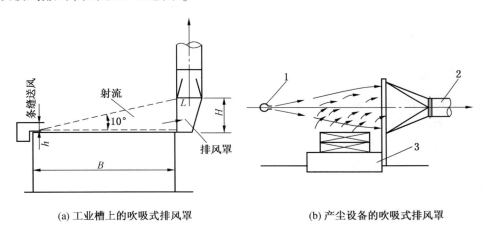

(a) 工业槽上的吹吸式排风罩　　　　　(b) 产尘设备的吹吸式排风罩

1—吹风口；2—吸风口；3—产尘设备
图 13-18　吹吸式排风罩

外部吸气罩到有害物源的距离较大时，要在有害物发生地点形成一定的空气运动是比较困难的。此时，可以利用吹气气流将有害物吹向吸气口。由于作用距离较长，可利用吹风口射流的输送能力，推动被污染空气使其朝着吸风口方向流动，再利用吸气口将污染空气有效地收集，同时由于吹吸式通风是由单股吹出气流和单股吸入气流复合而成的通风气流，因此具有较强的控制污染能力。

该通风方式的技术特点之一是充分有效地利用吹、吸气流的各自特点；特点之二是对节能降低设备费用具有很大意义。

由于吹吸气流运动的复杂性，目前缺乏精确的计算方法。

1. 美国联邦工业卫生委员会（ACGIH）推荐的方法

工业槽上的吹吸式排风罩如图 13-18a 所示。

假设吹风射流的扩散角 $\alpha = 10°$，条缝式排风口的高度 H 可按下式计算为

$$H = B\tan\alpha = B\tan10° = 0.18B \qquad (13-15)$$

式中　H——排风口高度，m；

B——吹吸风口间距，m。

排风量 $L_2(\mathrm{m}^3/\mathrm{h})$ 取决于槽液面面积、液面、干扰气流等因素。

$$L_2 = (1800 \sim 2700) \times A \tag{13-16}$$

式中　　　　　A——液面面积，m^2；

　　1800~2700——每平方米液面所需的排风量，$\mathrm{m}^3/\mathrm{m}^2$。

吹风量按下式计算：

$$L_1 = \frac{L_2}{BE} \tag{13-17}$$

式中　L_1——吹风量，m^3/h；

　　　B——吹吸风口间距，m；

　　　E——修正系数，参考表13-7。

表13-7　修 正 系 数 表

槽宽 B/m	0~2.4	2.4~4.9	4.9~7.3	7.3 以上
系数 E	6.6	4.6	3.3	2.3

吹风口高度 H，按吹风速度 5~10 m/s 确定。

2. 巴杜林的计算方法

对工业槽，其设计要点：

（1）对于有一定温度的工业槽，吸风口前必需的射流平均速度 $v_1'(\mathrm{m}/\mathrm{s})$ 按下列经验数值确定：

$$t = 70 \sim 95 \ ℃ \qquad v_1' = B$$
$$t = 60 \ ℃ \qquad v_1' = 0.85B$$
$$t = 40 \ ℃ \qquad v_1' = 0.75B$$
$$t = 20 \ ℃ \qquad v_1' = 0.5B$$

式中　t——槽温；

　　　B——吹吸风口间距。

（2）为了避免吹出气流溢出排风口，排风口的排风量一般为射流末端流量的 1.1~1.25 倍。

（3）吹风口高度 h 一般为 $(0.01 \sim 0.015)B$。为了防止吹风口发生堵塞，h 应大于 5~7 mm。吹风口出口流速不宜超过 10~12 m/s，以免液面波动。

（4）要求排风口上的气流速度 $v_2' \leqslant (2 \sim 3)v_1'$。

六、大门空气幕

大门空气幕利用高速气流所形成的气幕将污染气流与洁净空气隔离。在运输工具或人员进出频繁的生产车间多利用大门空气幕减少或隔绝外界气流的侵入。其不影响车辆和人的通行，也可用在洁净房间防止尘埃进入，在生产车间利用气幕进行局部隔断，防止有毒有害物质扩散。

大门空气幕按送风方式可分为侧送式空气幕、下送式空气幕和上送式空气幕。

1. 侧送式空气幕

侧送式空气幕是把条缝形吹风口设在大门的侧面，设在一侧的称为单侧，在大门两侧设吹风口的称为双侧。单侧送式空气幕适用于门洞不太宽，物体通过时间短的大门。门洞较宽或物体通过的时间较长时（如通过火车），可设双侧空气幕。双侧空气幕的两股气流相遇时，部分气流相互抵消，因此效果不如单侧好。

2. 下送式空气幕

下送式空气幕的气流由下部地下风道吹出，冬季阻挡室外冷风的效果比侧送式好。由于它采用下部送风，送风射流会受到运输工具的阻挡，而且会把地面的灰尘吹起。因此，下送式空气幕仅适用于运输工具通过时间短，工作场所较为清洁的车间。

3. 上送式空气幕

上送式空气幕是把条缝形风口设在大门上方，气流由上而下。因民用建筑大门空气幕上所受的风压、热压相对较小，为简化结构，常把贯流式风机直接装在大门上方，用室内在循环空气由上而下吹风。这种空气幕出口风速较低，用一层厚的缓慢流动的气流组成气幕，只要射流出口动量相等，它们抵抗横向气流的能力和高速气幕是相同的。由于它出口流速低，出口动压损失小；气流运动过程中卷入的周围空气少，加热室外冷空气所消耗的热量也少。因此它的投资费用和运行费用都是较低的。尽管上送式空气幕的挡风效率不如下送式空气幕，由于它具有喷出气流卫生条件好、安装简便、占用空间小、不影响建筑美观等优点，是一种有发展前途的形式。

用于生产车间的大门空气幕，其目的只是阻挡室外冷空气，通常只设吹风口，不设回风口，让射流和地面接触后只有向室内外扩散，这种大门空气幕称为简易空气幕。

在主要通过人的公共建筑大门上，常设置上送式空气幕。为了较好的组织气流，在大门上方设置吹风口，地面设回风口，空气经过滤、加热等处理后循环使用，为了不使人有不舒适的吹风感，出口风速不宜超过 6 m/s。

按送出气流温度的不同大门空气幕可分为：热空气幕、等温空气幕和冷空气幕。

（1）热空气幕：空气幕内设加热器，空气加热后送出，适用于严寒、寒冷地区。

（2）等温空气幕：空气未经处理直接送出，其结构简单、体积小、适用范围广，是非严寒地区应用最广的一种形式。

（3）冷空气幕：内设冷却器，空气冷却处理后送出，主要用于夏热冬暖地区。

第四节　局部排风罩风速风量的测量方法

一、罩口平均风速与风量测量方法

《排风罩的分类及技术条件》（GB/T 16758—2008）规定了罩口平均风速测定方法包括匀速移动法和定点测定法，以及管道内平均风速检测法。

1. 匀速移动法

测定仪器：叶轮式风速仪，测定范围为 0.3~40 m/s。

测定方法：对于开口面积小于 0.3 m² 的排风罩口可将风速仪沿整个罩口断面按图 13-19 所示路线慢慢匀速移动，移动时风速仪不得离开测定平面，此时测得的结果为罩口平均风速。此法最少进行 3 次，取其平均值，每次测定误差应在±5% 以内。

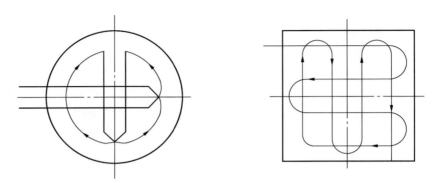

图 13-19　罩口平均风速测定路线图

2. 定点测定法

测定仪器：热电式风速计。

测定方法：对于矩形排风罩，按罩口断面的大小把它分成若干个面积相等的小块，在每个小块的中心处测量其气流速度。最少测定 3 次，至少取 3 组数据。罩口风速为至少 3 组数据分别求得风速的平均值。

（1）断面面积 > 0.3 m² 的罩口，可分成 9~12 个小块测量，每个小块的面积 < 0.06 m²，如图 13-20a 所示。

（2）断面面积 ≤0.3 m² 的罩口，可取 6 个测点测量，如图 13-20b 所示。

（3）对于条缝形排风罩在其高度方向至少应有 2 个测点，沿条缝长度方向根据其长度可分别取若干个测点，测点间距 ≤200 mm，如图 13-20c 所示。

（4）对于圆形排风罩则至少取 4 个测点，测点间距 ≤200 mm，如图 13-20d 所示。

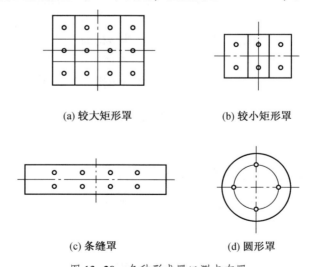

(a) 较大矩形罩　　　　　　　　(b) 较小矩形罩

(c) 条缝罩　　　　　　　　(d) 圆形罩

图 13-20　各种形式罩口测点布置

3. 罩口平均风速和风罩风量计算方法

罩口平均风速可按式（13-18）进行计算。

$$\overline{V} = \frac{V_1 + V_2 + V_3 + \cdots + V_n}{n} \tag{13-18}$$

式中 $\overline{V}$——罩口平均风速，m/s；

$V_1 + V_2 + V_3 + \cdots + V_n$——罩口各测点的风速，m/s；

n——测点总数。

风罩风量可按式（13-19）进行计算。

$$Q = 3600 F \overline{V} \tag{13-19}$$

式中 Q——伞形罩排风量，m^3/h；

F——罩口有效截面积，m^2；

$\overline{V}$——罩口平均风速，m/s。

4. 排风罩连接风管内平均风速测定法

（1）测定仪器：标准毕托管、倾斜微压计。

（2）测定位置：在连接排风罩的直风管上，距连接口为 $3D \sim 5D$（D 为连接风管直径）处作为测定断面，在此断面上开设互成 90°的两个测定孔，在孔口接上直径为 25 mm、长度为 15 mm 左右的短管，并装上丝堵。

测定时将测定断面划分成若干个等面积同心环，测定位置按 GB/T 6719—2009 的规定。

（3）测定方法：标准毕托管与倾斜微压计的连接方法应与图 13-21 所示相同，按上述测点位置逐个测量各点的动压值和全压值（全压值在计算排风罩的阻力与阻力系数时用）。最少测定 3 次，至少获得 3 组动压值，风管内断面风速为至少 3 组动压值分别求得的风速的平均值。

按 GB/T 6719 的方法，计算出排风罩的排风量。

二、排风罩阻力测量方法

排风罩的阻力损失可以通过测定排风罩连接管处的全压来确定。

由于排风罩口处于大气之中，所以排风罩面外全压为零，如图 13-22 所示，测定断面 1—1 处全压为 $p_q(p_a)$，因此，排风罩的阻力损失可按式（13-20）进行计算。

$$\Delta p = 0 - p_q = -p_q = -(p_j - p_d) = |p_j| - p_d \tag{13-20}$$

通常排风罩的阻力损失表示成为阻力损失系数 ζ 与动压 p_d 乘积的形式，即

$$\Delta p = \zeta \cdot \frac{\rho \mu^2}{2} = \zeta p_d \tag{13-21}$$

式中 ζ——排风罩的阻力损失系数，$\zeta = \dfrac{\Delta p}{p_d}$；

ρ——空气密度，kg/m^3。

排风罩吸入口流量系数 μ 与阻力系数 ζ 的关系：

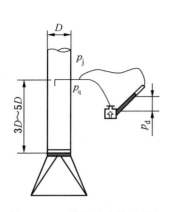

图 13-21　排风罩的排风量和
阻力的测定

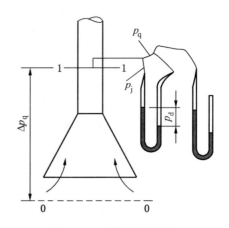

图 13-22　排风罩的测定

$$\mu = \sqrt{\frac{p_{\mathrm{d}}}{\mid p_{\mathrm{j}}\mid}} \tag{13-22}$$

$$\mu = \frac{1}{\sqrt{1 + \zeta}} \tag{13-23}$$

从式（13-23）可以看出，对于 μ 和 ζ，只要测定出其中的一个，就可以计算出另一个系数。

1. 《排风罩的分类及技术条件》（GB/T 16758—2008）

排风罩的阻力及阻力系数测定的规定。排风罩的阻力按式（13-24）计算：

$$p_{\mathrm{z}} = \mid p_{\mathrm{q}}\mid - p_{\mathrm{m}} \tag{13-24}$$

式中　　p_{z}——排风罩的阻力，Pa；

　　　　p_{q}——测定断面各测点的平均全压，Pa；

　　　　p_{m}——排风罩连接口到测定断面处的摩擦阻力，Pa。

排风罩的阻力系数按式（13-25）计算：

$$\zeta = \frac{p_{\mathrm{z}}}{p_{\mathrm{d}}} \tag{13-25}$$

式中　　p_{d}——测定断面各测点的平均动压，Pa。

2. 《采暖通风与空气调节工程检测技术规程》（JGJ/T 260—2011）

风口风速检测应符合下列规定：

（1）风口风速检测的测点布置应符合下列规定：

①当风口面积较大时，可用定点测量法，测点不应少于 5 个，测点布置如图 13-23 所示。

②当风口为散流器风口时，测点布置如图 13-24 所示。

（2）风口风速可按下列检测步骤及方法进行检测：

①当风口为格栅或网格风口时，可用叶轮式风速仪紧贴风口平面测定风速。

②当风口为条缝形风口或风口气流有偏移时，应临时安装长度为 0.5~1.0 m 且断面尺寸与风口相同的短管进行测定。

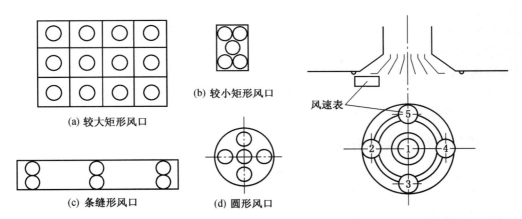

（a）较大矩形风口   （b）较小矩形风口

（c）条缝形风口   （d）圆形风口

图 13-23　各种形式风口测点布置   风速表   图 13-24　用风速仪测定散流器出口平均风速

（3）风口风速应按下式计算：

$$V = \frac{V_1 + V_2 + V_3 + \cdots + V_N}{N}$$
（13-26）

式中　V_1，V_2，V_3，$\cdots$，V_N——各测点的风速，m/s；

　　　　N——测点总数，个。

（4）风口风量的检测布置应符合下列规定：

①风口风量检测测点布置应符合下列规定：

a）当采用风速计法测量风口风量时，在辅助风管出口平面上，应按测点不少于 6 个均匀布置测点。

b）当采用风量罩法测量风口风量时，应根据设计图纸绘制风口平面布置图，并对各房间风口进行统一编号。

②风口风量可按下列检测步骤及方法进行检测：

a）当采用风速计法时，根据风口的尺寸，制作辅助风管；辅助风管的截面尺寸应与风口内截面尺寸相同，长度不小于 2 倍风口边长；利用辅助风管将待测风口罩住，保证无漏风。

b）当采用风量罩法时，根据待测风口的尺寸、面积，选择与风口的面积较接近的风量罩罩体，且罩体的长边长度不得超过风口长边长度的 3 倍；风口的面积不应小于罩体边界面积的 15%；确定罩体的摆放位置来罩住风口，风口宜位于罩体的中间位置；保证无漏风。

③风口风量检测的数据处理应符合下列规定：

a）当采用风速计法时，以风口截面平均风速乘以风口截面积计算风口风量，风口截面平均风速为各测点风速测量值的算术平均值，应按下式计算：

$$L = 3600 \times FV$$
（13-27）

式中　F——送风口的外框面积，m^2；

　　　V——风口处测得的平均风速，m/s。

b）当采用风量罩法时，观察仪表的显示值，待显示值趋于稳定后，读取风量值，依据读取的风量值，考虑是否需要进行背压补偿，所读风量值即为所测风口的风量值；当风量值大于 1500 m^3/h 时，使用背压补偿挡板进行背压补偿，读取仪表显示值即为所测的风口补偿后风量值。

另外，风罩排风量还可通过测量管道内的平均风速（动压法）和静压（静压法）进行计算获得。管道内平均风速和风量、风压的测定参见其他相关章节。

三、排风罩控制风速测量方法

1.《排风罩的分类及技术条件》（GB/T 16758—2008）

（1）测量仪器：热球式电风速计。

（2）测量条件：①测定应在生产和通风系统运行正常时进行；②在测点处尽量避免干扰气流。

（3）测量方法：将热球式电风速计的探头置于控制点处，测出此点的风速即为控制点吸入风速。

2.《局部排风设施控制风速检测与评估技术规范》（AQ/T 4274—2016）

（1）控制面和控制点位置：

①密闭罩的控制面应为密闭罩孔口或缝隙的断面，如图 13-25 所示。其他类型密闭罩的控制面位置参照图 13-25 确定。

②通风柜的控制面应为通风柜实际操作的开口面，图 13-26 中黑点所在开口面为通风柜的控制面。

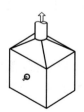 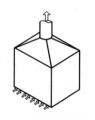

(a) 密闭罩孔口断面　(b) 密闭罩缝隙断面

图 13-25　密闭罩控制面位置示意图

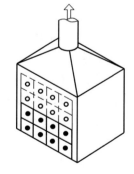

图 13-26　通风柜控制面位置示意图

③外部吸气罩控制点应为距吸气罩罩口最远的有害物放散点。

当有害物发散源少且固定时，外部吸气罩的控制点应为图 13-27 中黑点所在位置。

当有害物发散源多或不固定时，外部吸气罩的控制点应为图 13-28 中黑点所在位置。

其他形式外部吸气罩的控制点参照图 13-27 和图 13-28 确定。

④接受式吸气罩的控制面应为罩口开口面，如图 13-29 所示。

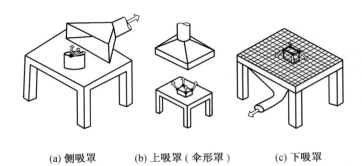

(a) 侧吸罩　　(b) 上吸罩（伞形罩）　　(c) 下吸罩

图 13-27　有害物发散源固定时外部吸气罩控制点位置示意图

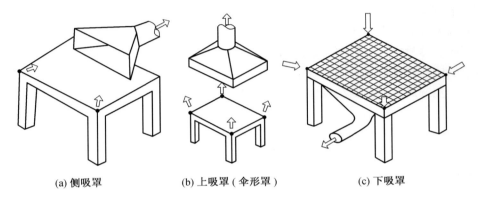

(a) 侧吸罩　　　　　(b) 上吸罩（伞形罩）　　　　　(c) 下吸罩

图 13-28　有害物发散源多或不固定时外部吸气罩控制点位置示意图

（2）控制风速检测。

①检测点：排风罩控制点应为检测点；排风罩控制面应按 GB/T 16758 的规定确定控制面上的检测点。

②检测条件：控制风速应在没有污染源的状态下，通风系统正常运行且稳定后进行检测；检测时接受式吸气罩的旋转体宜处于静止状态；当接受式吸气罩旋转体与设备联动无法停止时，可在旋转体运行的情况下，检测接受式吸气罩罩口控制面最远处的风速，视同旋转体处于静止状态时的控制风速。接受式吸气罩罩口控制面最远点位置如图 13-30 所示。检测点处尽量避免干扰气流。

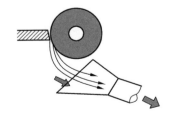

图 13-29　接受式吸气罩控制面
位置示意图

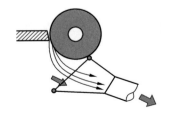

图 13-30　接受式吸气罩控制面
最远点位置示意图

（3）控制风速检测仪器：具有方向性的风速仪。

（4）控制风速检测方法：

在测量控制风速之前宜用发烟管/发烟器观测气流组织。观测位置参照图 13-25 至图 13-30 所示控制面和控制点位置，并进行记录。将风速仪的探头置于检测点处，风速仪上的方向指示点应迎着风的方向。

注：控制点处的控制风速，还可在风速仪上的方向指示点大致迎着风的方向时，来回慢慢旋转风速仪，其检测结果最大值的稳定读数作为控制风速的检测结果。

风速仪数值稳定后的风速为该检测点的风速；各检测点的风速应至少检测 3 次，取其算术平均值作为该检测点的平均风速；控制点的控制风速检测结果应为检测点的平均风速值；控制面的控制风速检测结果应为各检测点平均风速的最小值。

（5）控制风速评估：

控制风速限值应在不影响生产工艺的情况下，确保职业病危害因素浓度符合 GBZ 2.1 要求的同时，尽量符合节能要求。有害物的控制风速限值在 GB 50019、GB 50073 等标准和技术手册中有特殊要求时按其规定执行；无特殊要求时，控制风速限值可按表 13-8 的规定执行。控制风速的检测结果应不小于限值要求。

表 13-8　局部排风设施控制风速限值标准

排风罩类型		控制风速/(m·s⁻¹)	
		有毒气体	粉尘
密闭罩		0.4	0.4
通风柜		0.5	1.0

表 13-8（续）

排 风 罩 类 型		控制风速/(m·s⁻¹)	
		有毒气体	粉尘
外部吸气罩	侧吸式	0.5	1.0
	下吸式	0.5	1.0
	上吸式	1.0	1.2
接受式吸气罩		5.0	5.0

四、新风量与换气次数的测定方法

由下列公式可知，全面通风量和通风换气次数可通过计算互换得到。

$$L = nV \qquad (13-28)$$

式中 V——通风车间容积，m^3；

n——通风换气次数，次/h。

而通风换气次数（换气率）采用《公共场所卫生检验方法 第 1 部分：物理因素》（GB/T 18204.1—2013）规定的示踪气体法进行测定。

1. 示踪气体法原理

示踪气体法即示踪气体（tracer gas）浓度衰减法，常用的示踪气体有 CO_2 和 SF_6。在待测室内通入适量示踪气体，由于室内、外空气交换、示踪气体的浓度呈指数衰减，根据浓度随着时间变化的值，计算出室内的新风量和换气次数。

2. 仪器与材料

采用袖珍或轻便型气体浓度测定仪、直尺或卷尺、电风扇。

示踪气体：无色、无味、使用浓度无毒、安全、环境本底低、易采样、易分析的气体，装于 10 L 气瓶中，气瓶应有安全的阀门。示踪气体环境本底及毒性水平资料见表 13-9。

表 13-9 示踪气体环境本底及毒性水平表

气体名称	毒 性 水 平	环境本底水平/$(mg \cdot m^{-3})$
一氧化碳	人吸收 50 mg/m^3，1 h 无异常	0.125~1.25
二氧化碳	作业场所时间加权容许浓度 9000 mg/m^3	600
六氯化硫	小鼠吸入 48000 mg/m^3，4 h 无异常	低于检出限
一氧化氮	小鼠 LC_{50} 1059 mg/m^3	0.4
三氯溴甲烷	作业场所标准 6100 mg/m^3	低于检出限

3. 测量步骤

（1）用尺测量并计算出室内容积 V_1 和室内物品（桌、沙发、柜、床、箱等）总体积 V_2。

（2）计算室内空气体积：

$$V = V_1 - V_2 \qquad (13-29)$$

式中 V——室内空气体积，m^3；

V_1——室内容积，m^3；

V_2——室内物品总体积，m^3。

（3）按测量仪使用说明校正仪器。

（4）如果选择的示踪气体是环境中存在的（如 CO_2），应首先测量本底浓度。

（5）关闭门窗，用气瓶在室内通入适量的示踪气体后将气瓶移至室外，同时用电风扇搅动空气 3~5 min，使示踪气体分布均匀，示踪气体的初始浓度应达到至少经过 30 min，衰减后仍高于仪器最低检出限。

（6）打开测量仪器电源，在室内中心点记录示踪气体浓度。

（7）根据示踪气体浓度衰减情况，测量从开始至 30~60 min 时间段示踪气体浓度，在此时间段测量次数不少于 5 次。

（8）调查检测区域内设计人流量和实际最大人流量。

（9）按要求对仪器进行期间核查和使用前校准。

4. 结果计算

（1）换气次数计算：

$$A = \frac{\ln(c_1 - c_0) - \ln(c_t - c_0)}{t} \tag{13-30}$$

式中　A——换气次数，单位时间内由室外进入到室内的空气总量与该室内空气总量之比；

　　　c_0——示踪气体的环境本底浓度，mg/m^3 或%；

　　　c_1——测量开始时示踪气体浓度，mg/m^3 或%；

　　　c_t——时间为 t 时示踪气体浓度，mg/m^3 或%；

　　　t——测定时间，h。

（2）新风量计算：

$$Q = \frac{AV}{P} \tag{13-31}$$

式中　Q——新风量，单位时间内每人平均占有由室外进入室内的空气量，$m^3/(人 \cdot h)$；

　　　A——换气次数；

　　　V——室内空气体积，m^3；

　　　P——取设计人流量与实际最大人流量两个数中的高值，人。

5. 测量范围

非机械通风且换气次数小于 5 次/h 的公共场所（无集中空调系统的场所）。

第十四章 吹吸式通风装置

第一节 吹吸式通风装置概述

一、吹吸式通风研究进展

自从 1945 年 Malin 提出利用吹吸气流可以比侧边排气罩节省 50% 的空气流量，吹吸式通风技术开始应用于处理工作区内散发性污染蒸气、烟尘或气溶胶粒子。20 世纪七八十年代日本的林太郎对吹吸式排风罩的设计计算提出极限流量比的计算方法，并通过大量的试验研究开发了平行流吹吸式通风装置（平行流是指流动沿单一方向呈平行流线的气流），在日本的印刷、造纸等行业的工业建筑室内污染物控制中得以应用。由于平行流在一定的流线平行度范围内可在流动过程中控制污染物不沿垂直于流动方向传播，从而在个案中显示出优良的污染物控制特性，并且可以在高大工业建筑中对局部温湿度进行控制，相比于全室温湿度控制大大降低了运行能耗。但由于基础理论仍未得到充分的揭示，使其推广应用受到限制，直至 21 世纪初期，通过利用计算机流体力学（CFD）、可视化和示踪气体技术对平行流吹吸式通风技术进行研究，以及在焊接、有机溶剂作业等作业场所的应用研究，才将平行流吹吸式通风装置纳入日本相关的法规标准和教材中，并广泛应用于作业场所的尘毒控制。而美国职业安全卫生研究所（NIOSH）于 20 世纪 80 年代发表了一系列有关吹吸式通风的论文，Hughes 和 Huebener 分别在 1982 年和 1985 年通过理论分析和试验研究给出了不同敞口槽条件下送风气流速度和吸气速度的最小值。20 世纪 90 年代至今，通过利用计算机流体力学（CFD）、可视化和示踪气体技术，对敞口槽吹吸式通风的流场分布、污染物捕集效果进行了测试分析。国内吹吸式通风系统研究起步较晚，国内研究人员在 20 世纪 60 年代翻译了巴杜林的《工业通风原理》和林太郎的《工厂通风》等教材，这些教材仅介绍了吹吸式通风的基本原理。20 世纪八九十年代，我国的专家学者孙一坚等人主要对敞口槽的吹吸式通风流动特性进行了理论分析，对吹吸式通风的试验和数值模拟分析研究进行得较少。直至今日相关的设计资料中也仅限于敞口槽吹吸式通风（图 14-1）和喷漆房吹吸式通风的基本设计方法，相关专利较少，且适用条件单一。

二、吹吸式通风系统构成与分类

吹吸式通风系统均由送风系统和排风系统构成，排风系统与局部排风系统构成一致，送风系统由送风机、送风罩、管道和空气净化装置构成。

根据换气区域内空气流动特性，吹吸式通风系统分为均匀流吹吸式通风系统（图 14-

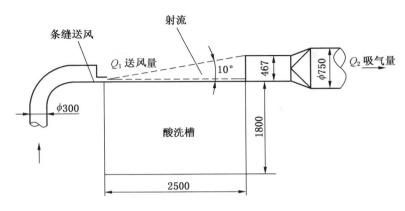

图 14-1 敞口槽吹吸式通风装置

2a）和射流吹吸式通风系统（图 14-2b）。目前国内普遍将自由射流式吹吸式通风系统送排风罩称为吹吸罩，典型应用是槽边通风；气流均一型吹吸式通风系统典型应用是喷漆间上送下排式通风系统。

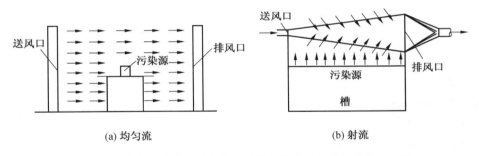

图 14-2 换气区域内不同空气流动特性的吹吸式通风系统示意图

　　均匀流吹吸式通风系统，根据换气区域是否敞开将吹吸式通风系统划分为开放式吹吸式通风系统和密闭式通风系统；根据换气区域气流运动方向将吹吸式通风系统划分为水平流吹吸式通风系统、垂直流吹吸式通风系统和斜降流吹吸式通风系统。吹吸式通风系统分类及示例如图 14-3 所示。

三、吹吸式通风系统特点

　　吹吸式通风是利用吹吸气流的联合作用控制污染物的一种通风方法，在常规的局部通风系统中增加了射流系统，具有工作稳定可靠、不影响工艺操作、排风量小等优点，同时避免了常规局部通风系统的技术难题。

　　吹吸式通风系统主要用于因生产条件限制、外部吸气罩离有害物源较远、仅靠吸风控制有害物质较困难的场合。

　　自由射流式吹吸式通风系统一般用于形成气幕，将污染物与操作人员进行隔离，广泛应用在槽边通风等。但当槽内镀件等工件位于自由射流式吹吸式通风系统换气区域时，因高速的气流遇到较大障碍物阻断送气气流，从而产生回流，导致污染物的扩散；或当操作

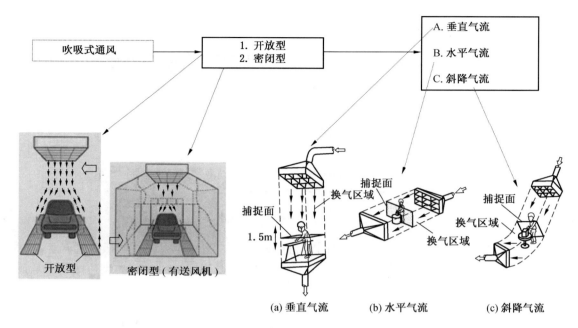

图 14-3　吹吸式通风系统分类及示例

人员位于自由射流式吹吸式通风系统换气区域时，因高速的气流遇到较小障碍物时会形成涡流，导致污染物流向人员的呼吸带，反而加重其危害程度。而气流均一型吹吸式通风系统则可完全避免上述问题，适用于常规排风罩影响工人操作的作业场所和大风速影响工艺的作业场所，气流均一型吹吸式通风系统可以广泛应用于尘毒作业场所，特别适用于化学试剂的调配和使用有机溶剂的清洗，刷（涂）胶、人工打磨、固定作业场所的喷漆和焊接、铸造等。

第二节　吹吸式通风装置设计程序与方法

气流均匀性吹吸式通风系统目前普遍采用流量比法进行计算。其设计步骤：

（1）根据职业病危害因素发生源、危害因素特征、作业场所情况、作业性质等确定吹吸式通风系统的类型（密闭型还是开放型）。

（2）根据作业人员位置等确定吹吸式通风系统的气流方向：水平流、垂直流、斜降流，确保操作人员位于污染源的上风侧。

（3）确定送风罩的形状和大小。送风罩的大小（矩形以短边为准，圆形以直径为准）以吹吸风罩之间距离的 1/4~1/5 以上为宜，开放式送风口以能够在有害物质发生源周围形成 0.3 m 以上的控制面为宜。

（4）按式（14-1）计算送风量 Q_1。

$$Q_1 = 60 \times A \times (0.2 + V) \tag{14-1}$$

式中　　A——控制面的面积，m^2；

V——干扰气流的平均风速，m/s；

Q_1——送风量，m³/min。

（5）确定排风罩形状和大小。排风罩应尽可能与送风罩大小相同，宜设置挡板；设置挡板可以有效提高吸风效率。

（6）按式（14-2）计算排风罩风量 Q_2。

$$Q_2 = KQ_1 \tag{14-2}$$

式中　Q_1——送风量，m³/min；

Q_2——排风量，m³/min；

K——流量比。

吹吸罩间距为送风罩短边或直径的 4~5 倍以下时，$K=1~3$；

吹吸罩间距为送风罩短边或直径的 4~5 倍以上时，$K=2~5$。

第三节　控制风速检测与评估

一、控制风速检测方法

（一）检测仪器

应选择具有方向性的风速仪。风速仪的检测范围应根据待测风速的大小确定，至少可检测 0.1~5 m/s 范围的风速。风速仪的精度不宜低于 0.02 m/s 或检测值 4% 的较大值。

（二）检测条件

控制风速应在吹吸式通风系统正常运行且稳定后，在无污染源且停止作业的状态下进行检测。当现场条件难以满足上述要求时，可在污染源存在但停止作业的情况下进行检测。检测时宜避免干扰气流的影响。

（三）检测点设置

1. 均匀流吹吸式通风系统控制面位置

（1）垂直流吹吸式通风系统的控制面为操作者所在位置距地 1.5 m 高度处的水平截面（图 14-3a）。

（2）水平流吹吸式通风系统的控制面为操作者所在位置与污染源中间的垂直截面（图 14-3b）。

（3）斜降流吹吸式通风系统的控制面为操作者所在位置与污染源中间垂直于气流方向的截面（图 14-3c）。

均匀流吹吸式通风系统检测点设置：按控制面大小，将均匀流吹吸式通风系统控制面分成若干面积相等的小块，每个小块的中心点即为检测点（图 14-4）；均匀流吹吸式通风系统控制面检测点一般不少于 9 个，当控制面面积小于 0.3 m² 时，可取 6 个检测点，但测点间距不应大于 2 m。

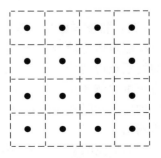

图 14-4　均匀流吹吸式通风系统控制风速检测点示意图

2. 槽边射流吹吸式通风系统控制面位置

槽边射流吹吸式通风系统控制面为距送风口 0.6L~0.8L 处的垂直截面（图 14-5），一般取 0.65L 处的垂直截面为控制面。L 为送排风口之间的距离。

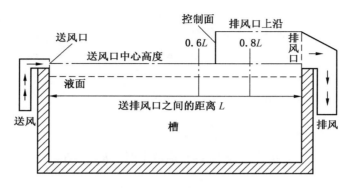

图 14-5　槽边射流吹吸式通风系统控制面位置示意图

槽边射流吹吸式通风系统检测点设置：射流吹吸式通风系统在高度方向上控制面的最低点和最高点应各设 1 个检测点，在最高点和最低点两个检测点之间至少均匀设置 2 个检测点（图 14-6），高度方向测点之间间距不应大于 0.2 m；射流吹吸式通风系统控制面水平方向上至少均匀设置 3 个检测点（图 14-6），水平方向上检测点之间的距离不应大于 2 m。

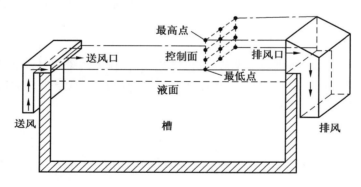

图 14-6　射流吹吸式通风系统控制风速检测点布置图

（四）检测与数据处理方法

检测点风速检测与计算方法：将具有方向性风速仪的探头置于检测点处，风速仪上的方向指示点应迎着风的方向，风速仪读数稳定后的风速为该检测点的风速。各检测点的风速应至少检测 3 次，取其算术平均值作为该检测点的平均风速。

均匀流吹吸式通风系统各检测点平均风速的平均值为均匀流吹吸式通风系统控制风速的检测结果。

槽边射流吹吸式通风系统同一高度水平方向各检测点平均风速的平均值为该高度处平均风速；控制面不同高度处平均风速的最大值为射流吹吸式通风系统控制风速的检测结果。

（五）控制风速评估标准

控制风速限值应在不影响生产工艺的情况下，确保职业病危害因素接触浓度符合 GBZ 2.1 要求的同时，尽量符合节能要求。控制风速限值在 GB 50019、GB 50073 等标准和技术手册中有特殊要求时按其要求执行；无特殊要求时，控制风速应满足下列要求：

均匀流吹吸式通风系统控制面上任一点平均风速的检测结果不应小于 0.2 m/s，且与控制风速检测结果的偏差应小于控制风速检测结果的 ±50%；槽边射流吹吸式通风系统控制风速检测结果不应小于 1.3 m/s。

二、截面风速的检测与评估

《采暖通风与空气调节工程检测技术规程》（JGJ/T 260—2011）规定的截面风速的检测。截面风速的检测应符合下列规定：

（1）截面风速检测的测点布置应符合下列规定：

①对于为检测送风量而进行的单向流风速检测，应在距离过滤器出风面 100～300 mm 的截面处进行。对于工作面平均风速的检测应和委托方协商确认工作面的位置，垂直单向流应选择距墙或围护结构内表面大于 0.5 m，离地面 0.8 m 作为工作区；水平单向流以距送风墙或围护结构内表面 0.5 m 处的纵断面为第一工作面。

②确定测点数时，可采用送风面积乘以 10，再计算平方根来确定测点数量，不得少于 4 个点，且每个高效过滤风口或风机过滤机器组至少测量一个点。

③确定测量时间时，为保证检测的可重复性，每点风速检测应保证一定的测量时间，可采用一定时间的平均值作为测点的检测值。

（2）应检查空调系统运行是否正常，依据仪表的操作规程，测量并记录各测点截面风速。

（3）截面风速检测的数据处理应符合下列规定：

①对于为检测送风量和截面平均风速进行的风速检测，应以各点平均值为检测结果。

②工作风速不均匀度可按下式计算：

$$\beta = \dfrac{\sqrt{\dfrac{\sum (v_i - v)^2}{n-1}}}{\bar{v}} \qquad (14-3)$$

式中　β——风速不均匀度；

v_i——任一点实测风速；

$\bar{v}$——平均风速；

n——测点数。

三、气流检测

《洁净室及相关受控环境　第 3 部分：检测方法》（GB/T 25915.3—2010）规定的气流检测。

（一）原理

本检测用于检测洁净室和洁净区内的风速，风速均匀性及送风量。单向流洁净室和洁净区需要测量风速分布，而非单向流洁净室和洁净区需要测的是送风量。测量送风量是要确定单位时间内送到设施的空气容积，该值可用来计算单位时间的换气次数。风速的测量，可在末端过滤器的出风面，或在送风管中。两者测量的都是通过已知截面的风速，风速与面积的乘积即为风量。具体测量方法由供需双方决定。这种检测可用于所有 3 种占用状态。

（二）单向流设施检测方法

1. 概述

单向流的风速决定洁净室的性能。可在靠近末端过滤器表面测量风速，也可在室内测量风速，检测中，测量面垂直于送风气流并分成等面积网络。

2. 送风风速

风速测点距过滤器出风面 150~300 mm，测点数量应足以测定洁净室和洁净区的送风量，测点数量取测量面积（以 m^2 计算）10 倍的平方根，且不少于 4 个测点。每只过滤器或每台风机-过滤单元（FFU）的出风面积上至少要有一个测点。可使用软帘阻挡对单向流的干扰。

为了获得可重复的读数，每点的测量时间应足够长。对多个测点而言，应记录风速测量平均时间。

3. 洁净室内风速的均匀性

风速均匀性的测点距过滤器出风面为 150~300 mm，测量网格由供需双方议定。

当生产装置和工作台安装就位，应特别注意气流的明显改变情况。因此，风速均匀性的测点不应该靠近这些障碍物。

所测数据可能无法表明洁净室或洁净区设施本身的特性。用以判断风速均匀性即风速分布的数据，应由双方决定。

4. 测量过滤器面风速确定送风量

可利用送风风速的风速测量结果按式（14-4）计算总风量：

$$Q = \sum U_c A_c \tag{14-4}$$

式中　　Q——总风量；

　　　　U_c——各测量网格单元中心点的风速；

　　　　A_c——网格单元面积，其定义为设施面积除以测点数量。

5. 风管中的送风量

风管中的风量测量可采用孔板流量计、文丘里流量计和风速计等体积流量计，参见 GB/T 2624.1—2006 至 GB/T 2624.4—2006。

使用皮托管和压力计，或使用风速计（热式或叶轮式）测量矩形风管时，先将风管中的测量截面划分为等面积网格，然后测量每个网格单元中心点的风速。网格单元的数量由供需双方议定，例如 9 个、16 个。使用测量过滤器面风速确定送风量规定的方法对风量进行评估。遇到圆形风管，可按照 EN12599 介绍的方法使用皮托管测定风量。

（三）非单向流设施的检测方法

1. 概述

送风量和换气次数是最重要的参数。某些情况下，为了测定总风量，有必要逐一测量每个送风口的风量。

2. 送风口处测量的送风量

为了排除送风口局部气流的扰动和气流喷射的影响，建议采用风罩测量末端过滤器或送风散流器的总送风量。可使用配有流量计的风罩直接测量，也可用风罩出风的风速乘以有效面积求出送风量。风罩的上开口完全罩住过滤器或散流器；为了避免旁通漏风造成的读数不准，风罩的上沿应密封靠近平坦的表面。若采用带流量计的风量罩，则可在风罩的出风端口直接测量各个末端过滤器或送风散流器的风量。

3. 按过滤器面风速计算的送风量

如果没有风罩，可用风速计来测量各个末端过滤器出风面的风速，风速与出风面面积的乘积就是送风量，可用软帘阻隔对单向流的干扰。测量点数和送风量的计算参见洁净室内风速的均匀性和测量过滤器面风速确定送风量。

若无法将测量面划分成等面积网格单元，就要使用面积加权来计算平均风速。

4. 风管中的送风量

风管中的风量测定与上述介绍的方法相同。

（四）气流检测仪

气流测量仪的介绍和测量技术要求参见标准 GB/T 25915.3—2010《洁净室及相关受控环境　第 3 部分：检测方法》C.4 部分内容。风速测量可使用超声波风速仪、热风速仪、叶轮风速计，或其他效果相当的仪器。

风速测量可使用孔板流量计、文丘里流量计、皮托管、均速皮托管，或其他效果相当的仪器。

风速测量不应受到短距离内点与点间速度波动的影响。例如，为了在某一波动范围内测出风速，使用热风速仪时，划分的网格要小，测点要多；使用叶轮风速计时，叶轮的灵敏度要高。

所选用的器具应有有效的校准证书。

（五）检测报告

根据供需双方的协议，GB/T 25915.3《洁净室及相关受控环境　第 3 部分：检测方法》第十二章规定的检测报告及下述信息和数据应记录在案：

（1）监测类型和检测条件。

（2）所用各种仪器的具体型号和校准情况。

（3）测点位置和距过滤器表面的距离。

（4）占用状态。

（5）与测量有关的其他数据。

第十五章　全面通风

第一节　全面通风概述

　　全面通风是对整个厂房进行通风换气，把清洁的新鲜空气不断地送入车间，将车间空气中有害物质的浓度稀释，并将污染的空气排到室外，使室内空气中有害物质的浓度达到标准规定的容许浓度以下。按照通风动力的不同，全面通风可分为自然通风和机械通风；按对有害物控制机理不同，可分为单向流通风（图15-1）、稀释通风（图15-2）、均匀流通风（图15-3）和置换通风。

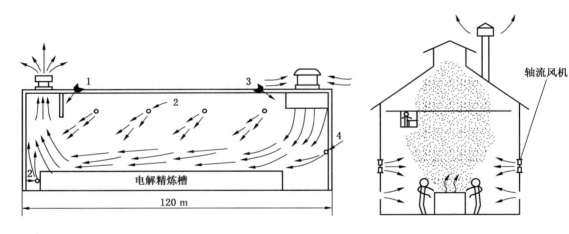

1—屋顶排风机组；2—局部加压射流；3—屋顶送风小室；4—基本射流

图 15-1　单向流通风　　　　　　　　　　　　　　　　图 15-2　稀释通风

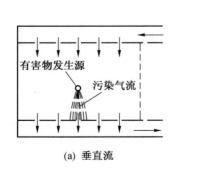

(a) 垂直流

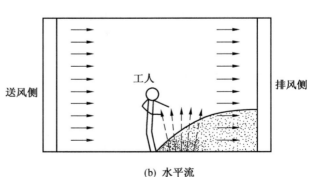

(b) 水平流

图 15-3　均匀流通风

一、按对有害物控制机理划分的通风方式

（1）单向流通风：通过有组织的气流运动，控制有害物的扩散和转移。特点是通风量小，控制效果好。

（2）稀释通风：对整个车间进行通风换气，用新鲜空气把整个车间有害物质稀释到最高允许浓度以下。该方法所需的全面通风量大，但控制效果差。

（3）均匀流通风：速度和方向完全一致的宽大气流称为均匀流，用它进行的通风称为均匀流通风。气流速度原则上要控制在 0.2~0.5 m/s 之间。这种方法能有效排出室内污染空气。目前主要用于汽车喷漆室等对气流、温度、湿度控制要求高的场所。

（4）置换通风：置换通风的概念和均匀流通风是基本相同的。有余热的房间，由于在高度方向上有稳定的温度梯度，如果以较低的风速（小于 0.2~0.5 m/s）将温差较小（2~4 ℃）的新鲜空气直接送入室内工作区。低温的新风在重力的作用下首先下沉，随后慢慢扩散，在地面上形成一层薄薄的空气层。而室内热源产生的热气流，由于浮力作用而上升，并不断卷吸周围空气。这样由热气流上升时的卷吸作用、后续新风的推动作用和排风口的抽吸作用，下部的新鲜空气缓慢向上移动，形成类似于向上的均匀流的流动，于是工作区的污染空气为后续的新风所代替。当达到稳定时，室内空气在温度、浓度上便形成两个区域：上部的混合区和下部单向流动的清洁区，这种通风方式称为置换通风。置换通风的效果和送风条件有关，与传统的稀释通风方式相比，具有节能、通风效率高等优点。

二、全面通风设置条件与原则

全面通风的效果取决于通风换气量和车间内的气流组织两个因素。全面通风设置条件与原则如下：

（1）直接发生有害物或散发热、湿蒸气的工作场所，当不可能采用局部通风，或采用局部通风后仍达不到卫生标准要求时，应辅以全面通风。

（2）采用全面通风时，应尽可能采用自然通风以节能和节省投资。若自然通风达不到卫生标准或工艺要求时，应采用机械通风或自然通风与机械通风的联合通风。

（3）机械工厂的公共厕所、浴室等场所，宜采用自然通风或自然通风和机械通风相结合的全面通风。

（4）对设有集中采暖且有排风设施的生产厂房或车间，在设计全面通风进行风量平衡计算时，应考虑自然补风（包括利用相邻房间的清洁空气）的可能性。若自然补风能满足排风及室内空气卫生标准、生产工艺要求时，可不设机械送风；若自然补风达不到室内卫生标准、生产工艺要求或技术经济不合理时，宜设置机械送风系统。

（5）对于换气次数小于 2 次/h 的全面排风系统或每班运行不足 2 h 的局部排风系统，条件许可时，可不设机械送风系统。

（6）对于采暖车间机械排风系统的补风，当相邻车间有有害物质放散且未设有组织送风系统时，可利用不超过其冷风渗透量 50% 的风量作为自然补风；当相邻车间设有有组织的送风系统时，补风量可不受限制，但所补风量应附加于相邻车间的送风系统中。

机械工厂送风系统补充排风量的比例应根据各车间的实际情况而定，一般宜在 50% ~

80%之间选用。

（7）设有机械送风系统的车间，应只补偿经常运行的排风系统的排风量，对直接利用室外空气补偿的排风系统，其排风量可不予补偿。

（8）联合厂房中散发热、有害气体、粉尘的工位，其全面或局部排风量，应通过在联合厂房中较清洁的工位设置送风系统进行补偿。

（9）利用渗透风量作为补偿风量时，在热平衡计算中可不予考虑。因为在采暖负荷计算时已考虑了渗透风量的耗热量。

（10）稀释有害物质的全面通风或局部排风，应采用冬季采暖室外计算温度进行热平衡计算。对于消除余热、余湿和稀释低毒性有害物质的全面通风，采用冬季通风室外计算温度进行热平衡计算。

（11）进行全面通风量计算时，应根据工艺滞留和生产过程的不同，确定工艺设备的散热量。

工艺设备稳定散热时，冬季取最小负荷班，夏季取最大负荷班；工艺设备经常但不稳定散热时，冬季取小时平均值，夏季取最大值；工艺设备非经常散发的散热，冬季不计，夏季在日班不经常散热，但散热量大时，应适当考虑。

全面通风适用于有害物质毒性低，污染源多、分布广且不固定，有害物质进入空气速度慢且均匀，同时浓度低的作业场所。

第二节　气　流　组　织

一、气流组织形式

全面通风效果不仅取决于全面通风量，还与气流组织有关。所谓气流组织就是合理地布置送风口位置、排风口位置、分配风量以及选用风口形式，以便用最小的通风量达到最佳的通风效果。常见气流组织形式如图15-4所示。

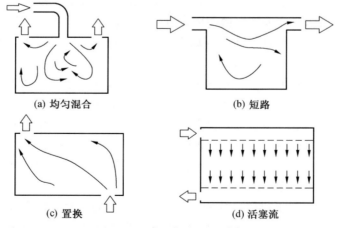

(a) 均匀混合 　　(b) 短路
(c) 置换 　　(d) 活塞流

图15-4　常见气流组织形式

设计时，应综合考虑有害物质发生源与作业人员的相互关系、有害物质的性质和浓度、建筑物的门窗等诸多因素，选择最佳气流组织形式。一般通风车间的气流组织有多种方式，常见的有上送下（侧）排、下送上排、中间送上下排等。

上送下（侧）排：一般适用于无热源、有害物质密度比空气重的有害物质的控制，如车间只产生粉尘，无热源和其他有害物质产生的应采用上送下（侧）排的通风方式，充分利用粉尘重力，且避免二次扬尘。喷漆房多采用上送下（侧）排的通风方式。

下送上排：当车间内同时散发热量和有害气体时，如车间内设有工业炉、加热的工业槽及浇注的铸模等设备，在热设备上方常形成上升气流。在这种情况下，一般采用下送上排的通风方式。清洁空气从车间下部进入，在工作区散开，然后带着有害气体和吸收的余热从上部排风中排出。

二、气流组织原则

一般通风房间的气流组织有多种方式，设计时要根据污染源位置、工人操作位置、污染物性质及浓度分布等具体情况，应按下列原则进行确定。

（1）排风口应尽量靠近有害物质发生源或有害物质浓度高的区域，把污染物迅速从室内排出。

（2）进风口应尽量靠近作业地点，送入房间的清洁空气应先经过作业地点，再经污染物排至室外。送风气流尽可能均匀、避免短路、减少涡流，避免有害物质在局部区域积聚。

（3）设置有机械全面通风的生产车间或辅助建筑物，若有清洁要求而周围环境较差时，车间应保持正压；若室内散发有害物质，有可能污染相邻房间时，应保持负压。保持正压时，排风量是送风量的80%~90%，反之，则送风量是排风量的80%~90%。

（4）当车间内既有局部排风系统，又有排出有害气体的全面通风系统时，应充分利用补偿局部排风的室外进风来排除部分有害气体以减少全面通风量。

（5）机械送风系统的送风方式应符合下列要求：

①放散热或同时放散湿、热和有害气体的生产厂房或辅助建筑物，应采取上部或上、下部同时全面排风时，宜送至作业区域。

②放散粉尘或密度比空气大的气体或蒸气，而不同时放散热的生产厂房或辅助建筑，应从下部区域排风时，宜送至上部区域。

③当固定工作地点靠近有害放散源，且不可能安装有效的局部排风装置时，应直接向工作地点送风。

（6）机械送风系统进风口宜设在室外空气较洁净的地点，生产工艺上有要求时，应设置过滤装置。

（7）机械排风系统排出的空气净化处理后，如其中有害物质浓度小于卫生标准允许限值的30%，则可返回车间使用。

（8）同时发散热、蒸气和有害气体，或仅散发密度比空气小的有害气体的生产厂房，除设局部排风外，宜在上部区域进行自然和机械的全面排风，其排风量不宜小于1次/h的换气量。当房屋高度大于6 m时，排风量可按6 $m^3/(m^2 \cdot h)$ 计算。

（9）当采用全面通风消除余热、余湿或其他有害物质时，应分别从室内温度最高、含湿量或有害物质浓度最大的区域排风，其风量分配应符合下列要求：

①当有害气体或蒸气密度比空气小，或在相反情况下，但车间内有稳定的上升气流时，宜从房间上部排出所需风量的 2/3，从下部排出 1/3。

②当有害气体和蒸气密度比空气大，车间内不会形成稳定的上升气流时，宜从房间上部排出所需风量的 1/3，从下部排出 2/3。

注：①从房间上部排出的风量，不应小于 1 次/h 的换气量。

②当排出爆炸气体和蒸气时，排风口上缘距顶棚的距离不应大于 0.4 m。

③从房间下部区域排出的风量，应包括距地面 2 m 以内的局部排风量。

三、气流组织检测方法

气流组织又称空气分布，可用发烟管或烟雾发生器等发烟装置进行发烟，烟雾随气流流动，通过视觉观察烟雾流动方向和范围（可用视频录制设备进行记录），在图纸上绘出房间内的气流组织。

空气分布除了气体流向以外，还包括气流分布情况、空气龄、换气效率等。气流分布情况可通过实测各点风速来确定。

空气质点的空气龄简称空气龄（age of air），是指空气质点自进入房间至到达室内某点所经历的时间。局部平均空气龄是指某一微小区域中各空气质点的空气龄的平均值。空气龄的概念较抽象，实际测量很困难，目前用测量示踪气体浓度变化来确定局部平均空气龄。

《洁净室及相关受控环境　第 3 部分：检测方法》（GB/T 25915.3—2010）规定的气流方向与显形检测仪器包括：示踪物法或示踪剂、热风速仪、三维超声波风速仪、气溶胶发生器和烟雾发生器。

（一）气流方向检测和显形检查

1. 原理

气流方向检测和显形检查的目的，是确认气流方向和气流均匀性设计要求和性能要求相符；若有要求，还要与气流的空间和时间特性相符。

注：本部分未考虑使用计算机流体动力学（CFD）进行预测和分析。

2. 方法

下述 4 种方法可用于气流方向检测和显形检查：

方法一：示踪线法。

方法二：示踪剂法。

方法三：采用图像处理技术的气流显形检查。

方法四：借助速度分布测量的气流显形检查。

方法一和方法二，实际上是利用丝线和微粒等示踪物质的运动，凭人眼观察设施中的气流，并使用摄像机、胶片、磁盘或磁带记录流场，丝线和示踪微粒不应成为污染源，并能准确地跟随气流的流向。检测过程中可使用示踪粒子发生器和高强度光源等其他仪器。

方法三定量演示设施内的风速分布，这种方法使用了计算机示踪粒子图像处理技术。

注意不要让操作者干扰观测中的气流。

注：气流会受到压差、风速、温度等参数的影响。

（二）气流方向检测和显形检查规程

1. 示踪线法

这种方法是直接观察丝线、尼龙单线、布条或薄磁带等纤细物。将上述物品系于置于气流中的支撑杆顶端或系在金属丝网格的交汇处，直接观察气流的方向和因紊流引起的波动。有效的照明有助于观察与记录气流的状况。通过测量两点（如2~0.5 m）之间的气流偏移来计算偏移角。

2. 示踪剂法

对高强度光源照亮的示踪粒子的特性进行观察或成像，这项检测给出设施内气流的方向和均匀性信息。产生示踪粒子的物质可选去离子水、喷射的或用化学法生成的乙醇和乙二醇等。为了避免污染，应慎重选择示踪剂。

使用液滴生成法时，应考虑液滴的粒径。液滴要大到图像处理技术可探测到，但又不会大到因重力等效应而偏离被观测的气流。

3. 采用图像处理技术的气流显形检查

利用标准 GB/T 25915.3—2010《洁净室及相关受控环境 第 3 部分：检测方法》B.7.3.2 内容的方法生成图像，对录像或照片上的粒子图像数据进行处理，给出检测区的二维风速矢量的数量特征。这项处理技术需要配有适当接口和软件的计算机。可使用激光光源等装置来提高空间分辨率。

4. 借助速度分布测量的气流显形检查

可在被观测设施内的几个规定点上放置热风速仪或超声波风速仪等风速测量设备，以测定气流速度分布情况。对测量数据进行处理，可得到气流分布的信息。

（三）气流方向检测和显形检查用仪器

各种检测方法使用的仪器不同。标准 GB/T 25915.3—2010《洁净室及相关受控环境 第 3 部分：检测方法》C.7 部分内容给出了各种检测方法的适用仪器。

（四）检测报告

根据供需双方的协议，GB/T 25915.3—2010 第十二章规定的检测报告及下述信息和数据应记录在案：

（1）检测类型、显形检查方法、检测条件。

（2）所用测量仪器和器具的型号以及校准情况。

（3）显形检查点的位置。

（4）若规定使用图像处理技术或测量速度分布，照片或录像带上记录的图像，或每项测量的原始数据。

（5）气流显形检查报告中应附有平面图，标出所有仪器的确切位置。

（6）占用状态。

第三节 全 面 通 风 量

一、全面通风量的确定

1. 根据有害物质的散发量进行确定

假设污染物在室内均匀散发（室内空气中污染物浓度分布是均匀的）、送风气流和室内空气的混合在瞬间完成、送排风气流的温差相差不大时，可按下式进行计算：

$$L = \frac{M}{Y_S - Y_0} \tag{15-1}$$

式中　　L——换气量，m^3/h；

　　　　M——有害物质产生量，mg/h；

　　　　Y_S——作业环境有害物质浓度限定值，mg/m^3；

　　　　Y_0——新鲜空气中该种有害物质的本底浓度，mg/m^3。

如采用外界新鲜空气送入车间，则 $Y_0 \approx 0$；当大气中含有害物质时，送入车间空气中有害物质含量不应超过接触限值规定浓度的 30%。

利用式（15-1）计算全面通风量时，Y_S 一般取《工作场所有害因素职业接触限值第 1 部分：化学有害因素》（GBZ 2.1）中规定的职业接触限值，而职业接触限值包括时间加权平均容许浓度（PC-TWA）、短时间接触容许浓度（PC-STEL）、最高容许浓度（MAC）三种职业接触限值，Y_S 取值方法如下：

（1）若有害因素限值为 MAC 时，则应按 Y_S=MAC 用式（15-1）计算全面通风量，因为 MAC 是工作地点、在一个工作日内、任何时间有毒化学物质均不应超过的浓度。

（2）若有害因素限值为 PC-TWA 时，则需根据劳动者的实际作业时间进一步进行确定，因为 PC-TWA 是以时间为权数规定的 8 h 工作日、40 h 工作周的平均容许接触浓度，其作业环境浓度与作业时间密切相关，要满足 PC-TWA 限值要求，作业时间不同时，劳动者接触的作业环境有害物质浓度允许值也不同。

当劳动者实际作业时间大于 8 h，若仍按 Y_S=PC-TWA 进行设计，则作业环境浓度为 PC-TWA，而劳动者实际接触时间大于 8 h，其劳动者接触的时间加权平均浓度（CTWA）就会超标，不能满足 PC-TWA 的要求。

当劳动者实际作业时间小于 8 h，若仍按 Y_S=PC-TWA 进行设计，则作业环境浓度为 PC-TWA，而劳动者实际接触时间小于 8 h，其劳动者接触的时间加权平均浓度肯定符合 PC-TWA 的要求，但其设计风量偏大，会增加能耗。

综上所述，利用式（15-1）计算全面通风量时应按表 15-1 确定 Y_S 值。

表 15-1　全面通风量计算时 Y_S 取值

接触限值类型	每天实际工作时间	Y_S 值
MAC	—	Y_S=MAC
PC-TWA	8 h	Y_S=PC-TWA
	>8 h	Y_S=PC-TWA×8/每天实际工作时间
	<8 h	Y_S=PC-TWA×8/每天实际工作时间和 PC-STEL 中较小者

例如：某作业场所苯的产生量 M 为 30 mg/h，苯的 PC-TWA 为 6 mg/m^3，PC-STEL 为 10 mg/m^3。新鲜空气中苯的本底浓度为 0。该作业场所采用全面通风设施进行排毒，其所需全面通风量应根据实际作业时间而定，不同作业时间 Y_S 取值和全面通风量计算见表 15-2。

表 15-2　不同作业时间 Y_S 取值和全面通风量计算

每天实际工作时间/h	室内环境有害物质浓度限值 Y_S		全面通风量 $L/(\text{m}^3 \cdot \text{h}^{-1})$
8	$Y_S = \text{PC-TWA} = 6 \text{ mg/m}^3$		5
10	$Y_S = \text{PC-TWA} \times 8/\text{每天实际工作时间} = 4.8 \text{ mg/m}^3$		6.25
4	$Y_S = 10 \text{ mg/m}^3$	$\text{PC-TWA} \times 8/\text{每天实际工作时间} = 12 \text{ mg/m}^3$	3
		$\text{PC-STEL} = 10 \text{ mg/m}^3$	

由表 15-2 可知，当劳动者每天作业时间不同时，其作业场所所需全面通风量也各不相同。因此，在职业病危害评价中利用全面通风量对全面通风设施进行评价时，除 MAC 外，不能简单地采用 PC-TWA 计算所需全面通风量，而应结合劳动实际作业时间综合考虑，尤其是每天大于 8 h 的作业，采用 PC-TWA 计算得到的全面通风量无法满足有害物质浓度的控制要求。

实际上，室内污染物的分布及通风气流是难以均匀的，混合过程也难以在瞬间完成，即使室内平均污染物浓度符合卫生标准要求，污染源附近空气中污染物浓度仍然会比室内平均值高。为保证污染源附近工人呼吸带的污染物浓度控制在职业接触限值以内，实际所需全面通风量要比式（15-1）的计算值偏大。因此引入安全系数 K，式（15-1）改写成：

$$L = \frac{KM}{Y_S - Y_0} \qquad (15-2)$$

安全系数 K 为考虑多方面因素的通风量倍数，如：污染物的毒性，污染源的分布及其散发的不均匀性，室内气流组织及通风的有效性等。精心设计的小型实验室能使 $K=1$。一般通风房间，可查询有关暖通空调设计手册选用。

实际作业场所很少有仅存在一种有害物质的作业场所，大多数都是多种有害物质并存，其全面通风量的计算可参照《工业企业设计卫生标准》（GBZ 1）的规定执行。即当数种溶剂（苯及其同系物、醇类或醋酸酯类）蒸气或数种刺激性气体同时放散于空气中时，应按各种气体分别稀释至规定的接触限值所需要的空气量的总和计算全面通风换气量。除上述有害气体及蒸气外，其他有害物质同时放散于空气中时，通风量仅按需要空气量最大的有害物质计算。

2. 根据通风换气次数进行确定

利用式（15-1）计算全面通风量的前提条件之一是已知有害物质的产生量 M，有害物质的产生量 M 多为理论值，实际工作中很难确定有害物质的产生量 M，导致依据式（15-1）很难确定全面通风量。而《工业建筑供暖通风与空气调节设计规范》（GB 50019—2015）规定，"放散入室内的有害物质数量不能确定时，全面通风量可参照类似房间的实测资料或经验数据，按换气次数确定，亦可按国家现行的各相关行业标准执行"。因此，全面通风量还可按式（15-3）进行计算。

$$L = nV \qquad (15-3)$$

式中　L——全面通风量，m^3/h；

　　　V——通风车间有效容积，m^3；

　　　n——通风换气次数，次/h。

《发电厂供暖通风与空气调节设计规范》（DL/T 5035）等相关行业标准规定了部分工业建筑的通风换气次数，但一般工业建筑的换气次数不易查到；《工业企业设计卫生标准》（GBZ 1）规定，"事故通风的风量宜根据工艺设计要求通过计算确定，但换气次数不宜小于12次/h"。因此，当在相关手册无法获取相关通风换气次数时，在职业病危害评价中多采用不小于12次/h的通风换气次数计算全面通风量。

通风换气次数只与作业场所有关，对作业场所存在的职业病危害因素种类、数量以及职业病危害因素的浓度等未进行充分考虑，通风换气次数强调的是排除余热（湿）和事故通风。因此，在职业病危害评价中应充分结合设计手册和作业场所职业病危害因素情况设计全面通风量，尤其相关设计手册中未规定通风换气次数时，不能简单地采用12次/h的通风换气次数计算全面通风量，应充分结合职业病危害因素情况进行分析和论证。

新风量是指在门窗关闭的状态下，单位时间内由通风系统管道、房间缝隙进入室内的空气总量。新风量评价指标设立的目的是满足室内人员呼吸的需要，最小新风量也是以人呼出的 CO_2（二氧化碳）进行估算得出的。因此，对于带有集中空调系统的车间或封闭式车间，新风量是一个必不可少的评价指标，是全面通风量以及换气次数所不能取代的；即便车间内不产生有害物质也要确保新风量满足要求，而全面通风量和换气次数更强调有害物质、余热（湿）的排除。

《工业企业设计卫生标准》（GBZ 1）规定，"工作场所的新风应来自室外，新风口应设置在空气清洁区，新风量应满足下列要求：非空调工作场所人均占用容积小于 20 m³ 的车间，应保证人均新风量不小于 30 m³/h；如所占容积大于 20 m³ 时，应保证人均新风量不小于 20 m³/h。采用空气调节的车间，应保证人均新风量不小于 30 m³/h。洁净室的人均新风量应不小于 40 m³/h。封闭式车间人均新风量宜设计为 30~50 m³/h。"而《工业建筑供暖通风与空调调节设计规范》（GB 50019—2015）规定："工业建筑应保证每人不小于 30 m³/h 的新风量"。由于室内人员呼吸所需的新风量不会因是否为空调作业场所或密闭式车间而发生变化。因此，新风量宜满足"工业建筑应保证每人不小于 30 m³/h 的新风量，洁净室的人均新风量应不小于 40 m³/h"的要求。

二、全面通风量测量方法

职业病危害预评价主要是对可行性研究报告中设计的职业病防护设施是否符合要求进行评估，应通过式（15-1）或式（15-3）计算全面通风量，并结合全面通风系统压力损失等情况，核实全面通风系统的风机选择是否合理，并提出相应的措施和建议。

职业病危害控制效果评价主要是核实建设项目建成后职业病防护设施是否实现了设计的要求，首先应核实全面通风系统的风机是否满足全面通风量的要求，如风机参数本身小于全面通风量的要求，则应更换风机；反之，还应通过实际检测全面通风量确定全面通风量是否实现了设计要求，全面通风量一般可通过下面两种方法进行测量。

1. 直接测量法

通过检测进风口或排风口的平均风速，然后利用式（15-4）计算全面通风量。

$$L = 3600 \times VA \tag{15-4}$$

式中　L——全面通风量，m³/h；

V——罩口平均风速，m/s；

A——罩口面积，m^2。

罩口平均风速可采用《排风罩的分类及技术条件》（GB/T 16758）规定的检测方法进行检测。

2. 间接测量法

采用《公共场所卫生检验方法　第 1 部分：物理因素》（GB/T 18204.1—2013）规定的示踪气体法进行测定，参见 GB/T 18204.1—2013 相关内容。

第十六章　局部排风装置等的检测与维护管理

局部通风系统的检测、评估与定期维护，是保持系统性能良好的基本措施。局部通风系统投入运行后，往往需要通过测定气流状态参数来确定系统性能是否达到了设计要求，捕捉风速与实际风量是否达到了预期目标。同时，这些测定结果可以作为判定系统是否满足法律、法规要求的依据。如果说竣工检测是性能验收的需要，那么周期性检测则是日常维护与维修的前提条件。周期性检测是掌握日常系统运行状态的基本方法与要求，通过分析运行参数发展趋势可以明确日常维护与检修的时机，提高设备的使用率。本章主要讲述风压、风速和风量的测定方法。

第一节　气体压力的测定

容器或管道中气体的压力（静压、动压、全压）是通风系统中基本的物理量。根据所测定的全压（或静压）可以计算管道系统中的压力损失、除尘器的阻力等参数，而管道中气体流动的动压是计算气流流速、流量的最常用和最基本的参数。

通风系统中压力测定的主要方法是通过插入管道内的取压管将压力信号取出，在压力计上进行读数。

（一）压力测量

由于在封闭容器中各点的静压均相同，在测静压时可以仅取一个点的压力进行测定，为此可以在容器壁上开孔，在垂直于管壁方向上安设短管，作为测压管，然后与压力计相连，即可测出该容器中的静压。

对于有气流流动的管道，通常在同一断面上的静压是相同的，因此可在垂直于管壁方向上安设短管，以取出静压信号。但有时在管道中气流扰动很大，单独某一点上的静压不能代表断面上的平均静压，因此静压的测定应选在气流比较平稳的断面上；或者在同一断面上，沿管壁同时设几个取压点，测其平均静压。将取压管的开口对准气流的来流方向所测得的气体压力即为全压（图 16-1）。动压为全压与静压之差。

皮托静压管（简称皮托管）是由一个垂直在支杆上的圆筒形流量头组成的管状装置。L 型皮托管是其中一种型式（图 16-2）。本装置在侧壁周围有一些静压孔，顶端有一个迎流的全压孔。标准皮托管用两根不同内径管子同心套接而成，尾端直连接头连通的内管是全压管，侧接头连通的外管是静压管。指向杆和测杆头部方向一致，使用时可确定方向，使测头对准来流方向。

国际标准推荐的有 GETIAT 型（锥形头）、AMCA 型（球形头）、MPL 型（椭圆形头）三种。

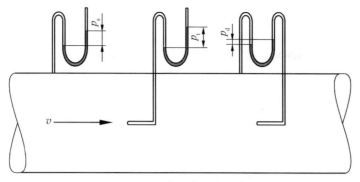

图 16-1　管道中压力测定

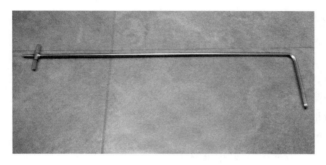

图 16-2　L 型皮托管

皮托管一般常用的流速为 5~30 m/s，不能使用于马赫数约大于 0.8 的流体，而且为了获得最佳的准确度，应在皮托管使用条件下进行校准。当马赫数在 0.9~1.0 之间时，大多数皮托管出现不规性，不能用以进行测量。

用皮托管测压力时，要使测压管段与气流保持平行。测压管与气流方向有偏斜时，测得的压力将会产生误差，夹角越大，误差也越大。

L 型测压管一般只能用于不含尘的气流中进行测定。气流中含尘浓度高时，孔口易于堵塞。为了能在含尘气流中测定，制造了各种扩大孔口的皮托管，目前应用较普遍的是 S 型皮托管（图 16-3）。测定时将一侧的孔口与气流方向垂直，测取全压，而与其相背一侧的孔口测静压。S 型皮托管所测得的压力，并不能代表真正的气流压力，而实际上存在误差，因此必须用标准皮托管在风洞中进行校正，求得校正系数 K：

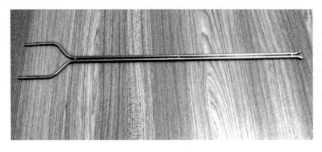

图 16-3　S 型皮托管

$$K = \sqrt{\frac{p_{dn}}{p_d}} \qquad (16-1)$$

式中　p_{dn}——在风洞中标准皮托管测得的动压值；

　　　p_d——在风洞中被矫正的 S 型皮托管所测的动压值。

S 型皮托管的矫正系数变化范围很大，取决于制造精度。

（二）压力计

实际中使用的压力计有液体式压力计、机械式压力计和传感器式压力计。

液体压力计基于帕斯卡定律，利用液柱自重产生的压力与被测压力相平衡，根据液柱高度来确定被测压力的仪器。液体压力计可分为 U 形管式压力计、杯形压力计、倾斜式微压计、补偿式微压计等，工作介质有水、汞、乙醇、红油等。

由于采用液体测压，因此压力的单位常用 mm 水柱或 mm 汞柱等来表示。与 SI 单位的关系为

$$p = \rho_w g h \qquad (16-2)$$

式中　p——压力，Pa；

　　　h——液柱高度，m；

　　　g——重力加速度，N/kg；

　　　ρ_w——液体的密度，kg/m³。

在本章中为了叙述方便，仍采用液体柱（mm 水柱）作为压力的单位。下面介绍常用的液体压力计。

1. U 型压力计

最简单的液体压力计是 U 形管（图 16-4），其中装有水、汞、酒精等作为工作液，根据所测的压力范围来选取。当 U 形管中注入水时，由于在两管中作用的压力不同而产生的水位高差 h，就表示气体的压差 Δp，其读数为 mm 水柱的单位。采用其他液体作为工作液时，测得压力为 mm 液柱。

2. 杯形压力计

采用 U 形管时，需要在两根管上同时读取两个读数，这种操作比较困难，特别是当气体中压力波动较大时。采用杯形压力计就可以消除上述缺点，可以很快得到读数，减少读数误差。

杯形压力计如图 16-5 所示。与 U 形管所不同的是取消一根管，代之以断面积比管子大许多倍的水杯。根据连通器的原理，自杯内排出的液体体积应等于进入玻璃管内的液体体积，即

$$h_1 F_1 = h_2 F_2 \qquad (16-3)$$

式中　h_1——管内工作液体上升高度；

　　　F_1——玻璃管断面积；

　　　h_2——杯内液体高度；

　　　F_2——杯断面积。

液体高差 h 为　　　　　　　　$h = h_1 + h_2 \qquad (16-4)$

将式（16-3）代入式（16-4）得

$$h = h_1 \left(1 + \frac{F_1}{F_2} \right) \qquad (16-5)$$

由式（16-5）可以得出，当 F_1/F_2 很小时，例如小于 1/100，则可以忽略，于是液体的高差 h 可近似用单一的管内液体上升高度 h_1 来代表，这样可以简化操作，便于读数。

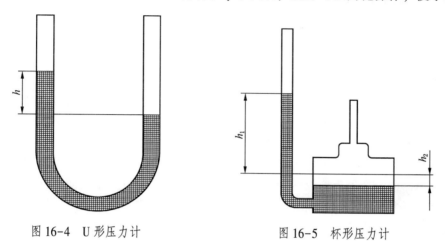

图 16-4　U 形压力计　　　　图 16-5　杯形压力计

3. 单管倾斜微压计

单管倾斜微压计由一个盛有工作液体的容器和一根直径比较小的斜管组成，其工作原理示意如图 16-6 所示。为使斜管液面上升到拟定高度而容器内液面下降得不太多，一般斜管内径是盛液体容器内径的 1/10 或 1/15。当容器断面积为 S_2 时，其液面上受到的压力为 p_1。当斜管断面积为 S_1 时，其液面上受到压力为 p_2。且当 $p_1 > p_2$ 时，设容器液面下降高度为 h_2，斜管液面上升高度 $h_1 = l\sin\alpha$，这时容器内液体下降的体积等于斜管内液体上升的体积，即

$$h_2 = l \cdot \frac{S_1}{S_2}$$

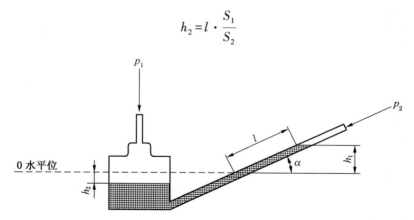

图 16-6　单管倾斜微压计的工作原理示意图

$$h = h_1 + h_2 = l \cdot \left(\sin\alpha + \frac{S_1}{S_2} \right)$$

263

所以，压差为 $\qquad$ $\Delta p = p_1 - p_2 = l\rho g\left(\sin\alpha + \dfrac{S_1}{S_2}\right) = K_{dw}l$ $\qquad$ （16-6）

式中　ρ——单管倾斜微压计液体的密度，kg/m^3，一般用工业酒精和蒸馏水配成密度为
0.81 kg/m^3 的工作液；

K_{dw}——校正系数，$K_{dw} = \rho g\left(\sin\alpha + \dfrac{S_1}{S_2}\right)$，一般都标在斜管限位标尺上。

4. 数字压力计

数字压力计是采用数字显示被测压力量值的压力计，可用于测量表压、差压和绝压。被测压力经传压介质作用于压力传感器上，压力传感器输出相应的电信号或数字信号，由信号处理单元处理后在显示器上直接显示出被测压力的量值。

压差传感器是数字压力计的重要部件。压差传感器应用了差动变压器原理，如图16-7所示。其探头是由压膜盒和差动变压器组成的差压变换器，并将差压膜盒和差动变压器封装在一个容器内，容器上留有两个压力输入孔，以传递压力。差动变压器是由一个可移动的铁芯 B、一个一次线圈 N_1 和两个二次线圈 N_2、N_3 组成的。差动变压器的活动铁芯串联在膜盒 A 中心的硬芯部分，当压力发生变化时，压差膜盒产生轴向位移，其位移量的大小正比于外加压力。这样，膜盒 A 便带动了铁芯 B 上下移动，引起差动变压器的二次电压的变化，从而实现了压力—电量的转换。

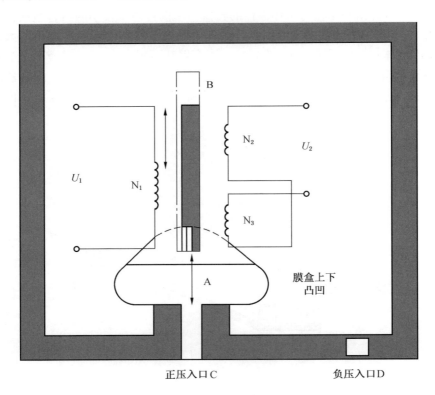

图16-7　压力传感器的差动变压器原理示意图

第二节　风　速　测　量

目前常用的风速测量仪器、仪表有：叶轮式机械风速仪、叶轮式数字风速仪、热球式风速仪和涡街风速仪等。

一、叶轮式机械风速仪

按测量范围来分，叶轮式机械风速仪可分为高速（1～30 m/s）、中速（1～10 m/s）、低速（0.1～0.5 m/s）三类。按其结构来分，叶轮式机械风速仪可分为叶轮式和杯式两种。两者内部结构相似，主要由叶轮、传动涡轮、蜗杆、计数器、指针及回零杆、离合闸板、护壳底座等构成。当风流吹动风轮时，通过机械传动机构将运动传给计数器，指示出叶轮的转速，成为表速 v_b，再按风速仪校正曲线查得真实风速 v_t，即为测风断面上的风速。

叶轮式机械风速仪的校正曲线包括非线性区和线性区。在线性区内，v_t 与 v_b 的关系可用下式表示：

$$v_t = a + bv_b \tag{16-7}$$

式中　　a——常数，取决于风速仪转动部件的惯性和摩擦力；

　　　　b——校正系数，取决于风速仪的构造和尺寸；

　　　　v_b——风速仪的指示风速。

测定风速之前，先打开离合闸板，再按一下回零杆，在大小指针回零后让风速仪空转 20～30 s，同时准备一块秒表，并使秒表回零；测定时，风速仪和秒表同时启动，风速仪按一定的测定路线均匀地移动。当到达测定时间后，同时制停风速仪和秒表，从风速仪的表盘上读取风速仪的指示风速 v_b。

二、叶轮式数字风速仪

叶轮式数字风速仪，如图 16-8 所示，感受元件仍是叶轮，不同的是其传动机构为光电，即根据光电、电感等原理，把机械物理量转变为电物理量，利用电子线路实现自动记录和检测数字化。如 XSF-1 型数字风速仪，其叶轮在风流作用下连续不断转动，带动同轴上的光轮做同步转动。当光轮上的孔正对红外光电管时，发射管发出的脉冲信号被接收管接收，光轮每转动一次，接收管接收到两个脉冲。由于风轮的转动与风速呈线性关系，接收管接收到的脉冲与风速也呈线性关系。脉冲信号经整形、分频和 1 min 计数后，LED 数码管显示 1 min 的平均风速值。

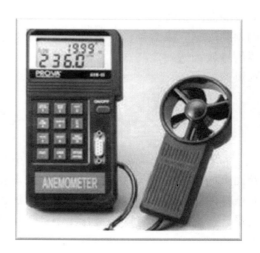

图 16-8　叶轮式数字风速仪

三、热球式风速仪

热球式风速仪是一种能测量低风速的仪器，其测定范围为 0.05~10 m/s。它由热球式测杆探头和测量仪表两部分组成，探头有一个玻璃球，球内绕有加热玻璃球的镍铬丝线圈和两个串联的热电偶。热电偶的冷端连接在磷铜质支柱上，直接暴露在气流中，当一定大小的电流通过加热线圈后，玻璃球的温度升高，升高的程度和气流的速度有关，流速小时，升高的程度大，反之，升高的程度小。升高程度的大小通过热电偶产生的热电势在电表上指示出来。测定时，轻轻拉动螺塞，使测杆探头露出，并使探头上的红点面对风向，读出主机显示屏的读数。

四、涡街风速仪

涡街风速仪基于卡门涡街理论来实现风速检测。所谓卡门涡街理论，就是在流动的流体（空气流）中放置一根轴线与流向垂直的非流线型阻挡体（旋涡发生体），当流体（空气流）沿涡街发生体扰流时，会在涡街发生体下游产生两列不对称但有规律的交替涡列，这就是卡门涡街。

在一定雷诺数范围内，涡街产生的频率 f 与流体平均流速之间有如下关系，即

$$f = S_r \frac{U}{md} \tag{16-8}$$

式中　f——涡街产生的频率，次/s；

　　　　U——流体流速，m/s；

　　　　S_r——斯特劳哈尔数，它是一个表征漩涡脱落特性的相似准则数，与柱体截面形状和雷诺数 Re 有关；

　　　　m——涡街发生体两侧弓形面积与通道横截面面积之比；

　　　　d——涡街发生体迎流面特征宽度，m。

超声波传感器的工作原理：超声波发生器产生连续等幅的振荡信号，经放大后加到发射换能器上，转换成等幅连续的超声波信号并发生到流体中，接收换能器接收到的是经旋涡调制的超声波信号，并转换成电信号，送到选频放大器，选频放大器把经旋涡调制的微弱信号放大送到检波器，检出旋涡信号，再经低频放大、电路整形、脉冲计数信号输出显示风速。

第三节　管道风量测定

大多数通风系统性能测定中，风量的测定常采用速度面积法。速度面积法是利用风流断面上的平均速度与气流横截面积相乘求得风量的方法。测量位置一般是在排气罩的罩口和选择的管道断面上。本章将对测量方法进行重点讲解。另一种测量方法是利用诸如孔板流量计、文丘里流量计等进行测定。但是这些设备在工业通风的测量中很少使用，本章不作介绍。

风道内风速分布是不均匀的，要正确测定风道风量，就应测定其平均风速，风道的风

量为风道断面面积与平均风速的乘积。根据测定原理与现场条件，风道风量的测定方法有速度压法、静压差法两种。

一、速度压法风量测定

该方法是测定管道、软质风筒及烟道风量的一种基本方法。其测定原理是，选择正确的测定断面后，在测定断面上布置若干个测点，并测定各测点的速度压，然后根据速度压和速度的关系计算各测定点的风速，最后计算断面平均风速和风量。

（一）测定断面的选择

风机出口、弯头、三通、渐扩管、渐缩管等异形管件的后部一定距离范围内气流很不稳定，存在着涡流。实际测定中，有时会发现在气流不稳定断面上的动压读数为零，甚至是负值。这样的断面是不宜作为测定断面的。而距离这些部件或设备较远的位置气流相对平稳，测量结果也较为准确。因此，测量断面应选择在气流平稳、扰动较小的直管段内。当测量断面设在弯头、三通、断面突然增大或缩小等局部构件或净化设备前面（按气流运动方向）时，测量断面与它们的距离要大于 3 倍的风筒直径；而当测量断面设在这些部件或设备的后面时，则应大于 6 倍的风筒直径。如果现场测定很难满足这样的要求，可选择距局部构件或设备的最小距离至少不小于 1.5 倍风筒直径处为测定断面。不过，此时应适当增加断面上的测点数。另外，还应从操作方便和安全角度考虑测定断面的选择。

（二）测点布置

由于气流速度在管道断面上的分布是不均匀的，随之造成压力分布也不均匀。因此，需在测定断面上布置多个测点，然后求出断面上压力和速度的平均值。

1. 圆形管道

圆形管道测点的分布目前国际上常用的有两种方法：等面积法和对数线性法。

方法 1：等面积法。

将管道断面分成一定数量、面积相等的同心圆环，在每个面积环的面积平分线上，沿互相垂直或互成 120°角的径线布置测点。如图 16-9 所示是划分为 3 个同心环的圆形风道上沿互相垂直的线布置测点的示意图，其他同心环的测点布置可参考图 16-9 所示。

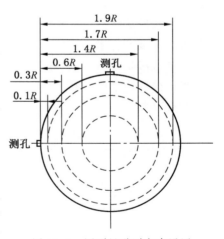

图 16-9　圆形风道测点布置图

根据经验可知，一般圆形风道同心环的环数可按表 16-1 确定，烟道的分环数可按表 16-2 确定。

同心环上各测点与圆心的距离可按下式确定：

$$R_i = R_0 \sqrt{\frac{2i-1}{2n}} \qquad (16-9)$$

式中　i——从风管中心开始的同心环顺序号；

　　　n——测定断面上划分的同心环数；

R_0——圆形风道半径，mm 或 m；

R_i——风道中心到第 i 点的距离，mm 或 m。

表 16-1　一般圆形管道风道断面分环数

风道直径/mm	≤500	500~1100	1100~2200	2200~2600	2700~3400
分环数	2~3	4~5	5~6	6~7	7~10

表 16-2　烟道测定断面分环数

烟道直径/m	≤0.5	0.5~1	1~2	2~3	3~5
测点断面分环数	1	2	3	4	5
测点数	4	8	12	16	20

方法 2：对数线性法。

对数线性法是 ISO 3966 推荐的方法之一，它同样将管道截面分成 n 个等面积环（最中间的为圆），并假设每个环面上的速度分布的数学模型为

$$u = A + B\log\left(\frac{y}{D}\right) + C\log\left(\frac{y}{D}\right) \tag{16-10}$$

式中，A、B、C 为待定的三个常数，并认为最外缘（即近管壁区）相对于管壁距离的速度分布服从对数规律。

对数线性法选择特征点的原则是把各个环面上的平均速度看作是该环面上各特征点处所测得的速度的算术平均值。而整个截面上的平均速度就等于各环面平均速度的算术平均值。具体做法是在每个圆环的半径方向选择两个测点，使得该特征点上测得的速度平均值刚好等于该环面速度分布为式（16-10）时的速度平均值，而不管 A、B、C 为何值。

测点（特征点）位置见表 16-3。

表 16-3　测点位置分布（与管壁距离以管道直径倍数计）

距管壁		点　序									
		1	2	3	4	5	6	7	8	9	10
点数	4	0.043	0.290	0.710	0.957						
	6	0.032	0.135	0.321	0.679	0.865	0.968				
	8	0.021	0.117	0.184	0.345	0.655	0.816	0.883	0.979		
	10	0.019	0.077	0.153	0.217	0.361	0.639	0.783	0.847	0.923	0.981

以在相互垂直的直径上分别取 10 个测点为例，测点位置如图 16-10 所示。

为了提高测量的准确度，可以在三条互成 60° 的直径上取测点。

以上两种方法的对比与选择：

综合国内外两种测量方法的对比研究资料，无论是理论分析还是实际验证，均显示其准确性后者优于前者。美英等国家的行业组织均推荐采用对数线性法。本书作者推荐采用

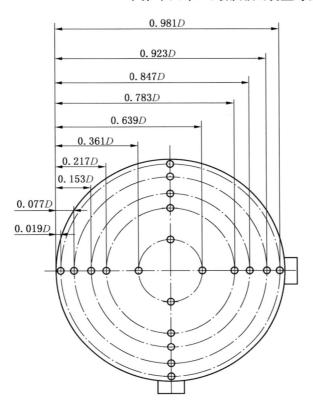

图 16-10 圆形管道断面测点布置图

对数线性法。

2. 矩形管道

方法一：等面积法。

将风管断面分为若干等面积的矩形小块，测点布置在每个矩形小块的中心，如图 16-11 所示。不同面积的矩形管道所设测点数列于表 16-4 中。一般要求矩形小块每边的长度不大于 220 mm，若断面流速分布比较均匀，可适当减少测点数，但是每个测点所代表的管道面积不得超过 0.6 m^2。

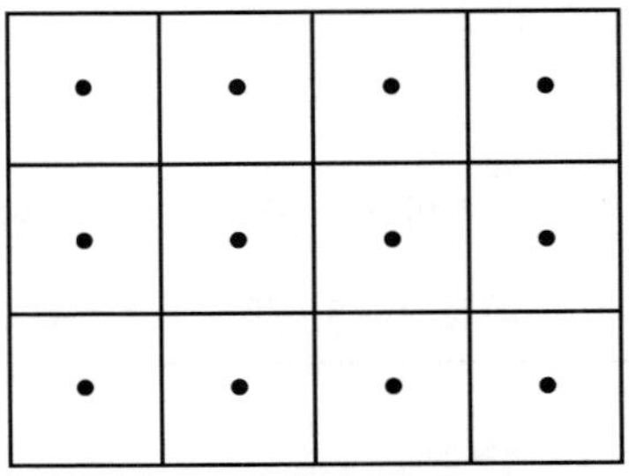

图 16-11 矩形管道测点布置图

表 16-4 矩形管道测定断面的测点数

风道断面积/m^2	<1	1~4	4~9	9~16	16~20
测点数	4	9~12	12~16	16~28	28~36

方法二：log-Tchebycheff 法（log-切比雪夫法）。

采用 log-Tchebycheff 法确定矩形管道断面上的测点位置，以 5×6 测点阵列为例，断面上的测点分布如图 16-12 所示。图中 L、W 分别代表矩形管道截面的长和宽。根据管道尺

269

寸大小，确定管道截面横向和纵向的取点个数。但截面上的测点数量应不低于 25 个，同时任意两个测点之间的距离不大于 150 mm。

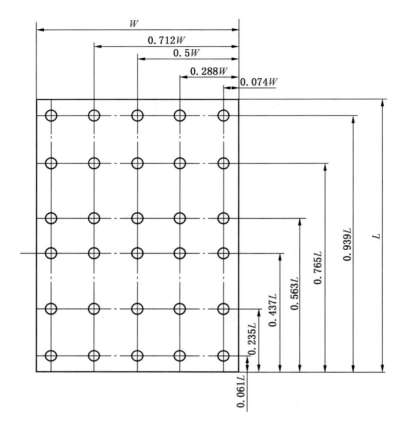

图 16-12　矩形管道断面上测点位置布置图

测量断面上的测点位置依据表 16-5 中数据经计算确定。

表 16-5　矩形管道断面上测点位置分布表（距管道内壁的距离以长和宽的倍数计取）

距管壁		点　　序									
		1	2	3	4	5	6	7	8	9	10
点数	5	0.074	0.288	0.500	0.712	0.926					
	6	0.061	0.235	0.437	0.563	0.765	0.939				
	7	0.053	0.203	0.366	0.5	0.634	0.797	0.947			
	8	0.046	0.175	0.342	0.400	0.600	0.658	0.825	0.954		
	10	0.037	0.141	0.263	0.338	0.456	0.544	0.662	0.737	0.859	0.963

以上两种方法的比较与选择：

显然，等面积法没有考虑管壁对气流流动的摩擦阻力影响，会直接导致测量的结果偏大。作者推荐采用第二种方法：log-Tchebycheff 法。

3. 环形断面风道

对于环形断面风道，其测点布置是以圆形风道等面积法理论为基础进行的，各测点位置按下式计算得出：

$$R_i = \frac{D}{2}\sqrt{\left(\frac{d}{D}\right)^2 + \frac{2i-1}{2n}\left[1 - \left(\frac{d}{D}\right)^2\right]} \qquad (16-11)$$

式中　　d——环形风道内径；

　　　　D——环形风道外径。

（三）皮托管的使用与误差

根据对数线性布点规则，速度压测量时皮托管距离管道内壁的最小的距离为 0.019 倍管径。由于管道和皮托管两者距离较小，可能导致皮托管因触及管壁而不能放置在预想的位置，因此这个距离至少为皮托管径的一半才能保证皮托管不触碰到管道内壁。

而从误差的角度来分析就会发现，管道内近壁处的速度梯度和皮托管头部紧贴管道内壁都会扩大误差，在检测的第一点和最后一点比较明显。资料显示，管道内径与皮托管外径之比为 30~40 倍时，由于这两个因素导致的误差将减小到 0.5%。假如使用的皮托管内径是 0.79 cm，测量的管道管径应该大于 27.94 cm 或 30.48 cm。如果用更小直径的皮托管，误差会更小。因此，一般情况下，皮托管直径与管道直径之比不小于 40 倍。

摇摆和偏斜不利于静压的测量，而对全压测量的影响较小。有资料显示，皮托管头部偏斜 15° 将导致测得的数值比正常情况下减少 5%。对动压的影响则取决于动压和静压两者测定的误差。管头的不同，误差大小也不一样。就球形管头来说，管头偏斜 15°~20°，动压会产生 3%~5% 的误差。关于皮托管摇摆所产生误差在此不作详述。

皮托管是一个最基本的仪器，本身不需要校准，常用于孔口流量计和文丘里流量计的校准。主要缺点是不能直接用于风速低于 5 m/s 的情况。

（四）测量位置的质量判断

为了确定断面选择的合理性，使用图 16-13 所示的规则进行判断。对于任何给定的断面，不论圆形还是方形断面，首先弄清楚气流最大速度或最大速度压（p_v），然后用 10 去除，得到 $\frac{1}{10}p_v$。

如果在所有读数中 75% 以上等于或大于 $\frac{1}{10}p_v$，则认为在此截面上测出的数据是可接受的。如果断面风速不能满足这个标准，则该截面不能被使用，需要重新选择。

（五）平均风速与风量测定

选定了测定断面与测点布置方法之后，就可通过皮托管和压力计测定平均风速与风量。用皮托管和压力计测定平均风速时，目前采用多点联合测定法和各点分别测定法两种方法。

1. 多点联合测定法

将各皮托管所有静压端相连、所有全压端相连后，集中用一台压差计测平均动压，其

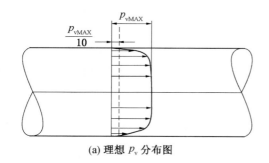

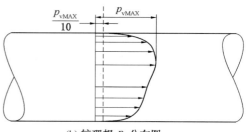

(a) 理想 P_v 分布图

(b) 较理想 P_v 分布图

(注: 对于风机入口断面, 这样的分布也是令人满意的)

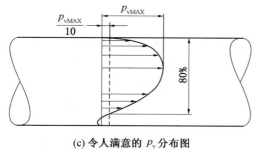

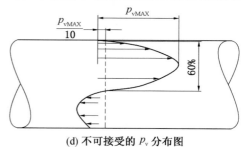

(c) 令人满意的 P_v 分布图

(d) 不可接受的 P_v 分布图

(注: 对于风机入口断面, 这样的分布是不可接受的)

(注: 对于风机入口断面, 这样的分布是不可接受的)

图 16-13　断面选择的判断

断面平均风速 v'_m 为

$$v'_m = \sqrt{\frac{2}{\rho}} \sqrt{\frac{1}{n} \sum_{i=1}^{n} v_i} \qquad (16-12)$$

2. 各点分别测定法

用一台差压计依次测各点的动压或用多台压差计同时测各点的速度压, 按下式求断面平均风速 v_m:

$$v_m = \frac{1}{n} \sqrt{\frac{2}{\rho}} \sum_{i=1}^{n} \sqrt{p_{vi}} = \frac{1}{n} \sum_{i=1}^{n} v_i \qquad (16-13)$$

式中　p_{vi}——第 i 测点的速度压、风速;

　　　v_i——第 i 测点的风速;

　　　n——测点数;

　　　ρ——空气密度, kg/m³。

各点分别测定法测定结果的精度高, 易发现橡皮管或皮托管堵塞和漏气故障, 且能测定出断面上的速度场分布。但需大量连接橡皮管, 测定比较麻烦, 读数时间长。多点联合测定简单快速, 但比较式 (16-12) 和式 (16-13) 可知, 其测定值偏大, 且误差大小还与并联各点的橡皮管长度和内径有关。采用多点联合测定法时, 应尽量使连接各测点的橡皮管长度和内径相等。根据经验数据可知, 在速度场分布比较正常的条件下, 这个偏差值较小, 用 v'_m 代替 v_m 可保证有足够的精度; 而在速度场分布特别不正常的条件下, 偏大值就不能忽略。还应指出, 如现场测定中速度压出现负值或零值, 在计算平均速度压时, 宜将负值做零值处理，测点数应为全部测点的数目。

二、静压差法风量测定

利用静压差法测定风量的原理是，当风道中存在长度较短，可忽略摩擦阻力，且局部阻力系数为已知的局部构件时，如弯道、风道断面增大或缩小、风道增设的孔板等局部构件，可通过测定局部两端的静压差，再利用局部构件两侧的风流能量方程来计算风道风量。

第四节　除尘系统的测试与风量调节

漏风是由于除尘器在加工制造、施工安装欠佳或因操作不当、磨损失修等诸多原因所致。漏风率是以除尘器的漏风量占除尘器的气体处理量的百分比来表示，是考察除尘效果的技术指标。漏风率的测试方法视流经除尘器气体的性质而定，可采用风量平衡法、热平衡法、氧平衡法或碳平衡法。

一、风量平衡法

风量平衡法按漏风率的定义，测出除尘器进出口的风量即可计算出漏风率：

$$\varepsilon = \frac{Q_i - Q_o}{Q_i} \times 100 \tag{16-14}$$

式中　　　　ε——除尘器漏风率，%；

Q_i，Q_o——除尘器进、出口的风量，m^3/h。

式（16-14）中对正压工作的除尘器计算时为 $Q_i - Q_o$，而负压工作的除尘器计算时则为 $Q_o - Q_i$。

二、热平衡法

忽略除尘器及管道的热损失，在单位时间内，除尘器出口烟气中的热容量应等于除尘器进口烟气中的热容量及漏入空气的热容量之总和，即

$$Q_i \rho_i c_i t_i + \Delta Q \rho_a c_a t_a = Q_o \rho_o c_o t_o \tag{16-15}$$

式中　ρ_i，ρ_o，ρ_a——除尘器进、出口烟气及周围空气的密度，kg/m^3；

c_i，c_o，c_a——除尘器进、出口及周围空气的热容，$kJ/(kg \cdot K)$。

若忽略进出口气体及空气的密度和热容的差别时，即令 $\rho_i = \rho_o = \rho_a$，$c_i = c_o = c_a$，则由式（16-15）可得漏风率为

$$\varepsilon = \left(1 - \frac{Q_o}{Q_i}\right) = \left(1 - \frac{t_i - t_a}{t_o - t_a}\right) \times 100\% \tag{16-16}$$

测出除尘器进出口的气流温度，即可得到漏风率。这种方法适用于高温气体。

三、碳平衡法

当除尘器因漏风而吸入空气时，管道气体的化学成分发生变化，碳的化合物浓度得到

稀释，根据碳的平衡方程，漏风率的计算公式为

$$\varepsilon = \left[1 - \frac{(CO + CO_2)_i}{(CO + CO_2)_o} \right] \times 100\% \qquad (16-17)$$

式中　　　　　ε——除尘器漏风率，%；

$(CO+CO_2)_i$——除尘器进口烟气中（$CO+CO_2$）的浓度，%；

$(CO+CO_2)_o$——除尘器出口烟气中（$CO+CO_2$）的浓度，%。

因此，只要测出除尘器进出口的碳化合物（$CO+CO_2$）的浓度，就可得到漏风率。该法只适用于燃烧产生的烟气。

四、氧平衡法

1. 原理

氧平衡法是根据物料平衡原理由除尘器进出口气流中氧含量变化测得漏风率的。本方法适用于烟气中含氧量不同于大气中含氧量的系统。适用于静电除尘器。

采用氧平衡法，即测量静电除尘器进出口烟气中含量之差，并通过计算求得。

2. 测试仪器

所用电化学式氧量表精度不低于 2.5 级，测试前需经标准气校准。静电除尘器漏风率可采用式（16-18）进行计算：

$$\varepsilon = Q_{2i} - Q_{2o}K - Q_{2i} \times 100\% \qquad (16-18)$$

式中　　　　　ε——静电除尘器漏风率，%；

Q_{2i}，Q_{2o}——静电除尘器进、出口断面烟气平均含氧量，%；

K——大气中含氧量，根据海拔高度查表得到。

由于静电除尘器是在高压电晕条件下运行，火花放电时，除尘器中会产生臭氧，有人认为这会影响烟气中氧的含量，从而影响漏风率的测试误差。而实际上臭氧是一种氧化剂，很易分解。有关资料介绍，在高温电晕线周围的可见电晕光区中生成的臭氧，其体积浓度仅百万分之几，生成后会自行分解成氧或与其他元素化合。这个浓度对人类生活环境会产生很大影响，但相对于氧含量的测试浓度影响则是相当地小。氧平衡法只需测试进出口断面的烟气含氧量两组数据，综合误差相对较小，此风量平衡法优越，但也有局限性。此法仅适用于烟气含氧量与大气含氧量不同的负压系统。

氧平衡法的测试误差主要取决于选用的测试仪器。目前我国主要采用化学式氧量计，而在国外已普遍采用便携式的氧化锆氧量计以及其他便携式氧量计，但随着我国仪器仪表的迅速发展，将可以选用精度高、可靠且携带方便的漏风率测试用测氧仪。

除尘系统风量调整是除尘工程设计、施工和运转的重要环节。如果通风系统科学设计、施工规范，不经过风量调整，也未必能达到除尘系统良好运行效果。除尘系统风量调整宜在除尘系统运行正常 1 个月后进行。

五、除尘系统测点选择

根据吸尘点管道走向选择合理的测试点数目，测孔要符合"上四下二"的要求原则，在不具备条件的地方取两弯头中间位置，并在 90°位置增加测孔或增加测点数目。

六、风量调节的应用范围

除尘系统是否进行风量调节视具体情况而定。一般来说，有下述情况时应考虑进行风量调节：

（1）除尘系统吸尘点较多，如除尘系统有 510 个以上的吸尘点。

（2）除尘管道较长，如主管道长 2040 m 以上，或布置复杂。

（3）扬尘点要求严格，不允许有任何粉尘逸出飞扬。

七、调节措施

除尘系统的运行工况点沿风机特性曲线漂移幅度较大时，系统就失去了原设计的参数，产生失调现象，甚至完全失效。针对这种情况，必须采取运行调节措施，最大限度地恢复系统的原有特性。

（1）疏通管网。当排风罩对产尘点失去控制作用时，可判断为管网堵塞。如果系统中设有清扫孔或盲板，则开启清扫孔疏通，否则应由法兰盘处拆卸管段清扫，不宜用硬物敲击风管及部件。

（2）检修除尘器。对旋风除尘器和电除尘器，一般检查其含尘气体入口有无堵塞；对袋式除尘器，则检查滤袋表面粉尘层是否过厚。如发现除尘器压力损失剧增，即可判断为设备堵塞，应做及时处理。另外，要检查除尘器锁气装置（卸灰阀）、刮板输送机或螺旋运输机有无严重漏风，发现后应及时采取措施。

（3）闲置的吸风口和系统严重漏风处，均能使气流短路，破坏各集气吸尘风罩的流量分配。为此，必须及时检漏堵漏。

八、调节步骤

（1）根据系统图标出各风口、各管段和设计风量。

（2）按一定格式，设计出各相邻管段间的设计流量比值。

（3）从最远管道开始，用两套仪器分别测量相邻管段的风量。

（4）调节干管或支管上的调节阀的开度，使所有相邻支管段间的实测风量比值与设计风量比值近似相等。

（5）最后调节总风管的风量达到的设计风量，根据流量平衡原理，各支管、干管的风量就会按各自的比值进行分配，从而符合设计风量值达到合理的风量要求。

九、风量调节注意事项

（1）除尘系统风量调节比通风空调系统风盘调节要求更严格，因为任何粉尘的外逸都可能造成直接或间接的粉尘危害。

（2）各吸尘点的风量实际值与设计值偏差应在 10% 以内。如果此时有的吸尘点仍有粉尘外逸时，应继续增加这些吸尘点实际风量。

（3）除尘管道不应有漏风存在，如果系统管道漏风，会对除尘效果造成极不利影响。

（4）除尘系统风量调节应包括对除尘器和风机性能的测定和调整，因为除尘器和风机性能参数都会直接影响除尘系统的运行效果。特别是除尘器性能参数变化范围较大时，必须调整至设计或选用参数范围之内。

（5）除尘系统首次风量调节应在系统正常运行 1 个月后进行，对袋式除尘系统应在系统运行 3 个月后进行。

十、风量调整报告内容

1. 项目来源和依据

说明风量调节项目的来源和项目依据。

2. 生产工况

由于生产工况不同，除尘系统的参数是变化的，所以风量调节报告中应尽可能把生产工况条件和要求描写清楚。

3. 使用仪器

应对使用仪器的型号、精度、数量、厂家进行说明。

4. 除尘系统的组成和图示

在系统图示中应包括吸尘点分布数量及测点编号，同时标出各风口、各管段设计风量，计算出各相邻管段设计流量比值，列出风机、除尘器设计参数等。

5. 风量调节内容

风量的调节对象应包括各吸尘点控制风速、罩口风速、风量、除尘系统管道风速、压力分布及除尘器性能数据、风机性能数据、能耗等。

风量调节从最远段开始，采用两套仪器分别测量相邻管段的风量；调节干管或支管上的调节阀开度，使所有相邻支管段间的实测风量比值与设计风量比值近似相等。

测定各吸风点动压、静压、温度、湿度、气压，计算相应的风速、风量。

最后调节总风管的风量达到设计风量，根据流量平衡原理，各支管、干管的风量就会按各自的比值进行分配，从而符合设计风量值，达到合理的风量要求。

6. 结论和建议

对风量调节情况提出结论意见，并对存在的问题提出建议和解决方案，以利于对除尘系统的运行管理和继续改进。

第五节　通风除尘设备的检查与评估

通风设备的设置情况、负荷可调性及存在的故障等均会对通风系统整体性能造成一定的影响，为了保证通风系统保持良好运行状态，需要对设备、设施进行日常检查，对运行参数进行监测。本节对排风罩、管道、通风机、除尘器的基本检查项目、检查方法和判定规则进行阐述，并提出监测与评估的基本方法。

一、排风罩

排风罩的检查项目、检查方法、判定规则见表 16-6。

表16-6　排风罩性能检查评估表

检查项目	检查方法	判定规则
排风罩的结构、磨损、腐蚀、凹陷等情况	检查排风罩的组装状态	排风罩结构、尺寸及其连接部位仍保持设计状态
	检查排风罩的表面状态	没有以下异常： （1）可能导致吸气能力下降的磨损、腐蚀、凹陷以及其他损伤 （2）可能导致罩体腐蚀加剧的油漆损坏
	检查排风罩的内部状态	没有以下异常： （1）罩内存在粉尘或烟尘等堆积物 （2）罩口被粉尘或烟尘等堵塞
控制气流的流动状态	检查排风罩罩口周围是否存在妨碍气流流动的柱子、墙壁等构筑物	柱子、墙壁等构筑物均不妨碍气流流动
	检查排风罩罩口附近的工器具、加工件、材料等是否妨碍气流流动	器具、工具、加工件、材料等均不妨碍气流流动
	启动局部排风装置，用烟雾发生器在排风罩罩口检测烟的流动方向	烟雾不滞留、全部进入排风罩
	根据上一项的检查结果，如果烟全部进入排风罩，则停止局部排风装置，用烟雾发生器检测控制点气流状态	烟雾不流动而停滞在原处
接受式排风罩的开口面朝向	检查在常规作业时，发生源产生有害物质的飞散状态	无有害物质向排风罩外飞散
密闭罩内部负压保持情况	开启风机，通风量为设计风量时，测定密闭罩孔口或缝隙处的气流速度	在密闭罩不严密处，气流流入罩内，气流速度应不小于 0.4 m/s

二、管道

管道的检查项目、检查方法、判定规则见表16-7。

表16-7　管道性能检查评估表

检查项目	检查方法	判定规则
外表面的磨损、腐蚀、凹陷等情况	目视检查管道外表面状态，重点检查管道分支、变径、转弯等气流变化的部位。对排风管道的分支管道，应从排风罩的连接处向汇流部分的方向检查；对主管道，应沿气流流向检查	没有以下异常： （1）可能造成空气泄漏的磨损、腐蚀、凹陷以及其他损伤 （2）可能导致腐蚀的油漆损伤 （3）可能存在增大风阻或者造成粉尘堆积的变形

表 16-7（续）

检查项目	检查方法	判定规则
阀门状态	检查流量调节阀的张开度和固定状态	阀门可以按保持装置性能良好的开度固定好
	对设有切换阀门的管道系统，则分别使排风罩连接管路处于开放或关闭状态，启动局部排风装置，用烟雾发生器检查烟雾是否被吸入排风罩	管道处于开放状态时，烟雾被吸入排风罩。管道处于关闭状态时，烟雾不被吸入排风罩
连接部位状态	检查法兰的连接螺栓、螺母及垫圈，是否存在破损、缺失、松紧不均的情况	用于连接法兰的螺栓、螺母及垫圈，不存在破损、缺失、松紧不均的情况
	启动局部排风装置，用烟雾发生器检查连接处是否有空气吸入或漏出	连接处烟雾不被吸入或吹散
	如果无法进行上一项的检查，则倾听管道连接处是否有空气吸入或漏出的声音	没有空气吸入或漏出的声音
	无法进行第二项或第三项的检查时，使用微压计通过管道上设置的测孔来检测管道内的静压	管道内的静压值与设计值没有显著差异
检查孔状态	查看检查孔的部件有无破损、锈蚀、脱落等情况	无破损、锈蚀、脱落等情况
	查看检查孔的开闭状态	开关灵活，密闭性能良好
	用烟雾发生器检查垫圈部位是否有空气吸入或漏出的现象	没有烟雾被吸入或吹散的现象

三、通风机

通风机的检查项目、检查方法、判定规则见表 16-8。

表 16-8　通风机性能检查评估表

检查项目	检查方法	判定规则
防护罩及其连接部位的状态	检查传动皮带的防护罩及其连接部位的状态	没有磨损、腐蚀、破损及变形，且安装部分无松动
叶轮受腐蚀、磨损的情况	检查叶片表面是否变得粗糙，是否有孔洞	叶片表面光滑、无孔洞
噪声及振动情况	检查噪声及振动的情况	没有异常噪声和振动。振动限值见 JB/T 8689
	若通风机振动较大，检查其是否满足静平衡或动平衡要求	通风机叶轮达到了平衡精度要求

表 16-8（续）

检查项目	检查方法	判定规则
皮带的状态	检查皮带、皮带轮是否存在损坏、中心偏离、键槽松动等情况	没有以下异常： （1）皮带损伤 （2）皮带与轮槽尺寸不匹配 （3）张挂的多根皮带型号不同或者张挂方式不统一 （4）皮带轮有结构损坏、中心偏离或者安装位置偏离等现象 （5）键及键槽松动
	用张力计压下皮带，检查挠度（X）	X 应满足 $0.01\,L < X < 0.02\,L$ 式中，X 和 L 分别代表下图所示部分的长度 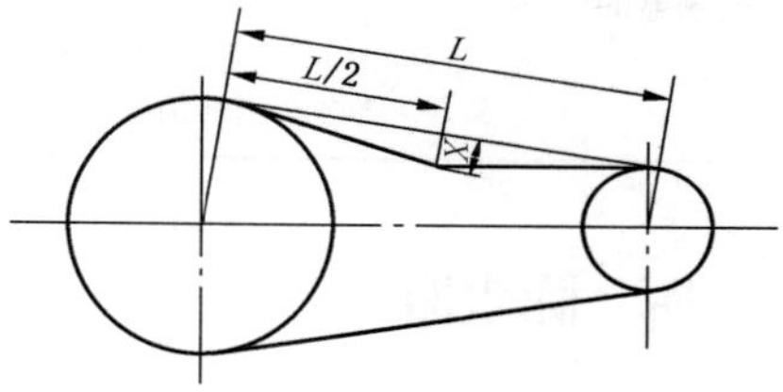
轴承的状态	风机启动状态下，选用下述方法之一检查叶轮轴承的状态： （1）将听音器放在轴承上，检查有无异常声音 （2）将轴承检测器的探头放在轴承上，读取检测值	没有以下异常： （1）没有异常旋转音 （2）读数在正常范围内
	风机运转 1 h 以上，停运后，检查叶轮轴承表面温度	轴承温度应不超过 70 ℃，且与周围环境温度差宜小于 40 ℃
	检查润滑油（脂）的量及状态	润滑油规格满足使用要求。油量在规定范围内，品质符合相关规定，且没有混入水、粉尘、金属粉末等
	如有供油装置，试运转 2 h 后，测量油温和油压	油温、油压值在正常范围内
电动机的状态	使用兆欧表，检测线圈与外壳之间、线圈与接地端子之间的绝缘电阻值	绝缘电阻足够大
	风机运转 1 h 以上，用表面温度计测量电动机表面温度	电动机表面温度应符合 GB/T 11021 的规定
	用测试仪表检测电压和电流值	电压和电流值在正常范围内

表 16-8（续）

检查项目	检查方法	判定规则
配电盘的状态	检查配电盘指示灯、外壳及标牌是否存在破损、缺失	不存在破损、缺失情况
	检查配电盘的仪表是否正常	无运转不良的情况
	检查配电盘内是否堆积的粉尘	没有粉尘堆积
	检查配电盘接线柱是否松动、变色	配电盘接线柱无松动、变色等情况
	接通电源，进行常规操作	机器运转正常
配线的状态	目视检查导线绝缘是否存在过热烧熔、磨损、腐蚀及其他损伤	导线绝缘不存在过热烧熔、磨损、腐蚀及其他损伤
接地线的状态	检查接地端子的接线是否牢固	接地端子的接线无松动、脱落现象
变频器的状态	对于手动调节的变频器，打开电源，操作调节旋钮，查看频率变化的连续性	电源频率调节顺畅
	对于自动调节的变频器，打开电源，查看自动运转情况	频率变换顺畅，能够在设定的模式下运行

四、除尘器

由于不同类型的除尘器除尘机理各不相同，日常检查所需关注的内容也有所差别。故将检查项目分成基本检查项目和特殊检查项目两类分别进行表述。

1. 基本检查项目

除尘器的基本检查项目、检查方法、判定规则见表 16-9。

表 16-9　除尘器基本性能检查评估表

检查项目		检查方法	判定规则
主体	外壳的状态	目视检查外表面状态	没有以下异常： （1）外壳存在可能导致粉尘泄漏的磨损、腐蚀、凹陷以及其他损坏 （2）外壳存在可能导致腐蚀的涂漆破损 （3）存在可能导致除尘器功能下降的粉尘堆积 （4）支撑部分松动
	连接管内粉尘堆积状态	检查立管上游粉尘容易堆积的部位。管道为钢制且管壁较厚的，可用测试锤敲击管道外表面，检查敲击音。管道为钢制且管壁较薄的，或树脂材质的，需用木槌轻轻敲击管道的外表面，检查敲击音	没有因为存在粉尘堆积而产生异常敲击音
	检查孔状态	同表 16-7 中的检查方法	同表 16-7 中的判定规则

表 16-9（续）

检查项目		检查方法	判定规则
排放装置	灰斗、卸灰阀等部位的状态	检查灰斗、卸灰阀等外表面的状态	没有以下异常： （1）存在可能导致粉尘泄漏的磨损、腐蚀或破损 （2）存在可能导致腐蚀的涂漆损坏 （3）存在可能导致粉尘堆积的变形
		对于设有检查孔的灰斗，打开检查孔检查灰斗内部状态	没有以下异常： （1）存在可能导致粉尘泄漏的磨损、腐蚀或破损 （2）存在可能导致腐蚀的涂漆损坏 （3）存在可能导致除尘器效率下降的粉尘堆积
		对于无法进行上一项检查的设备，使用测试锤轻轻敲击灰斗外表面，检查敲击音	没有因为存在粉尘堆积而产生异常敲击音
		启动排放装置，检查粉尘是否顺畅排出	粉尘能够顺畅排出，没有因运转不良引起异常声音与异常振动
	安全装置	按照设计说明书，检查安全阀、防火阀、联锁装置等安全装置是否齐全有效	安全装置齐全，均能够实现预定的功能

2. 各类除尘器特殊检查项目

针对旋风除尘器，除依据表 16-9 中规定的内容检查外，其他检查项目、检查方法、判定规则见表 16-10。

表 16-10　旋风除尘器性能检查评估表

检查项目	检查方法	判定规则
检查旋风除尘器排尘口的密封状态	启动旋风除尘器，用烟雾发生器检查排尘口是否有烟雾被吸入	烟雾不被吸入
圆椎体的磨损、腐蚀、破损及粉尘的堆积状态	用测试锤轻轻敲击圆锥体的外表面，检查敲击音	没有因粉尘的堆积、附着等引起的异常声音
	对于处理具有磨损性或腐蚀性有害物质的旋风除尘器，除检查敲击音外，还应对焊缝进行目视检查	没有下述异常： （1）因筒壁磨损引起敲击音异常 （2）焊缝沿线有孔隙或腐蚀

针对袋式除尘器，除依据表 16-9 中规定的内容检查外，其他检查项目、检查方法、判定规则见表 16-11。

表 16-11　袋式除尘器性能检查评估表

检查项目		检 查 方 法	判 定 规 则
滤袋	滤袋的状态	用皮托管和压力计测定滤袋前后的压差	滤袋前后的压差在设计值范围内
		定期检测除尘器排放的粉尘浓度	除尘器排放的粉尘浓度小于设计值
		定期打开除尘器检查滤袋是否有磨损、破损的情况	滤袋完整、无破损、无结露现象
	滤袋安装部位	检查滤袋的安装状态	滤袋安装正确，无脱落、松动
清灰装置	脉冲式喷吹装置的状态	目视检查压缩空气供应设施的状态 寒冬季节，应检查管道内是否有结冰、阀门是否有被冻住的情况	没有以下异常： （1）管道接头存在空气泄漏 （2）储气罐的冷凝水积存异常 （3）压力调节器显示异常 （4）管道与阀门处无结冰、冻死现象
		目视检查电磁阀启动状态指示灯	与电磁阀启动相联动，指示灯亮
		启动喷吹装置，倾听运转音	启动电磁阀，有脉冲的吹鸣音
		关闭电磁阀，检查有无空气泄漏的声音	无空气泄漏的声音
	机械式振打装置的状态	检查机械结构是否存在磨损、腐蚀、破损及变形	没有可能导致振打功能下降的磨损、腐蚀、破损及变形
		启动振打装置，检查是否存在异常振动和异常声音	运转顺畅，没有异常振动和异常声音
	反吹风装置的状态	按照表 16-8 的检查方法检查反吹风通风机	符合表 16-8 各项对应的判定标准
		检查反吹风切换挡板（三通阀）的状态	切换挡板运转正常，且挡板处无空气泄漏
		检查反吹风的风量、风压及含水量	反吹风的风量、风压及含水量在设计值范围内
	空气压缩机	检查空气压缩机计量仪表是否存在异常，并检查压缩空气的压力	计量仪表没有异常，压缩空气压力在设计值范围内
		检查接水盘冷凝水积存状态	冷凝水没有异常积存

针对电除尘器，除依据表 16-9 中规定的内容检查外，其他检查项目、检查方法、判定规则见表 16-12。

表 16-12　电除尘器性能检查评估表

检查项目	检 查 方 法	判 定 规 则
安全装置的状态	检查主体部分、绝缘子室人孔门上设置的电气联锁装置的有效性	电气联锁装置功能齐全、有效
	人孔门合页的安装状态	无腐蚀、变形及破损等情况
放电极、集尘极、整流板及其安装部分的状态	检查放电极、集尘极、整流板，及其安装部分的状态	没有可能导致放电极、集尘极、整流板功能下降的磨损、腐蚀、破损、变形，以及粉尘的异常黏附，且安装部分无松动

表 16-12（续）

检查项目	检查方法	判定规则
振打装置的状态	检查放电极和集尘极的振打装置，及其安装部分的状态	没有可能引起振打装置功能下降的磨损、腐蚀、破损、变形以及粉尘等的异常黏附，且安装部分无松动 振打装置的安装位置没有变化
	启动振打装置，检查是否存在异常振动及异常声音	运转顺畅，没有异常振动及异常声音
	检查轴承润滑油（脂）的量及状态	润滑油规格满足使用要求。油量在规定范围内，品质符合相关规定，且没有混入水、粉尘、金属粉末等
	检查振打装置的绝缘子状态	没有以下异常： （1）绝缘子污损严重 （2）绝缘子龟裂 （3）绝缘子固定螺栓松动
收尘极或者喷嘴状态	检查湿式电除尘器收尘极、喷嘴的状态	收尘极无腐蚀，表面可以形成均匀的水膜 喷嘴喷出的清洗液雾化状态良好
绝缘子和绝缘子室的状态	检查绝缘子和绝缘子室是否存在污损、破损及老化等情况	没有可能导致绝缘子和绝缘子室功能下降的污损、破损、老化等情况
	检查绝缘子表面防污闪油（脂）、涂料状态	防污闪油（脂）无污损和老化现象，涂料无起皮、粉化、龟裂与脱落现象
供电部分的状态	检查绝缘棒、绝缘子是否存在污损、破损、老化等情况	没有可能导致供电部分功能下降的污损、破损、老化等情况
	检查各端子及其安装部分的状态	没有可能导致供电部分功能下降的腐蚀、破损、烧损等，且安装部分无松动
电源装置的状态	检查控制板的电压与电流	电压和电流值在正常范围内

针对湿式除尘器，除依据表 16-9 中规定的内容检查外，其他检查项目、检查方法、判定规则见表 16-13。

表 16-13　湿式除尘器性能检查评估表

检查项目		检查方法	判定规则
分离部分	文氏管除尘器文氏管的状态	启动文氏管除尘器，用皮托管和压力计测量文氏管前后的压差	文氏管前后压差在设计值范围内
		无法按照上一项进行检查的，按下列公式计算喉管气流速度： $$V_T = \frac{Q_T}{60 \times A_T}$$ 式中　V_T——喉管气流速度，m/s； 　　　Q_T——喉管空气流量，m³/min； 　　　A_T——喉管的截面积，m²	喉管流速在正常范围内

表 16-13（续）

检查项目		检 查 方 法	判 定 规 则
分离部分	文氏管除尘器文氏管的状态	将引水装置（喷雾器）拆分，检查网眼是否存在堵塞、磨损、腐蚀、破损及变形	没有网眼堵塞或可能造成文氏管功能下降的磨损、腐蚀、破损及变形
	填料洗涤式、漏板塔式除尘器的填料、栅板、栅格的状态	检查填料是否存在堵塞和破损，以及填料用量是否适当	没有可能造成填料功能下降的堵塞或破损。填料填充量在设计值范围内
		检查栅板、栅格是否存在堵塞、磨损、腐蚀、破损及变形	没有可能造成栅板、栅格功能下降的网眼堵塞、磨损、腐蚀、破损及变形
	填料洗涤式除尘器喷嘴的状态	检查喷嘴的滤网是否存在堵塞、磨损、腐蚀、破损及变形	没有可能导致喷嘴功能下降的滤网堵塞、磨损、腐蚀、破损及变形
		无法进行上一项的，启动除尘器，检查喷嘴运转状态	喷嘴喷洒的清洗液成雾状，雾化状态良好
	泡沫除尘器筛板与泡沫状态	检查筛板上气泡生成状态	气泡均匀，且水面没有剧烈震荡，而且外壳没有律动
		无法进行上一项的，用皮托管和压力计检测筛板前后的压差，同时检查水层高度	筛板前后的压差和水层高度在设计值范围内
		检查筛板孔洞是否存在堵塞、磨损、腐蚀、破损及变形	没有可能导致筛板功能下降的孔洞堵塞、磨损、腐蚀、破损及变形
	脱水器状态	检查脱水器网眼是否存在堵塞、磨损、腐蚀、破损及变形	没有可能导致脱水器功能下降的网眼堵塞、磨损、腐蚀、破损及变形
		无法进行上一项的，用皮托管和压力计测量脱水器前后的压差	脱水器前后的压差在设计值范围内
泵	泵的状态	检查泵表面的状态	不存在外壳腐蚀、破损及清洗液泄漏的现象
		启动泵，确认旋转方向，检查是否存在振动	旋转方向正确，无异常振动
	轴承的状态	同表 16-8 中的检查方法	同表 16-8 中的判定标准
	压力及流量	通过泵本体压力计和流量计测定压力和流量	压力和流量在设计值范围内
	清洗液管道	检查旁通阀、阀门、过滤器以及软连接接头的状态	没有以下异常： （1）管道存在可能导致清洗液泄漏的磨损、腐蚀及破损 （2）存在可能导致腐蚀的涂漆损坏 （3）存在可能导致除尘器效率下降的淤渣附着 （4）过滤器滤网堵塞
		检查旁通阀及阀门的运转状态	运转顺畅，无异常声音

表 16-13（续）

检查项目	检　查　方　法	判　定　规　则
水封部分	检查水封部分是否存在网眼堵塞、磨损、腐蚀、破损及变形	没有可能导致水封功能下降的网眼堵塞、磨损、腐蚀、破损及变形
	检查清洗液的液面高度	清洗液的液面高度在正常范围内
	检查是否有空气从水封部位吸入或漏出	没有空气吸入或漏出
废液部分	检查排污阀状态	排污阀无泄漏
	检查废液状态	没有因污水外泄等引起环境污染

五、监测与评估的基本内容

只有做好通风系统运行状况的日常检测、监测与记录，才能有效地对通风系统进行性能评估。根据设备的运行参数及发展趋势，可以查找、分析存在的问题，并抓住有效时机进行保养与维护，减少系统性能恶化所引发的职业病伤害，提高生产效益。

在整体项目试运行正常后，对通风系统进行带生产负荷的综合效能试验与调整，由建设单位负责，设计、施工单位配合。通风除尘系统综合效能达到预期目标后，企业应对设备状况、规格参数、技术指标、运行参数等内容进行整理，建立通风除尘系统技术档案，并将系统达到设计功能的运行参数（现场检测值）作为通风除尘系统运行监测与评估的基准值。

通风除尘系统技术档案至少应包括以下内容：

（1）标有测点位置与节点的通风除尘系统图。

（2）排风罩流量和静压记录表。

（3）大气环境数据表。

（4）各测点静压、流量的设计数据、基准数据表。

（5）平衡状态下调节阀门状态数据表。

（6）除尘器阻力测定记录表。

（7）通风机规格参数相关资料。

（8）除尘装置规格参数相关资料。

通过连续监测静压、风速、风量等运行参数，可以直观的发现系统内部诸如管道堵塞、风量不足等问题。日常监测的指标包括：

（1）排风罩的排风量与静压值。排风罩的排风量与相应基准值的允许偏差不应大于10%，或者排风罩静压值与相应基准值的偏差不应大于20%。

（2）管道内风速。通风除尘管道内风速不应低于 GB 50019 规定的最小风速值。

（3）定期测定除尘器的过滤风速、除尘效率、阻力、漏风率等参数，确保这些参数在正常运行范围内。

（4）测定通风机的风量、全压及转速，对照风机特性曲线，衡量风机的实际工况与设计工况的差距，判断其是否满足系统设计要求。

定期检测并记录管道各节点的静压值，在时间跨度上绘制静压值曲线，综合其他数据对系统性能进行分析、研判，查找可能存在的故障。

第十七章　应急救援设施

依据职业病危害因素识别与职业接触分析的结果，针对可能发生的急性职业损伤的类型及其场所，通过设置应急救援设施来避免或应对急性职业损伤的发生及其带来的损害，是化学有害因素风险管理的重要内容。应急救援设施是指在工作场所设置的报警装置、急救用品、洗眼器、喷淋装置等冲洗设备和强制通风设备，以及应急救援中使用的通信、运输设备等。

第一节　急性职业损伤的类型与可能发生的场所

对于不同类型的急性职业损伤，应当配置的应急救援设施有所不同，首先应确定可能导致急性职业损伤的有害因素及可能导致的急性职业损伤类型，以及可能导致急性职业损伤的场所。

一、窒息性气体

窒息性气体主要包括硫化氢、一氧化碳、氰化氢和甲烷等。

1. 硫化氢

硫化氢导致的急性职业损伤为急性硫化氢中毒。其常见的发生场所为：

（1）炼油化工：含硫原油开采、炼制（双脱、酸性水、污水等）。

（2）冶金工业：含硫矿的炼制提纯、煤焦化等。

（3）化学工业：硫酸、二硫化碳原料制造、农药（对硫磷、乐果）、化肥等。

（4）橡胶工业：橡胶的硫化。

（5）造纸。

（6）环卫及其他。如化粪池、污水井、地沟、下水道、沟渠等清淤作业等。

2. 一氧化碳

一氧化碳导致的急性职业损伤为急性一氧化碳中毒。其常见的发生场所为：

（1）煤化工：煤气化、煤焦化、煤制油，以及用一氧化碳作为原料制造甲醇、醋酸、合成氨等。

（2）冶金工业：炼焦、金属冶炼等。

（3）耐火材料、玻璃、陶瓷行业，使用窑炉、煤气发生炉等。

（4）采矿爆破行业。

（5）内燃机尾气。

3. 氰化氢

氰化氢导致的急性职业损伤为急性氰化氢中毒。其常见的发生场所为：

（1）含氰化物的生产：氢氰酸生产、制造其他氰化物、合成纤维、有机玻璃，等等。

（2）化学工业：丙烯腈生产、丙烯酸树脂生产。

（3）电镀、采矿冶金工业：镀铜，氰化法贵重金属提取，炼钢的淬火等。

（4）染料工业：活性染料中间体三聚氯氰的合成等。

4. 甲烷

甲烷导致的急性职业损伤为急性甲烷中毒（单纯性窒息）。其常见的发生场所为：

（1）化学工业：石油化工、煤化工，制造乙炔、氢气合成氨等。

（2）天然气、煤气、煤矿内瓦斯气等职业接触。

二、刺激性气体

刺激性气体主要包括氯气、氨气、氮氧化物、光气等。

1. 氯气

氯气导致的急性职业损伤为急性氯气中毒以及眼和皮肤损伤。其常见的发生场所为：

（1）电解食盐生产氯气。

（2）化学工业的离子膜烧碱、氯乙烯、环氧树脂、PVC 生产等。

（3）应用氯气作为漂白剂的制药业、皮革业、造纸业、印染业等。

（4）应用氯气作为强氧化剂消毒的水厂、循环水场、自来水消毒等。

2. 氨气

氨气导致的急性职业损伤为急性氨中毒以及眼和皮肤损伤。其常见的发生场所为：

（1）氨水、液氨的生产。

（2）化工行业以氨为原料生产丙烯腈、铵盐、硝酸、纯碱，合成纤维、塑料、染料等。

（3）化肥行业的合成氨、硫胺、硝铵、氢氧化铵、尿酸等。

（4）液氨作制冷剂的人造冰、冷藏。

3. 氮氧化物

氮氧化物导致的急性职业损伤为急性氮氧化物中毒。其常见的发生场所为：

（1）化工工业：生产硝酸，用硝酸浸渍金属（催化剂生产），制造硝基炸药、硝化纤维等。

（2）化学工业：丙烯腈生产、丙烯酸树脂生产。

（3）焊接行业：电焊、气焊、气割时产生的高温能使空气中的氧和氮结合生成氮氧化物。

（4）爆破作业：矿井、隧道用硝铵炸药爆炸时均含有或产生氮氧化物。

4. 光气

光气导致的急性职业损伤为急性光气中毒。其常见的发生场所为：

（1）光气制造。

（2）化工工业：合成橡胶、泡沫塑料、染料、农药。

（3）脂肪族氯代烃燃烧：氯仿、三氯乙烯、PVC、二氯甲烷火灾，在通风不良的场所使用四化碳灭火机灭火会产生光气。

（4）军事毒剂。

三、强酸强碱

强酸强碱主要包括盐酸、硫酸、硝酸、醋酸、氢氟酸、高氯酸等。

1. 盐酸、硫酸、硝酸

接触盐酸、硫酸、硝酸可引起的化学灼伤（皮肤、眼睛等，多局限于接触局部）。其常见的发生场所主要为：

（1）盐酸、硫酸、硝酸的生产，尤其是采样、装卸车环节。

（2）化学水处理：用于调节 pH，装卸车、加药环节。

（3）分析化验室：配制试剂、分析化验过程。

（4）化工行业用作原料的使用场所等。

2. 醋酸、氢氟酸、高氯酸

接触醋酸、氢氟酸、高氯酸除引起局部腐蚀刺激外，还会经呼吸道引起化学性支气管炎、肺气肿。其常见的发生场所为：

（1）醋酸、氢氟酸、高氯酸的生产，尤其是采样、装卸车环节。

（2）化工行业：氟化氢用于制造氟利昂、有机氟塑料，某些聚合反应的催化剂等。

（3）其他行业：氟化氢用于电子行业、玻璃陶瓷；高氯酸用于电镀工业、医药工业、人造金石工业。

四、有机溶剂

可能导致急性职业损伤的有机溶剂主要为苯、正己烷等。

1. 苯

高浓度接触苯可引起急性苯中毒。其常见的发生场所为：

（1）炼油化工：苯作原料生产苯乙烯、苯酚、合成橡胶、塑料等。

（2）苯的生产：连续重整、芳烃抽提、煤焦油的分馏。

（3）用作溶剂、萃取剂和稀释剂：医药、树脂、人造革、油漆生产等。

2. 正己烷

高浓度接触正己烷可引起急性正己烷中毒。其常见的发生场所为：

（1）炼化行业：石油制品馏分中分离出。

（2）制造胶水、清漆、黏合剂（箱包、鞋）。

（3）用作提取植物油、合成橡胶的溶剂。

（4）电子行业：擦拭清洗作业。

五、高温

高温作业可引起中暑。其常见的发生场所为：

（1）高温、强热辐射作业：炼焦、炼铁、轧钢作业（冶金）；铸造、锻造、热处理作业（机械制造）；炉窑作业；热电锅炉作业。

（2）高温、高湿作业：印染、造纸中液体加热蒸煮作业、潮湿矿井作业。

（3）夏季露天作业。

第二节　应急救援设施的设置

应急救援设施的设置，是指针对可能发生的急性职业损伤与场所，依照相关标准要求，选择和设置适宜的应急救援设施，并进行维护和管理。应急救援设施一般包括监测报警装置、现场急救用品、洗眼器、喷淋装置等冲洗设备和强制通风设备，以及应急救援使用的通讯、运输设备以及现场紧急处置设施和用品、个体防护用品、应急撤离通道、泄险区、风向标等。

一、监测报警装置

监测报警装置是指用于监测工作场所空气中有毒气体的装置和仪器，由探测器和报警控制器组成，具有有毒气体自动监测和报警功能，一般分为固定式和便携式。

1. 监测报警装置报警点的设置原则

（1）报警点应根据《工作场所有毒气体检测报警装置设置规范》（GBZ/T 223—2009）的要求，设在存在、生产或使用有毒气体的工作地点，包括可能释放高毒、剧毒气体的作业场所，可能大量释放或容易聚集的其他有毒气体的工作地点也应设置监测报警点。

（2）报警点应设在可能释放有毒气体的释放点附近，如输送泵、压缩机、采样口、装口等部位；与有毒气体释放源场所相关联并有人员活动的沟道、排污口及易聚集有毒气体的死角、坑道。

（3）设置报警点应考虑被监测物质的理化性质、毒性、易燃易爆性，也要考虑气象条件、生产条件、职业卫生状况及可能造成事故的严重程度，实现有效报警。

（4）应设置有毒气体监测报警仪的工作地点，宜采用固定式，当不具备设置固定式的条件时，应配置便携式监测报警仪。

2. 监测报警装置报警点的设置方法

（1）室内报警点应设在与有毒气体释放点距离 1 m 以内；若有毒气体的密度大于空气密度时，报警点的位置应低于释放点；反之，应高于释放点。

（2）室外报警点应设在与有毒气体释放点距离 2 m 以内；一般设在常年主导风向下风向；若有毒气体的密度大于空气密度时，监测报警点的位置应低于释放点；反之，应高于释放点。

（3）室内或室外报警点的同一场所有多个距离较近的释放点时，一个监测报警点可同时覆盖两个以上的同种气体的释放点，但要符合前两条的要求。

（4）工作场所虽无有毒气体释放点，但临近释放点一旦释放有毒气体，可能扩散并导致人员急性职业损伤的，应设监测报警点，监测报警点设在有毒气体可能的入口处或人员经常活动处。

3. 监测报警值的设定方法

（1）报警值分级设定，可设置预报值、警报值、高报值 3 级。毒物报警值应根据有毒气体毒性和现场实际情况至少设警报值和高报值。

（2）预报值应设为 MAC 或 PC-STEL 的 1/2，无 PC-STEL 的化学物质，预报值可设在相应超限倍数值的 1/2。

（3）警报值为 MAC 或 PC-STEL 值，无 PC-STEL 的化学物质，警报值可设在相应的超限倍数值。

（4）高报值应综合考虑有毒气体毒性、作业人员情况、事故后果、工艺设备等各种因素后设定。

4. 监测报警装置的选择

（1）对于可燃气体或其中含有毒气体，一旦泄漏，可燃气体可能达到 25% LEL，但有毒气体不能达到最高容许浓度时，应设置可燃气体监测报警仪。

（2）对于有毒气体或其中含可燃气体，一旦泄漏，有毒气体可能达到最高容许浓度，但可燃气体不能达到 25% LEL 时，应设置有毒气体监测报警仪。

（3）既属可燃气体又属有毒气体时，只设有毒气体监测报警仪。

（4）属于可燃气体与有毒气体同时存在时，应同时设置可燃气体和有毒气体监测报警仪。

5. 监测报警装置的维护和管理

（1）确保正常运行，做好运行记录，包括运行是否正常、维修日期和内容等。

（2）标定：在规定的时间内对探测器标定，标定后做好标定记录，包括标定时间和标气的规格和标定点。

（3）安排专人负责定期检查和维护，记录异常情况和处理措施及结果。探测器的传感器已达到使用寿命或损坏不能使用的，应及时更换。

二、其他应急救援设施

1. 事故通风装置

在生产中可能突然逸出大量有害物质或易造成急性中毒或易燃易爆的化学物质的室内作业场所，应设置事故通风装置，并与事故排风系统相联锁。

（1）事故通风宜由经常使用的通风系统和事故通风系统共同保证，但在发生事故时，必须保证能提供足够的通风量。事故通风的风量宜根据工艺设计要求通过计算确定，但换气次数不宜小于 12 次/h。

（2）事故通风机的控制开关应分别设置在室内、室外便于操作的地点。

（3）事故排风的进风口，应设在有害气体或有爆炸危险的物质放散量可能最大或聚集最多的地点。对事故排风的死角处，应采取导流措施。

（4）事故排风装置排风口的设置应尽可能避免对人员的影响：

①事故排风装置的排风口应设在安全处，远离门、窗及进风口和人员经常停留或经常通行的地点。

②排风口不得朝向室外空气动力阴影区和正压区。

（5）在放散有爆炸危险的可燃气体、粉尘或气溶胶等物质的工作场所，应设置防爆通风系统或事故排风系统。

2. 现场应急处理设施

可能存在或产生有毒物质的工作场所应根据有毒物质的理化特性和危害特点，配备现场应急处理设施。包括现场急救用品、冲洗喷淋设备、个人防护用品、运输设备、应急救援通信设备、应急撤离通道、必要的泄险区以及风向标等。

（1）产生或可能存在毒物或酸碱等强腐蚀性物质的工作场所应设冲洗设施。冲洗喷淋设备应设置在靠近可能发生事故的工作地点，保证连续供水，服务半径应小于 15 m，并应有清晰的标识。

（2）急救用品应设置在便于劳动者取用的地点，应有清晰的标识，由专人负责定期检查和更新，具体可根据工业企业规模、职业病危害性质、接触人数等实际需要参照 GBZ 1—2010 附录表 A.4 确定。

（3）贮存酸、碱及高危液体物质贮罐区周围应设置泄险沟（堰）。泄险区应低位设置且有防透水层，泄漏物质和冲洗水应集中纳入工业废水处理系统。

（4）个体防护用品用于可能发生急性中毒等急性职业损伤时，从事救助的人员必须要佩戴的个体防护用具，主要包括过滤式呼吸器、隔绝式呼吸器等，常存放于有毒有害作业场所专用的气体防护柜内。

（5）通信设备设施是指用于发生急性职业损伤事故时指挥人员、救援人员之间的紧急联络等设备；运输设备设施主要指转运病人的担架和装置等。

3. 应急救援站

应急救援站也称气体防护站，生产或使用剧毒或高毒物质的高风险工业企业应设置应急救援站或有毒气体防护站。应急救援站可设在厂区内的医务所或卫生所内，设在厂区外的应考虑应急救援站与工业企业的距离及最佳响应时间。有毒气体防护站的装备应根据职业病危害性质、企业规模和实际需要确定，并可参考《工业企业设计卫生标准》（GBZ 1—2010）附录 A 表 A.4 配置，见表 17-1。

表 17-1　急救箱配置参考清单

药品名称	储存数量	用　途	保质（使用）期限
医用酒精	1 瓶	消毒伤口	
新洁尔灭酊	1 瓶	消毒伤口	
过氧化氢溶液	1 瓶	清洗伤口	
0.9% 的生理盐水	1 瓶	清洗伤口	
2% 碳酸氢钠	1 瓶	处置酸灼伤	
2% 醋酸或 3% 硼酸	1 瓶	处置碱灼伤	
解毒药品	按实际需要	职业中毒处置	有效期内
脱脂棉花、棉签	2 包、5 包	清洗伤口	
脱脂棉签	5 包	清洗伤口	
中号胶布	2 卷	粘贴绷带	
绷带	2 卷	包扎伤口	
剪刀	1 个	急救	

表 17-1（续）

药品名称	储存数量	用　途	保质（使用）期限
镊子	1个	急救	
医用手套、口罩	按实际需要	防止施救者被感染	
烫伤软膏	2支	消肿/烫伤	
保鲜纸	2包	包裹烧伤、烫伤部位	
创可贴	8个	止血护创	
伤湿止痛膏	2个	淤伤、扭伤	
冰袋	1个	淤伤、肌肉拉伤或关节扭伤	
止血带	2个	止血	
三角巾	2包	受伤的上肢、固定敷料或骨折处等	
高分子急救夹板	1个	骨折处理	
眼药膏	2支	处理眼睛	有效期内
洗眼液	2支	处理眼睛	有效期内
防暑降温药品	5盒	夏季防暑降温	有效期内
体温计	2支	测体温	
急救、呼吸气囊	1个	人工呼吸	
雾化吸入器	1个	应急处置	
急救毯	1个	急救	
手电筒	2个	急救	
急救使用说明	1个